U0218561

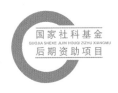

国家社科基金
后期资助项目
GUOJIA SHEKE JIJIN HOUQI ZIZHU XIANGMU

政策试点机制研究

——基于医药卫生领域的考察

Study of Policy Pilot Mechanisms:
Lessons from the Medical and Health Field in China

宋云鹏 著

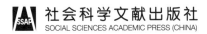

社会科学文献出版社
SOCIAL SCIENCES ACADEMIC PRESS (CHINA)

国家社科基金后期资助项目
出版说明

后期资助项目是国家社科基金设立的一类重要项目，旨在鼓励广大社科研究者潜心治学，支持基础研究多出优秀成果。它是经过严格评审，从接近完成的科研成果中遴选立项的。为扩大后期资助项目的影响，更好地推动学术发展，促进成果转化，全国哲学社会科学工作办公室按照"统一设计、统一标识、统一版式、形成系列"的总体要求，组织出版国家社科基金后期资助项目成果。

全国哲学社会科学工作办公室

序　言

中国作为一个超级大国，国家治理的困难与挑战不言自明。当公共政策在全国大面积推广时，就面临全国统一与因地制宜之间的突出矛盾。为了降低政策执行面临的失败风险，试点、试验和示范等就成为国家治理的重要工具。通过小范围的地方试点，既可以探索和积累经验，也可以避免贸然大范围推广带来的风险。因此，深入刻画、理解和解释政策试点的运作机制，就成为推进国家治理体系与治理能力现代化进而提升国家治理效能的重要课题。

政策试点（pilot）备受各级政府部门的青睐，人们也经常挂在嘴边谈论它。但是，政策试点不同于政策示范（model），也和政策试验（experiment）不一样。因此，需要首先厘清政策试点意味着什么。政策试点的核心体现在"试"和"点"这两个字上，一方面带有试验、试错、尝试、试一试等色彩，另一方面则是点到为止、以点带面和多点开花。因此，政策试点是通过点上的试验来带动面上的推广，为政策方案在更大范围乃至全国范围推广提供依据。

政策示范是将一些已被证明取得成功的政策创新列为典型、标杆和模范，并鼓励其他地区和政府部门学习和效仿。通过成功案例或最佳实践的示范引领，可以更好地树立榜样和明确方向，使各地政府部门在复制推广政策创新时有例可循。因此，政策示范可以视为政策试点的中间态，即成功的试点可以转为示范，并用于更大范围的复制推广。

近些年来，不少国家和地区倡导循证决策（evidence-based policy-making），鼓励政府部门通过随机受控试验来检验不同政策方案的效果，并为进一步推广政策提供科学依据。一些国家和城市还设立政策试验室（policy lab），专门设计、试验和评估政策方案并进行复制推广。

严格意义上的政策试验只有满足随机分组、统一政策干预、环境条件控制、前测与后测比较等要求，才能明确政策干预是否发挥了预期效果。相对来说，政策试点往往无法达到科学严谨的政策试验的各种要求。

但是，政策试点的实用性更强，更能够满足政府部门的实际需求，也在我国等亚洲国家应用得更为广泛。

政策试点看似是一个简单的试验过程，不少研究对其一带而过，但是实则大有文章可做。试点是如何发起或触发的，试点是如何具体实施的，试点在推广过程中采取了哪些策略，这些基本而重要的问题并没有得到系统而深入的研究，也缺乏富有洞见的理论创新。

政策试点的起点是谁来"发球"的问题，这既可以是地方政府自主发起和实施的，也可能是上级政府特别是中央政府发起组织的。过去很多政策试点是各地自主探索的，而近些年来国家治理越来越强调顶层设计，政策试点也更多表现为上级政府授权和地方政府实施。哪些上级政府部门会青睐试点，会在哪些政策上选择试点，如何设计和实施试点，都是特别需要关注的问题。

政策试点的有趣之处在于上下级政府之间的双向互动，而这同央地关系密切相关。这既涉及选谁来试点的问题，也关乎地方政府如何试点的问题，以及上级政府如何评价试点效果并复制推广的问题。近些年来，围绕政策试点、政策示范和政策试验的研究越来越多，积累了可观的学术文献，也为我们理解政策试点提供了一定的理论启示。

宋云鹏基于其博士学位论文修订完成的专著《政策试点机制研究——基于医药卫生领域的考察》，为政策试点机制研究做出了重要贡献。他2018年毕业于中国人民大学公共管理学院并取得博士学位，这本书则是他这些年不懈努力的学术结晶。该书独辟蹊径地深入政策试点机制层面，通过医药卫生领域的典型案例进行多维比较，为挖掘政策试点机制提供了理论洞见和经验证据。

该书将政策试点过程分为触发、实施和推广三个阶段，并以新医改实践为例，对这三个阶段的运行机制进行深入分析。在此基础上，该书进一步考察这些机制得以运行的学习触发、信念变化等深层次机制，为我们认识、理解和解释我国政策试点过程和机制提供了不可多得的理论洞见。与此同时，该书还基于这些研究发现提出了对策建议，为各类政府部门开展政策试点提供了指导性和操作性很强的《政策试点实施指南》。

宋云鹏博士所学专业是社会保障，师从我国社会保障研究专家李珍教授。但是，他并没有就社会保障谈社会保障，而是跳出社会保障，从更具一般性和普适性的公共政策过程来进行研究。他长期在卫生健康系统工作，亲身经历并深度观察我国医药卫生体制改革。得益于他的细致观察和深入思考，这本书中的诸多案例，他都是信手拈来，娓娓道来。这使这本书的研究既为理解社会保障特别是新医改的各类政策试点提供了启发，也服务于一般公共政策过程理论。

　　宋云鹏博士是典型的山东人，为人豪爽，热情好客。我曾为他授课，参与指导他的学位论文研究设计与写作，并经常与他交流一些共同感兴趣的问题。因此，我们成了无话不谈的好朋友。我非常高兴他的这本书能够顺利出版，也非常荣幸可以为这本书作序。期待他沿着这本书开拓的方向和路线继续深入研究政策试点和新医改相关的问题，贡献更多扎根中国本土和讲好中国故事的研究成果。

马　亮

2023 年 9 月 24 日

目　录

第一章　绪论

试点早在中国共产党领导土地革命时已经开始采用。经过 60 多年调适，先试点探索然后制定政策这一成功经验，已经内化为中国共产党治国理政特别是政策实践的重要工具。我国正在从发展型国家治理向引领型国家治理转变，试点是重要的治理手段。在这一过程中，政策呈现复杂性、冲突性、利益多元性等特征，政府在推进广度大、影响重大的政策改革时多采用试点的方法。2009 年，我国启动新一轮医药卫生体制改革，在公立医院改革、药品保障体系改革、公共卫生服务体系改革等领域无不使用试点这一政策工具。中国新型农村合作医疗是世界上解决农村人口医疗需求的成功典范，其建立过程也充分采用了政策试点这一政策工具。

西方国家也存在政策试验，但应用范围、使用频率明显低于中国，政策试验过程和发挥作用更是不同，其主要有两种使用场域：第一种是借用自然科学的实验方法来测试政策的成本和效果，其作用仅在于政策制定前的方案论证（Berk et al.，1985），既没有涵盖整个政策周期，也没有与国家政治和行政体制相结合（朱光喜，2013）；第二种是联邦制国家的组成单位在一些领域通过颁布法律制定政策，相对于全国可以视为政策试验，但其被限定在局部地区，对全国公共决策起不到先行先试和典型示范作用，不能转化为全国政策并推广（宁骚，2014）。中国政策试验是由点到面的过程，耦合于行政体制内，上下级间保持密切互动，这使中国政策试验有别于西方国家联邦制实验室（韩博天，2010）。近十年，国内外学者讨论政策试点的文献较少，理论探讨不充分，实践指导作用缺位。本书以政策属性为视角，围绕政策试点机制展开研究。

第一节　选题意义

既往研究围绕试点开展系列研究取得一定的成果，同时研究尚不充分，开展本研究有很强的必要性和重要性。

一　理论意义

推进政策过程理论发展。目前相关文献集中在政策试点历史发展脉络、现实经验、发展趋势、存在问题等方面。虽然对试点的触发机制、影响因素、路径等实证研究有所增加，理论性有所提高，但总体上研究处于框架形成阶段，学者多依据西方理论解释中国政策现象，缺少对中国元素的考量，对影响政策创新的变量是否应纳入框架、是否遗漏重要变量等缺乏考究。如何丰富和完善框架以提高框架成熟度，如何在框架下形成理论以及解释力、预测力强的模型，进而形成能与经典政策过程理论对话的理论，如何发掘隐藏在政策过程"黑箱"背后的因果机制和理论意涵等，有待进一步研究解决。理论不足会影响中国政策科学国际话语权，也导致国际政策研究进程缺少中国贡献，而理论高地的缺失将影响中国政策实践发言权，因此需要创设有中国特点的概念、框架、研究范式等。本研究立足中国实际，借鉴经典理论，研究试点机制，力图推进符合中国实践的过程理论的构建。

增加政策知识沉淀。政策理论发展离不开政策知识沉淀，西方政策理论繁荣发展的重要原因是众多学者采用相关理论视角进行大量实证研究，经过长期积累、分析、提炼和抽象，对本国政策现象深刻把握，进而展现出政策现象全貌。西方政策科学的理论体系和分析框架大多是依托这些经验性研究和实证调查材料发展起来的。没有严谨扎实的政策观察和实证呈现，很难有政策科学的发展。构建适应中国实际的政策理论同样需要依托中国实践，用政策研究的视角发掘政策全过程。本研究拟严格遵守规范的社会学研究方法，进行有效的深度访谈，为中国政策过程理论发展提供翔实的知识。

二　现实意义

促进中国实践中对试点议题的理性认知和科学指导。理论的生命力在于指导实践，社会转型时期，在中国共产党改革、发展、稳定的总要求下，试点被广泛应用在经济、政治、文化、社会等各领域政策改革中，许多棘手的问题得以妥善解决。基本医疗保险改革即是如此。1989年国家体改委在辽宁省丹东市、吉林省四平市、湖北省黄石市、湖南省株洲市进行医疗保险制度改革试点，在深圳、海南进行社会保障制度综合改革试点；1994年，国家体改委等在江苏省镇江市、江西省九江市进行城镇职工医疗保险制度改革试点，即著名的"两江"试点。一系列改革促进了目前职工基本医疗保险基础框架的形成。卫生政策更是如此，中央推行的改革，如2009年新医改以来的公立医院改革、基本药物制度探索、医生人事薪酬制度改革、基层医疗服务体系完善等，无不进行试点，并且都是多轮试点，循序渐进。同时，试点作为政策工具也暴露出一些问题，亟须通过科学的研究方法对试点过程、特征、影响因素、机制等进行比较、分析和凝练，总结和归纳出试点运行机制和规律，形成有益于中国改革的新思想、新理论、新知识和新方法。新一轮医药卫生体制改革在"深水区"艰难前行，如何推进三医联动，如何构建整合性医疗服务体系，如何实施综合医改等都是摆在中央和地方政府面前极为重要的议题，一系列政策有待调整和修改。中央"顶层设计"包含群众首创的意蕴，"摸着石头过河"更是对政策试点的热烈呼唤，亟须发挥政策试点的探索和试错作用，使其成为推行医改的重要利器。总之，将理论探析的成果运用到实践，系统、全面研究政府在试点触发、实施、推广阶段应该如何行为，从而为决策者提供决策借鉴意义重大。

第二节 研究框架

一 研究总体框架

本书将试点过程分为触发、实施和推广三个阶段进行研究，每个阶段都从政策属性视角分析其行进逻辑和机制（见图1-1）。①试点触发阶段，模糊性弱、兼容性强、凸显性强的潜在议题更有可能成为正式议题。当议题凸显性明显增强时，试点之窗开启，引致试点触发。②试点实施分为两个阶段：试点发起者选择实施策略，其受到政策模糊性和兼容性的影响；发起者根据选择的策略开启实施试点后，其与试点实施者受政策模糊性、兼容性、凸显性影响分别采取行动，互动形成试点形态。③试点推广阶段，政策模糊性和凸显性影响试点发起者以何种方式推广试点。上述阶段之所以能顺利推进有序开展，是基于贯穿试点全程的政策导向学习机制。在政策属性耦合制度环境的影响下，试点参与者进行政策导向学习，其信念体系随之发生变化，进而不断做出决策，采取行动，从而完成试点。

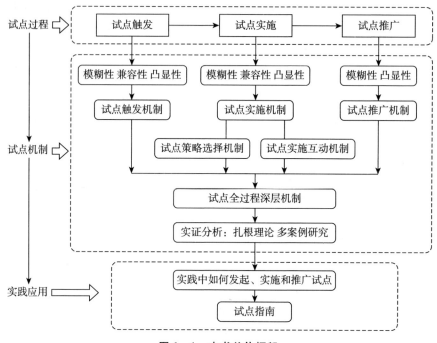

图 1 - 1　本书总体框架

二　研究设计

本书以政策属性为视角，对政策试点触发、实施、推广等议题逐一分析。首先分析试点触发、实施和推广的机制，然后分析作为试点内在机制的政策导向学习，最后将研究成果付诸实践应用，探讨试点如何应用于实践。具体分为六个子议题。

子议题一：试点触发机制

本子议题借鉴多源流理论政策之窗学说，基于医改实践，从议题模糊性、兼容性和凸显性视角讨论潜在议题成为试点议题的过程，即试点触发过程。触发机制分为两个阶段。第一阶段，试点之窗开启。通过扎根理论分析潜在议题设立过程，政策议题模糊性弱、兼容性强为其转化为试点议题提供前提准备。借助案例分析议题凸显性增强时如何影响试点之窗开启。第二阶段，运用扎根理论分析试点启动后决策者如何遴选试点单位、如何规定试点范围等，并用新农合试点案例进行验证。该议题在第四章进行分析。

子议题二：试点策略选择机制

本子议题关注试点启动后发起者对如何实施试点进行决策。基于议题模糊性和兼容性，辨识出四种实施类型：探索型试点（模糊性强兼容性弱情境下）、比较型试点（模糊性强兼容性强情境下）、验证型试点（模糊性弱兼容性弱情境下）、推广型试点（模糊性弱兼容性强情境下）。通过新农合试点案例对四种策略进行比较和验证：新农合试点初期验证探索型试点，起步发展阶段验证比较型试点，提高与完善阶段验证验证型试点，快速推进阶段验证推广型试点。决策者可基于议题的模糊性和兼容性特征，选择不同的试点实施类型，每一种类型都有其优势与局限性。例如，探索型试点更加尊重基层实际和意愿，但强制力不足；验证型试点可检验试点方案的适应性，但不利于基层自主探索。该议题在第五章进行分析。

子议题三：试点实施互动机制

实施策略选定后，试点双方在议题模糊性、兼容性和凸显性的影响下选择行动策略。通过扎根理论发现，试点发起者有两种策略，即强制推进和倡议推进；试点实施者也有两种策略，即积极实施和消极实施。双方互动生成四种试点实施形态：共促形态（上级强制推进、下级积极实施情境下）、互动形态（上级倡议推进、下级积极实施情境下）、权威形态（上级强制推进、下级消极实施情境下）、空转形态（上级倡议推进、下级消极实施情境下）。本书以 DRG 支付方式改革试点为例验证共促形态，以全科医生执业方式和服务模式改革为例验证互动形态，以公立医院薪酬制度改革试点为例验证权威形态，以基层公立医疗机构收支两条线管理方式试点验证空转形态。试点议题政策属性并非保持不变，政策导向和领导者注意力转变、利益集团变化、突发事件等引致凸显性变化，试点时限变化、上级政策清晰化等引致模糊性变化，实施者对试点认知加深引致兼容性变化，政策属性变化引致形态转换。本书基于多案例分析对试点形态转换进行验证。该议题在第六章进行分析。

子议题四：试点推广机制

试点结束后试点发起者推广试点。本部分基于议题模糊性和凸显性辨识出四种推广类型：复制强推（议题凸显性强、模糊性弱情境下）、立项深推（议题凸显性强、模糊性中度情境下）、立项缓推（议题凸显性弱、模糊性弱情境下）、暂不推广（议题凸显性弱、模糊性中度情境下）。基于案例比较研究，对四种推广模式进行验证：三明医改推广案例验证复制强推模式，新农合试点推广验证立项深推模式，公立基层医疗机构薪酬制度改革试点推广验证立项缓推模式，收支两条线试点验证暂不推广。决策者可基于议题的模糊性与凸显性特征选择不同的推广类型。每一种推广类型都有优势与局限性，例如，复制强推模式有助于提升推广效率，但推广效果可能不好；暂不推广虽然短期内带来规模损失，但长远看可能会为更好决策提供空间。该议题在第七章进行分析。

子议题五：试点发展内在动力机制

本子议题借鉴倡议联盟理论，运用扎根理论研究试点触发、实施和推广机制发挥作用的内在动力机制（见图1-2）：试点议题政策属性引致试点参与者政策导向学习，参与者信念体系随之变化，进而采取行动，触发、实施与推广试点。政策导向学习是试点经验和相关理论引致试点参与者信念体系变化进而影响其决策的过程。本部分主要研究以下内容。①学习触发机制。在制度环境中，凸显性耦合晋升锦标赛机制、干部被锁机制和声誉机制对参与者产生激励，兼容性影响其学习态度，模糊性影响其试点认知，上述因素引发政策导向学习。②学习路径。政策导向学习路径包括实践学习、经验学习和上向学习。通过学习，参与者信念体系的政策核心可能发生变化，次要方面更易变化，进而做出决策和采取行动影响试点进程。③信念体系及变化。试点参与者的信念体系决定政策创新，信念体系根据其结构可分为深层核心、政策核心和次要方面。信念体系三方面稳定性递减，次要方面最容易发生变化。该议题在第八章进行分析。

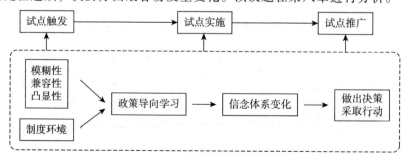

图1-2 试点全过程内在动力机制模型框架

子议题六：试点过程执行建议及试点实施指南

为了更好地指导试点实践，提出以下建议。①试点发起阶段，发起者应科学评价并遴选优先议题，通过建立智库、鼓励下级探索等储备试点知识，发掘触发时机，利用好试点之窗。基于政策属性设计试点目标和方案，选取试点单位。②试点实施阶段，选择试点策略，有效使用资金、政策等管理工具，建立推进机制，全程进行评估。③试点推广阶段，基于议题属性选择推广模式，实施评估和有效激励。同时，应发挥专家作用，包括科学遴选专家、向专家开放试点全过程、建立激励机制等。同时，提出《政策试点实施指南》，供试点者参考。试点过程执行建议在第九章进行分析，《政策试点实施指南》见附录。

三 基本概念：政策试点

"政策试点"一词起源于特定历史背景下的政治实践、领导人讲话与新闻报道，学术上将其列入非正式习语的范畴，而后被公共行政领域的学者所关注并开始进行相关研究（刘伟，2015）。关于"政策试点"的源头，可以追溯到中国共产党领导的革命战争时期（周望，2012a）。党的十一届三中全会后，国家提出"对内改革，对外开放"的指导方针，试点作为政策工具得到全面应用。党的十八大以来，试点得到更广泛更深层次的运用，习近平总书记多次在重要的会议中指出，"试点是改革的重要任务，更是改革的重要方法"（中国政府网，2015b），"坚持试点先行和全面推进相促进……确保了改革开放行稳致远"（习近平，2020：189）。实践的广泛应用为学术研究提供了丰富的土壤。学者认为试点是中国特有的、适应性很强的并经过实践检验的政策工具，同时不同学者侧重点不同。韩博天等较早关注中国政策试点，认为试点是中国政府遵循"由点到面"逻辑以试验手段制定政策的一种常规性工作方法，是中国独具特色的经验（韩博天、石磊，2008）。周望则重点对试点和试验的区别进行分析，认为试点仅是政策试验的一种类型，根据试验的时空性特征划分为侧重时间维度的立法试验、侧重空间维度的试验区、时间＋空间双向维度的试点等三种基本类型（周望，2012b）。陈靖等进一步对中国试点与西方国家实验主义治理两者的区别进行学理分析，认为中国试点独特性植根于以下三个因素：政策目标和政策手段由中央和地方政府在互动下分别形成；中央政府关心政权合法性的维护；政策试点评估主要依靠地方政府向中央的反馈（陈靖、洪伟，2020）。马斯特罗尔也认为试点与试验有明显区别，政策试验是通过直接干预和组群对照来获取制定政策的信息，而不是通过观察研究或理论分析（Mosteller，1979）。

在以中国政策过程为研究对象时，学者一般使用试点，且中央政府的文件里也以使用"试点"一词为主，因此本书使用政策试点而非政策试验。试点具备几个特点：一是从试点内容看，是政府拟推行的新政策、新规定；二是从扩散过程看，试点是在小范围内对政策进行运行，然后进行全局性推广；三是从结果看，试点可能成功，也可能失败，可能引起全局性政策改变，也可能不引起任何变化。韩博天对试点的定义与本书更加契合。因此，本书采用韩博天所定义的政策试点，即政策试点是政府在正式出台新的政策前，筹备、测试和调整新政策时所采用的由点到面的工作方法。

第三节　文献述评

本节对国内外关于政策试点的既往研究进行系统的总结和梳理，全面客观地反映政策试点的实践过程、理论成果和研究现状，继而提出既往研究的不足。

一　研究概述

（一）国外研究概述

国外文献一般以政策试验为研究对象，较少研究试点，但两者有相通性，因此本部分对政策试验相关研究进行综述。自 20 世纪起，世界很多国家开展政策试验，来自不同国家的学者也对政策试验进行研究，积累了丰硕的成果。本书采用文献计量学方法对 Web of Science 核心平台数据库进行检索，检索主题包括"Policy pilot""Policy Diffusion""Policy Experimentation""Experimentalist governance"。检索结果显示，1977 年至2022 年，2209 个作者发表了 1199 篇文章，起初发文量较少，发文趋势平缓，2003 年后发文量总体呈上涨趋势，2022 年达到峰值（131 篇）（见图 1 - 3），年平均增长率为 32.38%。

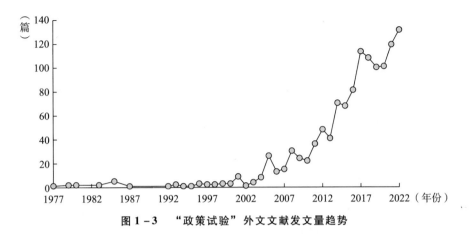

图 1-3　"政策试验"外文文献发文量趋势

　　1977 年至 2022 年，发文主题的演变过程大致可以分为三个阶段（见图 1-4），第一阶段为 1977 年至 2004 年，即研究的"兴起阶段"，该时期作者的研究主题主要涉及"政策创新""美国联邦州""国家""政策扩散""政治"。第二阶段为 2005 年至 2018 年，即研究的"发展阶段"，该时期作者的研究主题区别于第一阶段，研究"政策创新"的大部分作者开始转向"竞争"研究、一小部分作者开始进行"政策全球化"研究，部分研究"美国联邦州"的作者开始转向"政策扩散""竞争""候选人选举"的研究，此阶段学者关注的主题还出现了"影响因素"。第三阶段为 2019 年至 2022 年，此阶段有仍然保持热度的研究主题，比如"政策扩散""竞争""政治"，但也出现了"改革""管理""典范"等新的研究热点。

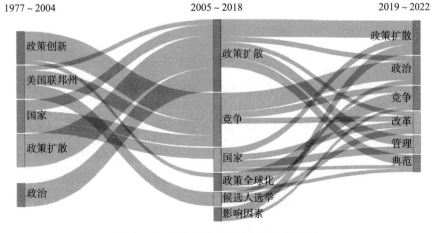

图 1-4　国外文献研究主题演变桑基图

（二）国内研究概述

近年来，国内学者愈发关注政策试点这一政策现象，将政府充分运用该工具视为中国经济快速发展奇迹的基础性治理机制之一，并从政策试点的内涵、类型、特征、过程、功能、机制等维度进行了相关研究。按照统一的文献纳入排除标准进行相关文献筛选，截至2022年，与"政策试点""政策扩散""政策创新"高度相关的期刊论文共计250篇，根据发文量趋势（见图1-5），政策试点的研究大致可分为三个阶段。第一阶段为2009年以前的"萌芽阶段"，该时期的学者经过了长时间探索研究，主要关注政策试点的基础，探究改革模式和试点意义，政策试点理论研究相对较少。第二阶段为2009年至2016年的"起步阶段"，该时期以周望、韩博天等为代表的学者重点探究中国的政策试点以及中国的特色经验，并对其基本类型、理论框架与研究展望进行解析（韩博天，2010；周望，2011），随着"房产税""营改增"等试点的出现，政策试点在重要改革领域逐步呈现良好的发展态势。第三阶段为2016年以后的"发展阶段"，在国家重大战略不断推出的背景下，政策研究议题延伸至政策创新、扩散过程、政策评估、试点体制等，此时政策试点研究呈纵深化、多元化的研究态势（李壮，2018）。

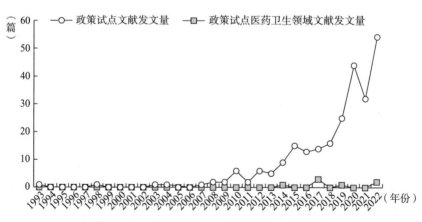

图1-5 "政策试点"中文文献发文量趋势

二 试点实践适应性

（一）研究涉及的实践领域

对文献进行整体分析和梳理后，借助文献计量学的关键词共现网络分析对试点涉及的实践领域进行梳理。

1. 国外文献涉及领域

国外文献在关注政策试验可操作性和应用性的同时，对政策试验系统性理论机制进行研究，涉及的实践领域主要包括：政治和管理领域，如政治体制改革（Adams，2019）、公共管理（Adams，2019，）、薪酬体系改革（Ampofo and Tchatoka，2019）；经济领域，如经济体制改革（Zeng，2015）、市场经济（Stoerk et al.，2019）、评估金融风险（Stuart，2019）、科技进步（Heilmann，2008b）；社会领域，如公共服务（Mintrom and Norman，2009；Ettelt et al.，2022）、社会治理（Eckert and Brzel，2012）、气候治理（Huitema et al.，2018）、教育政策（Sadoff，2014）；军事环境（Smith，2001）。也有学者对中国的政策改革试点进行研究，如计划生育政策改革（Kaufman et al.，2006）、新农合改革（Wagstaff et al.，2009）、选举改革（Tsai and Dean，2014）、低碳城市（Khanna et al.，2014）、碳排放权交易（Stoerk et al.，2019；Stensdal，2020）、医疗保险改革（Lewis，2017）等。

2. 国内文献涉及领域

既往文献对试点的讨论主要关注具体政策内容，对其进行评估并提出政策建议，在少量关注政策机制的文献中，研究领域主要包括：国家治理改革（段妍、刘冲，2022）；地方政府治理，如公共部门绩效管理改革（刘伟，2015）、智慧城市（李智超，2019）、城市网格化管理（林雪霏，2015）、土地入市（谢小芹、姜敏，2021）；环境保护，如垃圾分类（李欢欢、顾丽梅，2020）、低碳改革（陈宇、孙枭坤，2020）、垃圾收费政策（陈那波、蔡荣，2017）；社区管理，如社区矫正（郑永君，2018）、留守儿童政策（冯锋、周霞，2018）、村民自治单元改革试点（杨正喜、曲霞，2020）、农村治理政策试点（唐斌，2023）。医改试点研究也具有上述特点，检索到医保领域的文献6篇，其中仅有3篇涉及卫生治理（岳经纶等，2019；岳经纶、王春晓，2017；刘欢、胡天天，2022），2篇涉及医药卫生领域试点机制（戴卫东，2022；和经纬、苏芮，2023）。

（二）政治相容性

学者在研究国外公共政策时，认为政策情境不确定性和政策问题复杂性影响政府政策制定和执行能力的提升。因政府主体认知能力有限，政府治理规则在实践过程中很难预见全部问题。模糊性的政策目标设置和工具选择促进行动者采取政策试验的方式来提升政策认知能力，西方政策试验的研究序幕由此拉开。20 世纪初开始，学者倡导在政策科学领域进行政策试验，以现实中的政治活动为试验环境，通过理论预设、因果检验等方法解析和还原现实政策的逻辑关系。早期最负盛名的"政策试验"倡导者坎贝尔提出，行动而非空想、注重真实数据评估的理念对"政策试验"如何有助于优化社会治理提出了独到的见解（Campbell，1969）。还有学者提出政策试点作为一种治理工具，旨在评估正在实施的政策，并促进政策创新、实施和验证（Ettelt et al.，2022），其通过对公共政策创新所进行的临时性现场试验，为后期政策抉择提供试验基础（McFadgen and Huitema，2018）。还有学者认为政策试验要义在于不断适应新环境，并没有终点。实验主义治理（Experimentalist Governance）作为一种新兴的治理模式应运而生。查理斯·赛伯教授等在《欧盟的实验主义治理：迈向新架构》一书中对实验主义治理进行总结，认为其由共同确定目标和衡量指标、基于目标的自主实践、定期同行评议和周期性修订等四个方面组成（Sabel and Zeitlin，2012；Eckert and Brzel，2012）。实验主义治理方式逐渐成为各国重要的治理模式，学者提出了实验主义治理的三种驱动机制，即自我参照、植根于观察、受赖于引导（Gerritsen et al.，2022）。

　　学者还从政治适应性方面关注中国政策试点的生成。中国共产党对试点的组织和运用尤为典型和成功（Husain，2017；Millar et al.，2016），其中既有历史的必然性，也有现实的合理性。近年来，试点承载全面深化改革的新历史使命（刘然，2020），被纳入国家整体现代化的齐步走战略思考之中，体现了中国治理向制度示范转向，成为推动国家治理现代化的重要举措（贺芒、闫博文，2023）。"统一总一分"政策结构（杨志军，2022）和多级政府时空互动形成国家创新的渐进式方法（Zhang et al.，2021）。一方面，有效控制变革成本，减少政策制定过程中的行政资源消耗（黄璜，2015；肖凤翔等，2017）。政策试点将风险从全国转移到局部，由于政策创新存在不确定性，局部试错成本大大低于全国成本，也降低了决策者的政治风险（王绍光，2008）。另一方面，有利于达成共识。当决策者及政策参与者对政策创新有意见分歧、对政策前景迷茫时，试点的成败及经验能统一各方思想，提高社会接受度（Lau et al.，2000；Cai and Treisman，2006），降低决策者政治风险（韩博天、石磊，2008；杨宏山，2013），促进政策学习（Mattocks，1992）。对于下级政府而言，能够释放其开发、运用新政策的活力，调动其改革积极性（林雪霏，2015），使其获得想法、资源乃至变革的授权（Ettelt et al.，2022）。

（三）实践中的问题及建议

学者认为试点批准机关层级、试点设置方式、试点范围和试点经费（姚连营，2019）、实施方案、发起机构的专业性以及政策环境的风险或不确定性（Zhu and Zhang，2020）等因素对试点结果有显著影响（吴怡频、陆简，2018），并从试点与法律兼容性、与行政体制机制摩擦等方面讨论试点存在的问题，提出相关建议。例如，杨宏山等认为，地方改革者的政绩诉求、试点反馈的弱化效应、府际学习的抑制效应构成了试点原地打转的前提条件，试点地区的正当性诉求则是根本原因（杨宏山、张健培，2023）。肖凤翔等认为，试点存在政策突破与法治规范兼容、内部改革与外部调整协同以及试验事权与地方财力匹配等困难，应推动各级权力机关启动授权，完善政府议事协调机构设置，改革教育财政转移支付制度（肖凤翔等，2017）。穆军全认为，政策试点运行失效的直接原因在于政策试点机制与政府间纵向权力运行机制、政府间利益激励机制、领导干部晋升机制等相关机制关系失调，因此，应加强中央和地方政府之间法治化分权机制、中央和地方政府之间制度化协商机制、基于利益相容的激励机制建设等（穆军全，2015）。冷涛等认为，制度因素导致横向和纵向试点碎片化，可通过技术创新加快制度创新，继而加快政策试点转向的方式来解决（冷涛、魏姝，2017）。张克认为当前改革试点复制推广机制仍面临试点经验难以复制推广、主体权责不清、事中事后管理不健全以及合法性困境等制度瓶颈，并提出相关建议（张克，2019）。齐韶州等通过对中国碳交易政策试点进行实证分析，发现受到融资约束的影响，试点政策的创新促进作用针对不同地区、不同股权结构的企业存在显著差异，指出政府应当制定灵活、有活力的政策，优化金融资源配置，增强政策试点对低碳创新的激励作用（Qi et al.，2021）。也有学者从话语建构的视角进行分析，认为中国试点实践中话语建构不足会导致试点经验流失（王路昊、林海龙，2021）。

三　试点过程

（一）试点实施过程

学者早期的研究更加关注试点过程划分，比较有代表性的是两阶段、三阶段和四阶段说（李壮，2018）。周望提出"两阶段十环节"的观点，即第一阶段"先试先行"，第二阶段"由点到面"，共对应 10 个环节：选点、组织、设计、督导、宣传、评估和部署、扩点、交流、总结（周望，2013a）。刘伟依据政策过程理论提出三阶段论，即前试点阶段时承接试点的政府有较大自主空间，试点阶段时由发起试点的上级政府和下级政府共同推进，试点结束阶段时上级政府总结经验并全域推广（刘伟，2015）。也有学者依据试点发生先后顺序划分为四个阶段，即设计试验方案、选择试验对象、执行试验方案、评估试验结果。韩博天等虽然没有划分阶段，但依据试点进展分为八个环节（韩博天、石磊，2008）。这些观点在一定程度上反映了试点的演进过程，但实践中试点往往是一个往复的过程，不同的试点有不同的路径。

学者关于试点路径的观点主要有自上而下、自下而上和上下互动三种，或三者兼而有之。例如，梅赐琪等认为，试点主要领域与中央重视的政策领域保持一致，路径是自上而下（梅赐琪等，2015）；王绍光认为，试点是上级授权或下级享有自主权的、控制关键政策或制度参数的干预性试验（王绍光，2008）；林雪霏将改革逻辑分为中央政府主导的顶层逻辑和地方政府在发展导向下自发推动的属地逻辑（林雪霏，2016）；白新杰等认为，根据央地关系，触发机制分为三种类型：上下互动（双积极）、自上而下（中央积极，地方消极）、自下而上（中央消极，地方积极）（白新杰、常征，2017）。还有学者在此基础上加入新的元素，如倪星等从改革动力是自上而下还是自下而上以及地方改革路径是渐进调适式还是全面深化式两个维度，将地方改革分为四种：孤岛现象（自下而上）、执行差距（自上而下）、渐进调适（上下互动）和创新扩散（上下互动）（倪星、梁维东，2016）。

（二）政策扩散过程

学者对政策扩散的研究主要集中在扩散过程，将试点启动或启动前作为研究起点，扩散终点是政策推广或制度化，将政策导向学习作为重要环节或更关注行政性推广。例如，周望将政策试点上升为中央政策的过程归纳为"吸纳—辐射"模型（周望，2012c），首先由中央对地方先进典型的经验进行吸纳，然后将地方经验按照中央政策需求进行优化，最后全国推广（周望，2012b）；何增科认为，基层试点后，会经过新闻媒体宣传、中央积极评价、成为其他地区学习榜样、通过规范性文件全面推广、固化为制度等五个阶段（何增科，2003）；叶贵仁等认为，政策试点分为试点、调整和推广三个阶段（叶贵仁、李梦莎，2016）；韩博天等认为，试点是中央和地方的互动机制，其过程为：试验倡议→地方试点→肯定成绩→中央制定新政策→起草法律法规（韩博天、石磊，2008）；朱光喜认为，政策试点运行在逻辑上的流程是议程设置→方案准备→政策决定→政策执行以及政策评估（朱光喜，2013）。上述学者对扩散过程的结论主要基于案例分析和观察，李智超则使用断点回归设计对政策试点阶段划分节点的合理性进行了验证（李智超，2019）。

四 试点机制

（一）触发机制

政策试点的过程与运作机制是试点研究的核心议题。学者通常聚焦试点特定过程，分析试点触发、承接方选择、策略选择、执行等的动力机制。试点触发的动力可总结为两类：一是内在动力，上级政府拥有垂直指挥权和干部任免权，参与者能从成功的试点中获取收益（杨宏山，2013），特别是当上下级政府利益相容时能形成改革合力（叶贵仁、李梦莎，2016）；二是外在动力，危机产生的压力达到政府不能承受的限度时，会给政治系统足够大的刺激，政治系统被迫对这种刺激做出反应，开启试点（徐晓波，2015）。还有学者将内外动力整合起来，认为压力型体制下的纵向层级压力、晋升锦标赛体制下的横向竞争压力和治理困境下的现实需求构成了市域社会治理试点的三重压力（谢小芹、姜敏，2021），纵向激励、横向学习或竞争、创新偏好是激发政策试点的主要动力。在试点选择方面，学者认为央地间干部流动形成的央地网络是影响政策试点选择的重要因素，地方政府采用特有的竞争申请制加入试点（朱旭峰、张超，2020）；也有学者认为科学选择试点单位应遵循三条基本原则，即服从决策意志、具有充分代表性、总体规模较为经济（张权、谢荻帆，2023）。

（二）实施机制

1. 央地关系视角

一是自上而下的观点。有的学者强调中央对地方的控制与放权，此观点以韩博天、葛诺德·罗兰德等为代表，认为中央主导下的试点是中国共产党长期革命建设经验的内化，核心机制是上级鼓励和保护下级试点，将有活力的基层建议和地方经验纳入国家层面的政策制定中（Heilmann，2008a）。其源于中央政府对地方的选择性控制（刘培伟，2010），即在加强领导的同时给地方政府较大的激励和在政策制定时的灵活性。斯滕德尔则根据制度动态变化和机构持久力，将环境气候领域的试点划分为敷衍式、政策导向式和目标导向式三种类型（Stensdal，2020）。二是上下竞争的观点。有的学者认为试点的产生是因为中央和地方对相互间权力边界的竞争（Yang，1997），即试点是中央主导下的央地分责，国家决策层面的政策共识、法律法规的完备程度和探索改革的领域对试点有重要影响（吴昊、张怡，2016）。三是央地互动的观点。有学者提出动态交互式中国实验主义治理框架，认为试点通过整体式"试点—筛选—扩散"等机制对公共政策进行验证、强化或纠偏（章文光、宋斌斌，2018），在试点过程中，中央承担着政策绩效的压力，而试点评估则依赖于地方的反馈（Zhu and Zhao，2018）。

2. 政策工具视角

主要研究内容包括：从政策后果的不确定性和政策工具的不确切性两个维度对试点目标进行重新审视，区分出了试对、试错、示范和深化四种不同的试点类型（刘然，2020）；根据政策工具的内部效度和外部效度两个维度构建了示范、扩面、择优和综合四种政策试点类型（赵慧，2019）；构建"设计试验中的中央行为逻辑"分析框架，分析更精细化的中央策略化行为（丰雷，胡依洁，2021）；从中央干预程度与地方自主性两个维度出发，区分了中央推进政策试点的四类政策工具，即指令型、激励型、诱导型与自主型（李强彬等，2023）。

3. 综合央地关系和政策工具视角

有学者综合两个视角，提出科层动员与社会动员的广泛运用、横向示范与纵向吸纳的政策扩散模式、过程督查与节点评估的同向发力叠加驱动分散试验上升为全局性政策（余孝东，2021）；还有学者提出"试验－绕速理论"，认为经过多地试点、多个环节、多元共同体参与、多途径反复论证才能实现政策落地（戴卫东，2022）。

（三）扩散机制

政策扩散理论兴起于 20 世纪 60 年代，美国著名传播学者埃弗雷特·罗杰斯（E. M. Rogers）于 1962 年最早提出"扩散"（Diffusion）理论，即扩散是创新通过一段时间，经由特定的渠道，在某一社会团体的成员中间传播，并被最终使用或者采纳的过程（Lucas，1983）。学者对其研究分别从主观视角、客观视角和动态发展视角开展。

1. 参与者行为等主观视角

国内学者认为试点推广机制的关键是央地互动，即中央的主导控制、地方响应程度等（朱旭峰、赵慧，2016）。中央政府推动力、非试点地方政府学习力的互动会形成试点推广四种机制，即辐射式全面推广、扩展式局部推广、应付式局部推广和不推广（周望，2016）。国外学者采用历史事件分析法对政策创新到后来者跟进的时间维度进行了分析，得出了政策创新的三种模式，即内部推动、区域扩散及社会互动模式（Walker，1969；Tyran and Sausgruber，2005）。还有学者指出，除了中央和地方外，中间部门（bridging agents）在推动试点的纵向、横向扩展过程中也发挥着积极的作用（Sara and Samer，2020）。

2. 扩散动力等客观视角

政策创新和扩散的动因主要有学习、相互依赖的竞争合作、迫于强权者的压力、普遍的标准、理所当然的自然选择、象征性模仿等（Braun and Gilardi，2006）；其中"学习"和"象征性模仿"机制更具吸引力（Danaeefard and Mahdizadeh，2022；Abel，2021）。此外，还有学者研究政策试点推广过程中的话语机制，认为试点推广的实现有赖于话语文本的媒介和生产，进而在试点方、传播方和学习方三者之间实现先由实及名再由名及实的转换过程（王路昊，2022）。

3. 动态发展视角

政策扩散的作用是随着时间的推移而变化的，这种类似思想影响形式的扩散在早期发挥着重要的作用（Heggelund et al.，2019）。布朗等提出了政策扩散的三条路径，即时间维度上呈现出"S"形曲线，在空间维度上表现为"邻近效应"，以及在区域内出现"领导者—追随者"的层级效应（Brown and Cox，1971）。此后，学者们不断探索研究，形成了政策扩散过程的四种理论模型：领导-跟进模型、垂直影响模型、全国互动模型、区域传播模型（Berry，F. S. and W. D. Berry，2014）。国内学者认为，随着中央政策目标、政策内容和政策工具逐步清晰，政策从前试点阶段演进到试点阶段，进而到后试点阶段（刘伟，2015），不同阶段中央政府运用弱行政指令、强行政指令等不同的干预手段来推动政策扩散。与之相呼应，地方政府有不同的行为逻辑，即效率逻辑、合法性逻辑和行动者逻辑（李智超，2019），由此试点经历低有效且低合规到高有效但低合规，再到高有效高合规的动态变化（郑永君、张大维，2016）。

（四）议题属性视角下试点机制

有学者认为议题属性即政策特征、特点、性质（朱亚鹏、丁淑娟，2016）；也有学者认为其指政策问题的复杂性状况，与政策议题的综合性以及应对战略的不确定性密切相关（杨宏山、张健培，2023）。罗杰斯提出相对优势性、兼容性、复杂性、可试验性和可观察性等议题属性影响政策创新（Rogers，2003），有学者对此进行了拓展研究，发现不同政策属性对政策扩散的影响效果不同（Clark，2000）。在诸多属性中，学者对政策模糊性的研究较多（韩志明，2017；樊红敏、刘晓凤，2019；武晗、王国华，2021）。例如，在政策后果和政策工具模糊的情境下，基于不同试点目标构建四种试点类型（刘然，2020）；假设试点过程中政策模糊与清晰交叉共存，针对政策模糊性提出试点策略选择机制，试点政策依靠执行中规划、双轨并行、多重嵌套、模糊与清晰交叉共存等四种执行机制得以落实（陈宇、孙枭坤，2020）；运用模糊性解释政策扩散过程，提出倡议式、扩张式、驱动式、互动式四种类型（李兆友、郑晓敏，2022）。还有部分学者将模糊性和冲突性纳入同一个框架内进行研究，最经典的是马特兰德根据组织理论，将模糊性和冲突性纳入政策过程建立了"模糊—冲突"模型（Matland，1995）；国内学者基于该模型研究财政、教育、户籍、卫生等领域的试点（孙玉栋、庞伟，2020；王正惠，2016；袁方成、康红军，2018；王安琪等，2020），以此为框架探究如何影响政策实施以及如何识别这两个特性（吴宾、齐昕，2020）。

学者的最新研究将议题战略导向的共识性、政策目标的多元性、知识积累的充分性、政策规则的兼容性和方案设计的明晰性综合为议题复杂性，建立政策试点的"议题属性—知识生产"分析框架，将政策试点分为政社合作型试验、权威倡导型试验、技术检验型试验等三种类型（杨宏山、周昕宇，2022）。

国外学者对于政策属性与试点关系也做了一些探索，比如在赫德森的研究中，他使用马特兰德的分析框架分析了儿童服务改革中试点执行的问题（Hudson，2005）。在另外一项研究中贝利等人也遵循同样的逻辑，使用马特兰德的分析框架，对英国卫生政策试点执行中的问题展开分析（Bailey et al.，2017）。

五 既往研究的不足

（一）研究视角有待丰富

现有研究主要采用组织理论、政策过程论、央地互动论等对试点的过程、机制等进行研究，鲜有从政策属性视角对试点进行系统分析的，仅有的文献也只是进行单一属性分析，而试点是多政策属性综合作用的结果，这些政策属性如何联合影响决策者策略选择，如何交互作用影响决策者和实施者的行为，如何影响政策扩散等有待进一步研究。

（二）对试点过程的机制缺乏系统全面分析

试点过程包括触发、实施和推广等环节，每个环节都有自身的机制。现有文献大多就试点某一环节以特定视角进行分析，缺乏整体和系统研究。而试点全过程是一个密切相连的系统，在这整个过程中是否存在一以贯之的动力机制，试点过程重点环节是否还有符合各自特点的动力机制，这些机制间是否有内在联系等都需要进一步研究。此外，目前文献大多进行静态分析，但从实践来看试点过程处于复杂变化中，而何种因素导致变化、变化方向、变化幅度、变化内容等都缺乏相关研究，这不利于政策解释和预测。借助政策属性相关理论、行为理论等对试点进行深入研究，是解释试点运作机制的重要维度。

（三）研究方法有待丰富

既往研究主要运用历史分析、逻辑推演、规范研究等方法开展研究，近年开始尝试使用定量的研究方法，运用大样本研究引致试点结果差异的影响因素。研究者鲜少运用扎根理论这一特别适合探索性研究的质性研究方法开展全面系统研究，也缺乏对试点决策者的深度访谈以收集数据信息，这可能导致研究成果不全面、不丰富。此外，案例分析不足，缺乏多种方法综合使用。上述不足有待本书通过对政策试点议题进行研究加以弥补。

（四）对实践的指导作用有待加强

试点是政府特别是中央政府推进体制改革重要的政策工具，现有研究聚焦理论探索，仅有少量研究在理论探讨之余对其实践意义进行少许讨论，缺乏对实践中应如何触发、启动、确定方案、评估、改进、扩散等的系统研究，这导致研究与实践割裂，因此有待通过研究加强对实践的指导作用。

第四节　医药卫生领域试点概述

一　试点有效推动医改发展

2009 年，中共中央、国务院《关于深化医药卫生体制改革的意见》出台，我国正式启动新一轮医改。以"建立健全覆盖城乡居民的基本医疗卫生制度，为群众提供安全、有效、方便、价廉的医疗卫生服务"为总目标；提出建设四位一体的基本医疗卫生制度，即覆盖城乡居民的公共卫生服务体系、医疗服务体系、医疗保障体系、药品供应保障体系；方案中还强调了八个机制的建设工作。尽管国家进行了科学的顶层设计、投入了巨大的财力和行政资源，但医改是公认的世界性难题，我国在推进中也面临重重困难。一是人类对医疗健康服务需求的无限性和医疗卫生资源有限性之间的矛盾难以协调，难以兼顾平等和效率这两大价值选择以解决有限的医疗卫生资源的配置和利用问题。二是医药卫生体制改革涉及面广，医改所要解决的一些深层次体制机制问题是长期积累的，影响因素众多，涉及各方利益。三是随着我国人口老龄化压力剧增，慢性病"井喷式"发展，对医疗需求将更大。经过十多年改革，我国仍处于医改"深水区"，可见改革的艰巨性和复杂性。

医改启动后，相关部门将试点作为探索改革路径的重要政策工具，医疗改革方面，开展了全科医生执业方式和服务模式改革试点、医师多点执业改革试点，后期开展了城市和县级公立医院改革试点等；医保方面，开展了长期护理保险制度试点、DRG 和 DIP 医保支付方式改革试点等。在整个过程中，试点的实施和监测评估反馈紧密衔接，各地经验和探索暴露出来的问题也反馈到中央层面的政策修订中，形成良性循环，将改革风险降到最低，极大推进了医改和医药卫生事业发展。

二　我国医药卫生领域政策试点总体介绍

通过访问发布医改试点的政府网站，如国家卫生健康委、国家医保局等政府门户网站，利用"北大法宝数据库"检索相关政策试点文本信息，标题关键词为"试点"，效力位阶为"部门规章"，制定机关为"国家卫生和计划生育委员会""国家卫生健康委""国家医保局"等，类别为"卫生"，时效性为"现行有效"，检索到 2009 年至 2023 年间政策试点文件 67 篇，详见表 1-1。

表 1-1　试点相关政策

序号	政策名称	发布机构	发布时间
1	关于印发医药卫生体制五项重点改革 2009 年工作安排的通知	国务院办公厅	2009 年 7 月 22 日
2	关于开展建立农村居民健康档案试点工作的通知	卫生部办公厅	2009 年 9 月 29 日
3	关于印发临床路径管理试点工作试点医院名单的通知	卫生部办公厅	2010 年 1 月 5 日
4	关于扩大基本职业卫生服务试点工作的通知	卫生部办公厅	2010 年 1 月 30 日
5	关于确定公立医院改革国家联系试点城市及有关工作的通知	国务院深化医药卫生体制改革领导小组办公室、卫生部	2010 年 2 月 22 日
6	关于开展乡镇执业助理医师资格考试试点工作的通知	卫生部、国家中医药管理局	2010 年 3 月 17 日

序号	政策名称	发布机构	发布时间
7	关于公布第三批临床路径管理试点工作试点医院名单的通知	卫生部办公厅	2010 年 4 月 12 日
8	关于开展提高农村儿童重大疾病医疗保障水平试点工作的意见	卫生部	2010 年 6 月 7 日
9	关于成立卫生部临床路径管理试点工作办公室的通知	卫生部办公厅	2010 年 6 月 21 日
10	关于报送临床路径管理试点工作有关信息的通知	卫生部医政司	2010 年 10 月 26 日
11	关于提高农村儿童重大疾病医疗保障水平试点工作进展情况的通报	卫生部办公厅	2010 年 11 月 8 日
12	关于开展公立医院改革试点基线调查工作的通知	卫生部办公厅	2010 年 12 月 6 日
13	关于开展按病种收费方式改革试点有关问题的通知	国家发展改革委、卫生部	2011 年 3 月 30 日
14	关于建立公立医院改革国家联系试点城市派驻联络员制度的通知	卫生部办公厅	2011 年 3 月 31 日
15	关于开展基本公共卫生服务中医药服务项目试点地区推荐工作的通知	国家中医药管理局办公室	2011 年 5 月 9 日
16	关于推进以电子病历为核心医院信息化建设试点工作的通知	卫生部办公厅	2011 年 5 月 10 日
17	关于开展有资质人员依法开办个体诊所试点工作的通知	卫生部	2011 年 6 月 9 日
18	关于进一步加强临床路径管理试点工作的通知	卫生部办公厅	2011 年 6 月 17 日
19	关于开展第四批"治未病"预防保健服务试点单位申报工作的通知	国家中医药管理局办公室	2011 年 7 月 13 日
20	关于遴选肿瘤病理远程会诊试点工作省级会诊中心及会诊专家的通知	卫生部医管司	2011 年 7 月 28 日
21	关于开展基本公共卫生服务中医药服务项目试点工作的通知	国家中医药管理局办公室	2011 年 8 月 1 日

序号	政策名称	发布机构	发布时间
22	关于开展第二批"治未病"预防保健服务试点地区申报工作的通知	国家中医药管理局办公室	2011 年 8 月 1 日
23	关于开展建立完善康复医疗服务体系试点工作的通知	卫生部办公厅	2011 年 8 月 30 日
24	关于成立基本公共卫生服务中医药服务项目试点地区协作组的通知	国家中医药管理局	2011 年 9 月 29 日
25	关于建立公立医院改革试点工作协作组制度的通知	卫生部办公厅	2011 年 11 月 11 日
26	关于开展国家新型农村合作医疗信息平台建设试点工作的通知	卫生部办公厅	2011 年 12 月 13 日
27	关于确定第二批"治未病"预防保健服务试点地区的通知	国家中医药管理局	2012 年 1 月 16 日
28	关于开展公立医院改革试点评估工作的通知	卫生部办公厅	2012 年 2 月 9 日
29	关于印发 2012 年中医临床路径管理试点工作方案的通知	国家中医药管理局办公室	2012 年 2 月 15 日
30	关于确定康复医疗服务分级医疗双向转诊试点重点联系城市的通知	卫生部办公厅	2012 年 3 月 2 日
31	关于开展康复医疗服务体系试点评估工作的通知	卫生部办公厅	2012 年 4 月 27 日
32	关于确定县级公立医院综合改革试点县的通知	卫生部、财政部、国务院深化医药卫生体制改革领导小组办公室	2012 年 6 月 25 日
33	关于在县级公立医院综合改革试点工作中充分发挥中医药特色优势的通知	国家卫生和计划生育委员会、国家发展和改革委员会、财政部	2013 年 4 月 19 日
34	关于组织开展省院合作远程医疗政策试点工作的通知	国家发展和改革委员会、国家卫生和计划生育委员会	2014 年 3 月 11 日

序号	政策名称	发布机构	发布时间
35	关于确定第二批公立医院改革国家联系试点城市及有关工作的通知	国家卫生和计划生育委员会、财政部、国务院深化医药卫生体制改革领导小组办公室	2014 年 4 月 28 日
36	关于确定第三批公立医院改革国家联系试点城市及有关工作的通知	国家卫生计生委、财政部、国务院深化医药卫生体制改革领导小组办公室	2014 年 5 月 8 日
37	关于组织开展面向养老机构的远程医疗政策试点工作的通知	国家发展改革委、民政部、国家卫生计生委	2014 年 6 月 16 日
38	关于抓好 2014 年县级公立医院综合改革试点工作落实的通知	国家卫生和计划生育委员会办公厅	2014 年 6 月 17 日
39	关于同意在宁夏、云南等 5 省区开展远程医疗政策试点工作的通知	国家发展改革委办公厅、国家卫生计生委办公厅	2015 年 1 月 15 日
40	关于基本药物定点生产试点有关事项的通知	工业和信息化部、国家卫生和计划生育委员会、国家发展和改革委员会、国家食品药品监督管理总局	2015 年 2 月 12 日
41	关于做好高血压、糖尿病分级诊疗试点工作的通知	国家卫生计生委办公厅、国家中医药管理局办公室	2015 年 11 月 17 日
42	关于开展专科医师规范化培训制度试点的指导意见	国家卫生计生委、国务院医改办、国家发展改革委、教育部、财政部、人力资源社会保障部、国家中医药管理局、总后卫生部	2015 年 12 月 14 日
43	关于确定第四批公立医院改革国家联系试点城市及有关工作的通知	国家卫生计生委、财政部、国务院医改办	2016 年 5 月 10 日
44	关于推进分级诊疗试点工作的通知	国家卫生计生委、国家中医药管理局	2016 年 8 月 19 日

续表

序号	政策名称	发布机构	发布时间
45	关于2016年临床必需、用量小、市场供应短缺药品定点生产试点有关事项的通知	国家卫生计生委、工业和信息化部、国家发展改革委、国家食品药品监管总局	2016年12月6日
46	关于基本药物定点生产试点第一批部分品种延续试点的通知	工业和信息化部办公厅、国家卫生计生委办公厅、国家发展改革委办公厅、国家食品药品监管总局办公厅	2017年5月19日
47	关于开展制定医院章程试点工作的指导意见	国家卫生健康委员会办公厅、国家中医药管理局办公室	2018年5月14日
48	关于开展建立健全现代医院管理制度试点的通知	国家卫生健康委、国家发展改革委、财政部、人力资源社会保障部、国家医保局、国家中医药管理局	2018年12月5日
49	关于申报按疾病诊断相关分组付费国家试点的通知	国家医疗保障局办公室	2018年12月10日
50	关于开展社区医院建设试点工作的通知	国家卫生健康委办公厅	2019年2月27日
51	关于国家组织药品集中采购和使用试点医保配套措施的意见	国家医疗保障局	2019年2月28日
52	关于印发开展促进诊所发展试点意见的通知	国家卫生健康委、国家发展改革委、财政部、人力资源社会保障部、国家医保局	2019年4月28日
53	关于开展城市医疗联合体建设试点工作的通知	国家卫生健康委、国家中医药管理局	2019年5月16日
54	关于印发按疾病诊断相关分组付费国家试点城市名单的通知	国家医保局、财政部、国家卫生健康委、国家中医药管理局	2019年5月21日

序号	政策名称	发布机构	发布时间
55	关于印发城市医疗联合体建设试点城市名单的通知	国家卫生健康委办公厅、国家中医药管理局办公室	2019 年 7 月 30 日
56	关于印发紧密型县域医疗卫生共同体建设试点省和试点县名单的通知	国家卫生健康委办公厅、国家中医药管理局办公室	2019 年 8 月 29 日
57	关于国家组织药品集中采购和使用试点扩大区域范围的实施意见	国家医保局、工业和信息化部、财政部等	2019 年 9 月 25 日
58	关于印发疾病诊断相关分组（DRG）付费国家试点技术规范和分组方案的通知	国家医疗保障局办公室	2019 年 10 月 16 日
59	关于印发《区域医疗中心建设试点工作方案》的通知	国家发展改革委、国家卫生健康委、国家中医药管理局、国务院医改领导小组秘书处	2019 年 10 月 23 日
60	关于印发区域点数法总额预算和按病种分值付费试点工作方案的通知	国家医疗保障局办公室	2020 年 10 月 14 日
61	关于印发区域点数法总额预算和按病种分值付费试点城市名单的通知	国家医疗保障局办公室	2020 年 11 月 3 日
62	关于印发 2021 年度疾病诊断相关分组（DRG）付费国家试点专家组固定联系分组名单的通知	国家医疗保障局办公室	2020 年 12 月 7 日
63	关于印发《深化医疗服务价格改革试点方案》的通知	国家医保局、国家卫生健康委、国家发展改革委等	2021 年 8 月 25 日
64	关于确定第二批老龄健康医养结合远程协同服务试点机构的通知	国家卫生健康委办公厅	2021 年 12 月 29 日
65	关于印发疼痛综合管理试点工作方案的通知	国家卫生健康委办公厅、国家中医药管理局综合司	2022 年 12 月 22 日

序号	政策名称	发布机构	发布时间
66	关于开展紧密型城市医疗集团建设试点工作的通知	国家卫生健康委、国家发展改革委、财政部、人力资源社会保障部、国家中医药管理局、国家疾控局	2023 年 1 月 29 日
67	关于推广医养结合试点工作典型经验的通知	国家卫生健康委办公厅、民政部办公厅	2023 年 3 月 14 日

可从时间维度和类属维度对 2009～2023 年国家各部门出台的政策试点文件进行分析（见表 1-2）。从时间维度来看，2010～2012 年试点工作较多，原因为 2009 年新医改启动后，各部门纷纷采取行动推进医改工作；2019 年前后也比较多，主要原因是医改进入"深水区"后相关部门加大改革推进力度。从类属维度看，医疗系统试点文件为 51 篇，占试点文件总量的 76.12%；医保系统试点文件为 11 篇，占 16.42%；医药系统试点文件为 5 篇，占 7.46%。

表 1-2 试点文件分类频数

年份	医疗						医保			医药		总计
	公立医院改革	医生执业政策	医院管理制度	服务体系改革	基础服务供给	互联网＋医疗	付费方式改革	长护险改革	新农合改革	药品集中采购	药品定点生产	
2009	0	0	1	1	0	0	0	0	0	0	0	2
2010	2	1	4	0	1	0	0	0	2	0	0	10
2011	2	1	1	1	5	2	1	0	1	0	0	14
2012	2	0	1	2	1	0	0	0	0	0	0	6
2013	1	0	0	0	0	0	0	0	0	0	0	1
2014	3	0	0	0	0	2	0	0	0	0	0	5
2015	0	1	0	1	0	1	0	0	0	0	1	4
2016	1	0	0	0	1	0	0	0	0	0	1	3
2017	0	0	0	0	0	0	0	0	0	0	1	1

续表

年份	医疗						医保			医药		总计
	公立医院改革	医生执业政策	医院管理制度	服务体系改革	基础服务供给	互联网+医疗	付费方式改革	长护险改革	新农合改革	药品集中采购	药品定点生产	
2018	0	0	2	0	0	0	1	0	0	0	0	3
2019	0	0	0	4	2	0	2	0	0	2	0	10
2020	0	0	0	0	0	0	3	0	0	0	0	3
2021	0	0	1	0	0	1	0	0	0	0	0	2
2022	0	0	1	0	0	0	0	0	0	0	0	1
2023	0	0	0	1	0	0	0	1	0	0	0	2
总计	11	3	11	11	9	6	7	1	3	2	3	67

三　案例简介

1. 城镇职工医疗保险制度改革"两江"试点

随着我国改革开放的深入，公费医疗和劳保制度的缺陷日益突出，已不能适应建立社会主义市场经济体制的需要，且其本身也难以继续运转下去。1994年，国家体改委、财政部、劳动部、卫生部共同制定了《关于职工医疗制度改革的试点意见》，经国务院批准，在江苏省镇江市、江西省九江市进行试点，即"两江"试点（张苗，2019）。同年12月，镇江市、九江市的职工医疗保险制度改革试点正式启动。"两江"试点的重点是实现机制转换，建立"统账结合"的城镇职工医疗保险模式。经过两年多（1994～1996）的试点，完成了两项开创性工作：一是用社会化的社保制度代替了单位劳保制度和公费医疗制度；二是建立了定点医疗制度，并由此产生了由医保部门购买医疗服务的机制。

为了在更大范围内进一步检验"两江"试点取得的成果，国务院决定扩大试点范围，在全国40多个城市进一步进行试点。又经过两年多（1996～1998）"扩大试点"，参加试点的有关部门和单位，在医保改革的必然性、重要性和紧迫性等方面达成共识，在改革的实施路径、指导思想、基本原则、制度模式、基本政策等方面形成基本一致的看法。

1998年国务院印发《关于建立城镇职工基本医疗保险制度的决定》，

改革从试点走向全面展开。文件既明确了中国医疗保险制度改革的阶段性目标任务、指导思想、基本原则、大政方针和制度框架，又规定了适用范围、基金筹集方式（国家、企业、个人应承担的责任及占比）和管理原则、统账比例、基金支付的方式（两线一段），同时对企业补充医疗保险、公务员医疗补助和商业健康保险等也都做了相应的规定。这标志着实施了40多年的公费、劳保医疗制度的终结，我国开始进行从单位医疗保障向社会医疗保障转变的历史性变革。

2. 新型农村合作医疗制度试点

2002年，中共中央、国务院印发《关于进一步加强农村卫生工作的决定》，提出各级政府要积极组织引导农民建立以大病统筹为主的新型农村合作医疗制度。2003年7月，浙江、湖北、云南、吉林四个重点试点省的首批试点县（市、区）新农合试点工作相继启动，截至10月，全国有294个试点县（市、区）。

2003年12月，第一次全国新农合试点工作会议提出，要充分认识新农合制度建立的重要性、长期性和艰巨性，扎实稳妥推进试点工作。各地试点陆续取得成效，为试点工作推进奠定了基础。2004年10月，第二次全国新农合试点工作会议提出适当扩大试点范围，截至2005年底，全国已有678个试点县（市、区）。2005年9月，第三次全国新农合试点工作会议提出加快推进试点工作。截至2006年底，全国开展新农合县（市、区）已达到总数的51%，4.1亿农民参加新农合。2007年1月，全国新农合工作会议提出全面推进新农合，标志着新农合制度由试点阶段转入全面推进阶段。2008年2月，全国新农合工作会议提出增加政府补助，实现农村人口全面覆盖，不断巩固完善新农合制度。2008年9月，温家宝总理在联合国千年发展目标高级别会议上向全世界庄严宣布：中国在8亿农民中建立了以政府投入为主的新农合制度（中国政府网，2008b）。新农合制度成为世界上规模最大的农村医疗保障制度，为我国迈入全民医保时代奠定了坚实的基础。

3. DRG 支付方式改革试点

2017年，国务院办公厅印发《关于进一步深化基本医疗保险支付方式改革的指导意见》，提出选择部分地区开展按疾病诊断相关分组（DRG）付费试点，探索建立按疾病诊断相关分组付费体系。2018年国家医保局办公室印发《关于申报按疾病诊断相关分组付费国家试点的通知》，各地根据通知要求进行申报。2019年，国家医保局在全国遴选30个城市启动CHS-DRG付费国家试点工作。此前有些城市如北京、沈阳、金华等已对DRG付费进行了有益探索，但也有一些城市需要从零开始。

青岛市积极响应国家要求，成为山东省唯一的试点城市。试点实施以来，青岛市医保局以提高医保基金使用绩效为核心，建立健全符合国家统一标准、具有青岛特色的DRG付费体系，将青岛市主要的二级及以上公立医院纳入试点范围（中医院除外）。2019年9月完成数据上报、基线调查、编码对照、病案规范等工作；2020年完成DRG分组测试、权重费率调整、模拟运行、审核规范、政策制定、流程改造、协议修订、效果评估等工作；2021年4月完成DRG付费改革的核心工作——权重谈判；同年7月，18家DRG付费试点医院按DRG实际付费改革正式实施。2021年底前实现对试点医院按DRG付费，逐步建立以保证质量、控制成本、规范诊疗、提高医务人员积极性为核心的DRG付费和绩效管理体系，发挥医保支付的激励约束作用。青岛被列为改革示范点。

三年来，包括青岛在内的30个试点城市为打造中国特色的CHS-DRG付费积累了经验，促进了医保管理机制转变，医保付费从按项目付费向按价值付费转变，从被动买单向主动作为转变，从单纯的手工审核向大数据运用转变，从粗放的供给侧管理向精细化管理转变，试点探索初步取得预期成果。2021年底国家医保局印发《DRG/DIP支付方式改革三年行动计划》，在全国全面推开DRG支付方式改革工作，同时遴选出DRG支付方式改革示范点，要求省级医保部门加强对本省（自治区、直辖市）国家示范点建设的指导和督导，意在发挥其典型示范、辐射带动作用。

4. 长期护理保险制度试点

随着人口老龄化程度加深，对于长期护理的需求也进一步增强。2013年，国务院提出发展长期护理保险并将其纳入国家相关规划中。2015年，党的十八届五中全会将"探索建立长期护理保险制度"写入"十三五"规划建议中。2016年，人社部办公厅印发的《关于开展长期护理保险制度试点的指导意见》提出在全国15个城市和2个重点联系省开展长期护理保险制度试点。试点地区初步建立了稳定的多渠道筹资机制，长期护理保险制度框架基本建成，运行总体平稳。2018 年 6 月，试点覆盖 5700 万人，18.45 万人享受长期护理保险待遇，除试点城市外，另有 50 余个城市自愿探索实施长期护理保险制度。2019 年，李克强总理在全国两会提出"扩大长期护理保险制度试点"。为进一步完善顶层设计，在更大范围内检验试点成效，2020 年，经国务院同意，国家医疗保障局会同财政部印发《关于扩大长期护理保险制度试点的指导意见》，在原有试点城市的基础上，新增 14 个试点城市。截至 2021 年上半年，49 个长期护理保险制度试点城市 1.34 亿人参保，累计 152 万人享受待遇。2021 年，中共中央、国务院在《关于加强新时代老龄工作的意见》中提出要稳妥推进长期护理保险制度试点，完善现有试点，积极探索建立适合我国国情的长期护理保险制度。

试点城市中，青岛市于 2012 年在全国率先开展长期护理保险探索实践，解决了完全失能人员的长期护理难题；2015 年，长期护理保险制度扩大到城乡全体参保人；2016 年被确定为国家首批长期护理保险制度试点城市之一；2017 年，在全国率先试点将重度失智人员纳入护理保障范围；2018 年，建立了"全人全责"长期护理保险制度，为失能失智人员提供整合式"医养康护防"照护服务；2021 年起实施农村护理保险提升计划。

5. 三明医改试点

新医改启动后，国家在很多地方开展了诸多议题的试点，但三明起初并未被纳入相关试点，而是其探索取得成效后才进入国家试点视野。三明市职工医保基金 2009 年开始收不抵支，2011 年基金缺口高达 7552.59 万元，欠付全市 22 家公立医院医药费累计达 1748.64 万元。詹积富被任命为三明市副市长后启动了三明医改。自 2012 年启动公立医院综合改革到 2013 年，辖区内县级以上公立医院全部取消药品加成，药品支出减少 7145 万元，医务性收入同比增加 9684 万元，同时，全市住院患者平均费用不增反降，收不抵支的职工医保基金在 2013 年出现结余。

亮眼的成绩使三明医改很快得到国家层面的关注。2014 年 2 月国务院听取包括詹积富在内的 9 人汇报医改工作（三明市人民政府，2020）。同月，刘延东副总理出席县级公立医院综合改革电视电话会议（中国政府网，2015a），听取詹积富的汇报，几天后刘延东又专门到三明实地考察（罗鸣灶，2014）。随后，城市公立医院综合改革试点座谈会专门选择在三明举行。2015 年，充分借鉴三明经验的城市公立医院和县级公立医院综合改革文件以国务院办公厅名义下发。2016～2017 年，中央深改组先后三次听取并肯定三明医改经验。2019 年 7 月，中央深改委第 9 次会议再次强调要总结推广三明医改经验，8 月全国医改推进现场会在三明召开。2021 年 3 月，习近平总书记考察三明时强调："三明医改体现了人民至上、敢为人先，其经验值得各地因地制宜借鉴。"（王晷欣，2022）国家全力将三明经验推向全国，各地纷纷学习三明经验。

6. 公立医院综合改革试点

公立医院是体现公益性、解决基本医疗问题、缓解人民群众看病就医困难的主力军。但由于多年来政府投入不足、监管不够、管办不分等，公立医院未很好地承担公益性职能，无序发展、虹吸基层等，成为新医改必须面对的主阵地。2010 年 2 月，卫生部、中央编办、国家发展改革委、财政部和人力资源社会保障部印发《关于公立医院改革试点的指导意见》，根据各省、自治区、直辖市分别选择的 1～2 个公立医院改革试点城市，国家在各地试点城市范围内选出 16 个有代表性的城市，作为国家联系指导的公立医院改革试点城市。改革的主要内容是医院投入机制、管理体制、运行机制、监管机制等。

2011 年国务院办公厅印发《2011 年公立医院改革试点工作安排》，要求对管办分开、政事分开等重大体制机制综合改革进行试点，同时提出优先建设发展县级医院。为此，2012 年国务院办公厅印发《关于县级公立医院综合改革试点的意见》，提出在全国选择 300 个左右县（市）作为改革试点，力争 2013 年上半年总结评估，形成基本路子。2014 年 4 月，国家公布县级公立医院综合改革第二批试点县名单，共计 700 个试点县。同年 5 月，选取 17 个城市作为第二批试点联系城市。2015 年 5 月，国务院办公厅印发《关于城市公立医院综合改革试点的指导意见》。同月，选取 66 个城市作为第三批试点城市，要求按照该意见的要求统筹推进改革。2016 年国务院医改办选取 100 个城市启动第四批试点，同时提出，推进城市公立医院综合改革是保障和改善民生的重要举措，是深化医药卫生体制改革的重要任务，也是一项需要长期探索的系统工程。

六年探索并未取得成熟做法，为此，2016 年 4 月，国家遴选改革试点有初步经验的安徽省天长市、福建省尤溪县、江苏省启东市、青海省互助土族自治县为国家级公立医院综合改革示范县（市）。2017 年国家确定 15 个公立医院综合改革首批国家级示范城市、26 个第二批国家级示范县（区、市、旗）。2021 年，国务院医改领导小组秘书处等部门印发《公立医院综合改革示范项目工作方案》，将天津市等 17 个城市确定为公立医院综合改革第二批国家级示范城市。目前改革试点仍在进行中。

7. 全科医生执业方式和服务模式改革试点

2009 年新医改之初，国家将基层医改作为突破口，基层如何建立起优质高效的医疗卫生服务体系成为广受关注的议题。2011 年，在世界银行资助下，国家发改委、财政部、人社部、卫生部、中编办等五部门联合启动全科医生执业方式和服务模式改革试点工作。在全国遴选 10 个有代表性的城市探索建立家庭医生签约服务模式，通过试点逐步形成全科医生按签约居民的数量和提供医疗服务的质量获得报酬的激励机制。为推进改革，国家发改委、财政部、人社部等部门对试点城市给予政策改革授权。很多城市积极申请成为试点城市，经过申报、审核、同台竞争等环节，青岛市、武汉市、芜湖市、上海市长宁区、宝鸡市、焦作市、北京市西城区、贵阳市、哈尔滨市、成都市被选为试点。试点城市在经济发展水平、地域、医疗卫生服务水平等方面都有很好的代表性。

为推进试点，国家发改委每年组织试点城市召开一次工作推进会，各地报告试点进展、遇到的困难及下一步打算；组织领导和专家到各地调研和督导检查；鼓励试点城市间相互学习先进经验；对发现的共性问题特别是政策问题进行协调解决。2014 年对 10 个试点城市进行评估发现，签约服务费的收取和使用是影响该制度建立发展的关键因素，除了武汉、上海长宁和焦作，大多试点城市医保部门对签约服务费持保留态度，这成为试点未取得预期成效的重要原因。虽然试点取得一定的成效，但是远未达到预期目标，2015 年试点结束。形势在 2016 年 4 月发生转机，中央深改组召开会议，强调家庭医生的重要性，提出要重点在签约服务方式、内容、收费、考核等方面实现突破。随后多部门联合发文，签约服务费开始得到各地认可。

8. 基层公立医疗机构收支两条线改革试点

新医改启动后，国家认为建立合理有序医疗卫生服务体系的突破口在基层，于是启动三年基层医改工作，并认为调动基层医生工作积极性是基层体制机制改革的关键点。这在政府各部门和学界已经形成共识，但是对于如何建立调动积极性的机制有两种截然不同的观点：一种观点是运用市场的手段，让居民用脚投票，通过外来压力提高基层医生的工作能力和积极性；另一种观点是通过收支两条线保障公益性，加强政府考核，从而使基层为居民提供适宜可及的医疗健康服务。人社、财政部门及具有市场经济知识背景的学者大多采用第一种观点，国内大多数省（区、市）在实践操作中也采用第一种模式。而卫生健康部门大多采用第二种观点并积极推进，将其付诸实施。

2006年，国务院印发《关于发展城市社区卫生服务的指导意见》，提出有条件的地区可实行收支两条线管理试点；2009年，中共中央、国务院印发《关于深化医药卫生体制改革的意见》，提出转变基层医疗卫生机构运行机制，探索实行收支两条线。2011年，国务院办公厅《关于印发医药卫生体制五项重点改革2011年度主要工作安排的通知》提出，具备条件的地区可以实行收支两条线。2013年，国务院办公厅印发的《关于巩固完善基本药物制度和基层运行新机制的意见》提出，有条件的地区可以实行收支两条线。

9. 医师多点执业改革试点

计划经济体制下医生被绑定在单位，其活力难以释放，将医生从医院解绑是增加医疗资源供给、增强基层服务能力、发展民营医院的有力抓手，但医生是公立医院的核心竞争力，操作不当会引起整个医疗服务体系的不稳定，因此，国家采用医师多点执业试点的方式稳步推进。

2009年，中共中央、国务院印发《关于深化医药卫生体制改革的意见》，提出"研究探索注册医师多点执业"。2009年，卫生部下发《关于医师多点执业有关问题的通知》，明确规定试点内容，即医生经过所在单位和相关卫生行政部门批准后方可到他处执业，执业的地点不能超过3个。选择广东省和昆明市作为试点单位。2010年，卫生部将试点范围扩大到北京市、海南省、成都市、郑州市及洛阳市。2011年国务院办公厅印发的《2011年公立医院改革试点工作安排》提出，"完善执业医师多点执业试点，制订规范性文件，将试点范围扩大到所有公立医院改革试点城市和其他有条件地区，将适用人员条件放宽到主治医师，增加多点执业的地点数量"。2011 年，卫生部办公厅印发《关于扩大医师多点执业试点范围的通知》，将试点地区扩大至全国所有省（区、市）；放宽条件，将可申请多点执业医师的职称定为中级以上。

经过三年试点，国家对如何设计医师多点执业的政策、其对公立医院的影响有了较为清晰的把握。2012 年，国务院印发的《"十二五"期间深化医药卫生体制改革规划暨实施方案》正式推进医师多点执业，鼓励具备行医资格的人员申请多个地点执业。此后不断放宽多点执业的限制，增强其可实施性，如从审批变为备案，对执业机构数量不加以限制等。

10. 公立医院薪酬制度改革试点

公立医院薪酬制度改革试点是在医药卫生体制改革向纵深推进、公立医院综合改革进入新阶段这个大形势下展开的，是关系公立医院改革成败的重要内容。2010 年，卫生部等五部门联合发布《关于公立医院改革试点的指导意见》，内容之一是深化公立医院人事制度改革，完善分配激励机制。2015 年，国务院办公厅印发《关于城市公立医院综合改革试点的指导意见》，再次强调建立符合医疗行业特点的薪酬制度，深化编制人事制度改革，合理确定医务人员薪酬水平，强化医务人员绩效考核。2016 年，国务院印发的《"十三五"深化医药卫生体制改革规划》明确提出，地方可以按国家有关规定，结合实际合理确定公立医院薪酬水平，逐步提高人员经费支出占业务支出的比例，并建立动态调整机制。允许公立医院打破绩效工资总额限制，建立薪酬动态调整机制。为落实全国卫生与健康大会有关要求，2017 年，人社部等四部门联合印发《关于开展公立医院薪酬制度改革试点工作的指导意见》，明确提出公立医院将实行薪酬制度改革，允许医疗卫生机构突破"现行事业单位工资调控水平"，允许医疗服务收入扣除成本并按规定提取各项基金后主要用于人员奖励，并在上海、江苏、重庆等 11 个综合医改试点省（区、市）开展试点。同年，人社部等四部门又联合印发《关于扩大公立医院薪酬制度改革试点的通知》，进一步扩大公立医院薪酬制度改革试点范围。2019 年，国务院办公厅要求人社部当年完成制定公立医院薪酬制度改革的指导性文件，但人社部未完成任务。2021 年，人社部等五部门联合印发《关于深化公立医院薪酬制度改革的指导意见》，提出继续落实"两个允许"，实施以增加知识价值为导向的分配政策，建立适应我国医疗行业特点的公立医院薪酬制度，强化公立医院公益属性，调动医院和医务人员积极性，不断提高医疗服务质量和水平。目前来看，多年改革试点并未取得预期效果，改革仍在继续推进中。

第五节　本书创新之处

本书重点从以下几个方面加强研究，力争对既有研究成果有所完善和发展。

（一）丰富研究视角

本书首次运用政策属性的视角，该视角独特新颖，具有较大创新性。在试点及其推广过程中，政策属性显著影响试点参与者策略选择，进而影响试点进程，因此运用该视角分析政策试点具有积极意义。本书将对影响政策试点进程的政策属性进行研究，探究这些属性如何影响政策试点、其内部动力机制为何等，从而建立政策属性与政策试点之间的机制联系。

（二）创新研究内容

首次将试点过程、机制与应用三者有机结合一并研究，构成政策试点的立体图景。本书分析政策属性如何影响试点触发，试点议程建立后又如何影响发起者做出策略选择，发起者和实施者如何互动，试点结束后如何评估，决策者在议题属性的影响下如何选择推广策略，形成全面完整的试点过程的研究。同时，试图运用政策属性的视角，提出贯穿试点全过程的动力机制的解释，构建试点触发模型、试点实施时试点发起者策略选择模型和试点形态模型、试点推广模型，从而形成对试点过程相对应的动力机制的解释。

（三）拓展研究试点的方法

多种方法综合使用，提升研究的有效性和可信性。首次将扎根理论应用于试点机制进行系统全面的研究，通过扎根理论构建政策属性的影响机制；运用多案例研究方法对试点机制进行验证和丰富，通过案例比较增强研究的外延型和可信性，进一步提高理论的解释力。

（四）为中央和地方政府医改政策试点提供建议

我国医改已经进入"深水区"，诸多复杂重大的医改议题缠绕在一起，亟待破题。试点是政府特别是中央政府推进医药卫生体制改革重要的政策工具，已经被广泛应用在医改工作中，但是实践中出现了一些问题，如试点单位代表性不足、试点成果难以在全国推广、部分地区试点积极性不强等，阻碍了工作整体推进。本书通过研究，针对决策者和实施者应该如何推动和参与试点工作、面对不同的情形应采用何种策略、如何提高试点的代表性、如何避免试点失败等提出建议。

第二章　理论框架

政策属性对研究政策试点机制有重要意义。政策属性是政策采纳的决定性因素之一（Eyestone，1977；Clark，2000），诸多学者将政策属性纳入影响政策创新和扩散的整体分析框架中（朱亚鹏、丁淑娟，2016），发现政策属性特别是模糊性、兼容性、凸显性等，会影响政策采用的可能性，且东西方公共政策有很多相通之处。应扎根实际，兼收并蓄，增强理论在中国场域中的适应性和对实践的指导意义。下文将以试点政策属性为分析维度，对政策试点机制进行剖析，寻求其发生、发展的内在逻辑和规律性。政策属性对试点过程的影响见表 2 - 1。

表 2 - 1　政策属性影响试点过程一览

试点阶段	模糊性	兼容性	凸显性
试点触发	√	√	√
试点策略选择	√	√	
试点实施形态	√	√	√
试点推广	√		√
试点全程：政策导向学习	√	√	√

第一节　试点政策属性：模糊性、兼容性和凸显性

经文献检索发现，鲜有学者对政策属性进行定义，在为数不多的文献中，朱亚鹏等提出政策属性即政策特征、特点、性质（朱亚鹏、丁淑娟，2016）。不同学者从不同视角枚举政策的属性：海尔曼等从政策领域将其分为经济性、社会性、政治性等（Heilmann et al.，2013）；谢明认为公共政策具有政治性、多样性、层次性、阶段性、复杂性、合法性、权威性、普遍性和稳定性（谢明编著，2015）；罗杰斯通过枚举的方式表达了他对扩散时政策属性的认知，即政策有相对优势性、

相容性、复杂性、可试验性和可观察性（Rogers，2003）。林林总总，公共政策有诸多属性。有些属性是所有公共政策都具备的，如政治性、权威性、合法性等。有些属性则在公共政策试点中呈现得更明晰，在这些属性中有些与决策者相关，会明显影响决策者在试点过程中的策略选择，影响政策创新和扩散的内容、速度和机制。本书意在对此类属性进行研究，即在政策试点及其推广过程中，明显影响试点发起者、实施者策略选择，进而影响试点进程的政策特征。经过扎根理论三级编码，本书发现影响医改试点的政策属性主要为模糊性、兼容性和凸显性。扎根理论研究方法和访谈数据来源等将在第三章"研究方法"中进行说明。

一 政策属性开放式编码

对受访者谈及的试点影响因素进行开放式编码，得到 27 条原始语句及相应的初始概念。初步得到上级压力、突发事件、目标模糊性、方案模糊性等 10 个范畴，具体见表 2-2。

表 2-2 政策属性开放式编码范畴化

范畴	初始概念	原始语句（简）
上级压力	落实上级文件要求	A1：我们的改革一般看国家文件要求和指导思想，在国家大的环境下落实细节
	中央决策	C3：经过改革开放 20 年发展，国家有钱了，执政理念也发生变化，更加强调民生、重视"三农"，国家决定解决农民医疗保障问题
	中央文件要求	B1：政治环境，如中央是否有相关要求，如果只是行业主导的难度就大，如机构改革前"健康中国 2020"规划，2011 年搞过一次，但主要是行业内部和学术层面，没什么效果，2016 年上升到国家战略高度，效果就大不相同
突发事件	公共卫生事件	A4：政治方面的压力，如控制非典成为政治任务
	重大社会事件	C1：有的时候重大社会事件是试点的窗口
社会压力	舆论和媒体影响	A4：舆论压力可能会转化成政治压力，如新医改启动基于社会舆论压力形成中央高层的决策

续表

范畴	初始概念	原始语句（简）
社会压力	舆论压力	C1：要考虑试点的社会反馈，如阻力有多大
目标模糊性	政策拿不准	B1：对政策拿不准的时候，尽管面不广，也不深，但没有政策储备，需要试点
	政策模糊性强	C3：2002年国家召开全国农村卫生工作会议正式启动新农合建设，但是这项制度太复杂了，国家给的钱很少，制度怎么建拿不准
	思路不清晰	B5：没形成清晰思路，也提不出具体措施
方案模糊性	有方向，缺制度	B4：制度设计出台的政策，一般是定方向，制度的落地不一定会有成形的东西，需要从试点起步
	有制度，缺细节	B4：制度已经明确了，需要细化具体操作的工作，这样就需要分析是否需要试点，就要看工作的复杂性，涉及的面、宽度以及业务的深度来确定其是否需要试点
	具体措施不清楚	C1：政策的框架有，但是对具体怎么做不清楚
执行模糊性	路径不清	B2：政策框架具备但具体措施步骤难以判断，需要细化的应试点
结果模糊性	检验政策适应性	B3：看一项政策在地方是不是适用，在试的基础上看能否上升为国家政策。中国这么大，很多工作不能一概而论，一条政策很难适应所有地区
	检验政策正确性	B4：我已经有倾向了，只是这个政策是否符合实际没有底儿，这样就有意向的去试点，以验证政策内容是否符合政策导向
	检验政策能否被接受	C1：有些做法在局部是成功的，作为经验报上来，进行试点，看能否在全国推广，看看整个行政管理体系能否接受它
	检验政策效果	C1：检验政策效果能否达到预期
政策体系兼容性	影响既有秩序	B2：现行政策措施对目前既有秩序有重大影响的应试点
	统一思想	C1：试点也是说服行政管理体系的方法

续表

范畴	初始概念	原始语句（简）
政策体系兼容性	对新政策缺乏信心	B5：要试点的内容是原来政策体系中欠缺的，这些内容可能有好的结果，也可能有不利的结果。尽管设计时进行全面的考虑，但在现实运用中可能存在问题，不能完全预测到
试点实施者兼容性	意见不统一	B5：达不成一致意见，不同部门和不同专家的意见不一致
	压力转化为内在动力	A4：对压力有正确认识和评估成为改革契机，形成内部动力
	政策模糊的，下级自愿	B4：当只有方向时，选择有积极性的、愿意做试点的地区开展试点，这种试点以地方自愿为主
	部门间对政策认识缺乏共识	B3：对于公立医院改革，我们提出从取消药品加成入手，有的部门提出从建立现代医院管理制度入手，先规范医疗服务行为再取消药品加成，或认为取消药品加成不是根本的解决办法等，部门间有不同意见
政策受众兼容性	触动利益深	B1：改革触动利益太深，过于敏感，内部利益和公众利益调整需要试点
	触动既得利益	B2：有的地方，上层领导觉得是方向，但触动既得利益（触动利益非剥夺利益）

二 政策属性主轴编码

在开放式编码的基础上，根据不同范畴的相互关系和逻辑次序进行归类，形成政策属性主范畴，包括凸显性、模糊性和兼容性（见表2-3）。

表2-3 政策属性主范畴

主范畴	对应范畴	对应范畴内涵
凸显性	上级压力	中央文件、国家领导人决策和批示等形成上级压力，引致试点发起者和实施者对试点议题的重视
	突发事件	重大的突发性公共卫生事件、社会事件等引起社会广泛关注，形成对政府的压力，从而触发和推进试点
	社会压力	舆论和媒体形成社会压力，成为推进政府试点的因素

续表

主范畴	对应范畴	对应范畴内涵
模糊性	目标模糊性	当政策目标模糊、思路不清时需进行试点
	方案模糊性	当政策方案设计模糊时需进行试点
	执行模糊性	当如何推进政策实施模糊时需进行试点
	结果模糊性	政策议题的适应性、正确性以及能否达到预期效果模糊时需进行试点
兼容性	政策体系兼容性	政策议题与既有政策环境、政策体系的兼容性影响试点进程
	试点实施者兼容性	政策议题实施者的认知和行为影响试点进程
	政策受众兼容性	政策议题的受众认同度和态度影响试点进程

运用 NVivo 12 质性分析软件和扎根理论，围绕"政策属性"的主题，按照三级编码规则，对访谈记录进行三级编码，编码节点关系如图 2 - 1、图 2 - 2、图 2 - 3 所示。

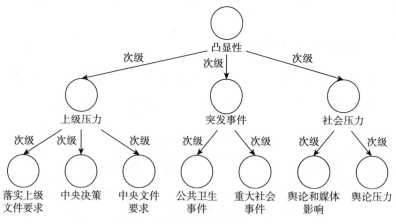

图 2 - 1　凸显性编码节点关系

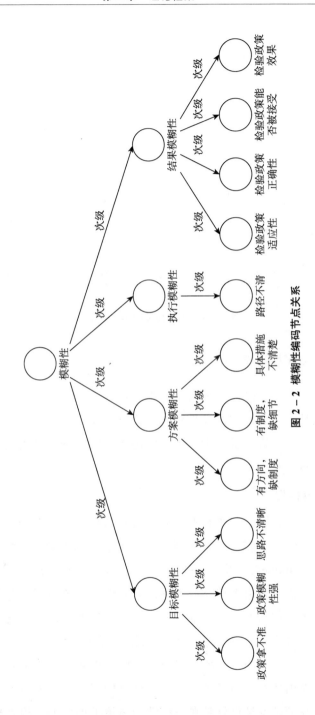

图 2 - 2　模糊性编码节点关系

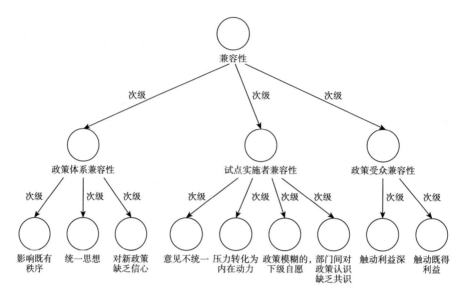

图 2 – 3　兼容性编码节点关系

三　政策属性选择性编码

基于上述分析结果，本书构建了政策属性—试点框架（见图 2 – 4），即政策模糊性、兼容性和凸显性将直接影响到试点的触发、实施和推广过程，尤其是明显影响试点发起者、实施者策略选择，进而成为影响试点进程的政策特征。

（一）模糊性

模糊性指对相同的问题有不同的甚至截然相反的思考和主张的状态（Feldman，1989）。当对事实、因果关系、评价和目的缺乏清晰规定或认识（Chun and Rainey，2005；Cohen et al. ，1972）时，会产生竞争性解释进而引致人们理解出现偏差。本书的模糊性是指政策试点及推广过程中所表现出来的试点参与者特别是发起者与实施者对试点议题不同认知的状态。模糊性形成的原因有社会网络错综复杂（韩志明，2017）、信息不对称、存在相互冲突的解释和信念建构、政治过程"黑箱"和结果不可控等。模糊性的强弱对试点进程、试点能否成功、能否推广有重要影响，整个政策试点过程就是在模糊性的情境下展开的，识别模糊性是试点参与者策略选择的主要因素之一。对模糊性的识别从如下维度展开。

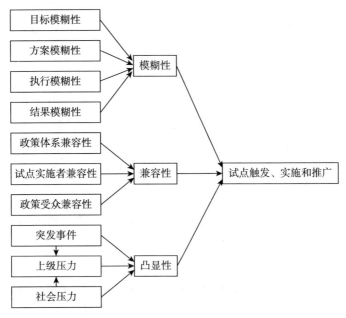

图2-4 政策属性—试点框架

1. 目标模糊性

目标模糊性指试点目标允许被检验的灵活性程度，或者试点发起者和实施者解释、构想和应用这些目标的灵活性，主要表现为是否有指标衡量政策目标完成情况，为绩效评估提供具体和更加明确的标准（孙志建，2012）。对目标模糊性可从指导性目标、优先性目标和评估性目标模糊性三个维度测量（Chun and Rainey，2005）。指导性目标对优先性目标和评估性目标有指引作用，随着指导性目标模糊性减弱，后两者亦逐渐减弱。当能够运用指标及时全面测量目标时，其模糊性程度将明显降低。目标模糊性受问题的识别和界定影响明显，有的议题在试点伊始对问题的性质和范围很难详细描述，因为它们是发散的或者是看不见的，决策者很难确定问题及子问题的重要程度，进而对目标的描述、子目标的优先性不知如何确定。目标模糊性的差异会导致决策者在试点中采取不同策略，即当模糊性强时采取更加灵活的策略，模糊性弱时采取更加明确的策略。

2. 方案模糊性

在政策试点过程中不仅会出现政策目标的模糊性，还有可能出现政策工具的模糊性（Matland，1995）。试点方案的制定受到试点目标模糊性、试点方案与既有政策体系协调性、试点环境复杂性、参与者多样性（韩志明，2018）、政策工具难以预先检验等因素影响，很难有清晰的行动计划、试点路径，当有清晰的行动计划时政策工具的模糊性会降低（Chou，2003）。方案模糊性有策略性模糊和技术性模糊两种形成途径（韩志明，2018），策略性模糊是决策者为提高试点方案适应性，调动试点单位探寻问题解决之道而有意为之的；技术性模糊则是基于既有政策体系对试点的对抗、试点环境复杂性等难以明晰试点方案，只能模糊化设计。通常情况下，此两种方式缠绕在试点方案设计中，很难完全区分开来，需深入甄别。试点方案有一个循环完善的过程，随着试点进程而不断修正，政策工具也随之清晰化，模糊性逐渐减弱。

3. 执行模糊性

获知如何设计政策以实现政策目标并推广之是试点的使命，执行模糊性主要体现在试点推进的图景不清晰、路径不确定、过程不明确等。其形成因素有：①试点方案模糊，试点实施者在遵从试点方案的同时结合实际选择性执行产生自主性，加之考核难以明确（Kahneman and Tversky，2000），会导致试点执行模糊性（Pandey and Wright，2006）；②试点涉及与现有政策网络协调、与多元参与者互动，由此产生对灵活性的需求；③试点推行是新的政策系统搭建的过程，试点对象的反应、试点情境都存在不确定性；④试点经常对多元化的社会利益进行调整，需面对多样化的民意诉求和相互矛盾的反馈。

4. 结果模糊性

试点结果是试点发起者最为关注的信息，其模糊性关系到政策议题的推广性和决策者策略选择。结果模糊性主要包括试点目标实现模糊性和试点风险不确定性。试点目标实现模糊性的测量维度有产出量化度、产出与政策工具因果关系等。由于试点政策产出具有滞后性和复杂性，试点结束后很难进行全面的量化，这会导致评估不全面；产出与政策工具因果关系也受到政策复杂性、产出量化、"环境噪音"等影响，难以清晰获知。试点风险不确定性亦受到决策者的关注，当政策目标、试点方案、实施环境、政策体系模糊性强稳定性弱时，试点发起者和实施者在信息明显不对称的情境下很难预知试点所带来的负面结果以及风险的严重程度。而这些负面结果总会有不同程度的不可逆性，因此科学判断试点结果对试点策略选择极为重要。而试点在实施中取得实效将明显提高决策者对政策重要性的认知（Makse and Volden，2011），增强相对优势。在医改政策领域，试点若能提供更加公平的待遇、更加高水平的福利、更加可持续的资金保障、更加便捷的服务、更加高效率的流程设计等，就会使其具有更加明显的相对优势。此外，易于实施性对试点顺利推广发挥重要作用，措施便捷、政策实施者和对象既有行为较少改变等都会提高实施性。

（二）兼容性

兼容性是政策创新和目前价值体系、过去的经验以及潜在采用者的需求相一致的程度（Rogers，2003）。政策试点中的兼容性主要指政策试点议题与试点地区、单位价值体系和政策系统，以及与试点实施者、试点对象过去经验和需求相一致的程度。兼容性强显著推动政策的采纳和推广（Makse and Volden，2011；岳经纶等，2019）。兼容性越强，潜在采用者的不确定性就越低，同时试点也更切合其需求。马特兰德将冲突性作为政策执行的一个重要属性，认为冲突是指政策执行过程中的多个参与者存在政策目标认同上的不一致。兼容性与马特兰德的冲突性有相关之处，即当兼容性强时，试点实施者与试点发起者的目标一致性就强，冲突性自然较弱。兼容性除了与冲突性相关外，还涉及参与者和受众等对政策的需求、行政管理体系对试点政策的接受程度等。从主体视角分析，兼容性通常包括试点实施者对试点需求的强度和兼容度、政策受众对政策需求的强度和兼容度、既有政策系统兼容性。从影响要素视角分析，试点地区现有政策和价值导向、参与者的价值观以及政策信息阻隔等都会影响试点的兼容性（钱再见，2010）。

1. 政策体系兼容性

政策体系兼容性指试点政策与既有政策体系的相容性、协调性。当试点政策与既有政策体系能够有效协调和衔接时，可认为其政策体系兼容性强。政策体系兼容性受多种因素影响，我国行政管理体系的设计是以专业化职能分工为依据嵌入严格的层级结构中，制定的政策具有明显的职能特征和层级性，导致了部门区隔（李燕等，2020）。社会政策尤为如此，涉及医改的政策如医疗政策、医保政策、人事政策等都是条条管理。当医改进入"深水区"后，政策议题的模糊性和复杂性现状与单部门主导的政策制定形成明显张力。特别是当部门基于自身职能要求设计的试点政策价值导向与相关政策价值冲突时，会导致政策间功能和效用相反或相互冲突（章文光、肖彦博，2020）此外，政策发布前采取部门会签文件等有限的信息沟通机制，政策协调性审核缺位，导致相关部门彼此处于"信息不对称"窘境（胡象明，1995），加剧了试点政策与既有政策体系的张力。

2. 试点实施者兼容性

试点实施者兼容性对试点能否有序推进以及能否取得成效有重要影响。通常，试点实施者在执行试点任务的同时还有多项任务，会就此再次设立政策议程（Holmström and Milgrom，1991），进而影响试点的实施。激励机制（文宏、杜菲菲，2018）是影响实施者行为的主要因素，实施者采取的行为更多的是经过"计算"认为符合自身利益的行为，其会优先实施正负激励机制强、问责压力大的政策议题，而且在政策冲突场景下，其"避责"和"邀功"动机同时存在。政策目标模糊性也是较为重要的影响因素，目标和要求清晰的政策被优先执行的可能性更大，反之更小。实践中政策目标模糊性与激励机制往往缠绕在一起共同作用于实施者。此外，制度结构（吴少微、杨忠，2017）调整，如试点领导小组的成立，会促进议题沟通协调，进而提升试点议题在政策议程决策中的兼容性。

3. 政策受众兼容性

政策受众包括政策试点方案的实施对象、相关群体、富有创新精神的公民、大众传媒，其对试点能否顺利推行有重要影响。政策受众兼容性可通过其规避行为进行分析，兼容度越高则其规避行为的强度越低。规避行为包括政策执行过程中政策受众不完全接受政策安排，采取消极应对、逃避执行、有意违背或漠视不理等规避政策执行的行为（姚曦亮，2012）。政策受众的规避行为源自试点政策与受众在公共政策体系中地位的非均衡性和利益诉求的非一致性（陈庆云主编，2006）。试点政策在价值选择、目标设定、风险分配、时间取舍等方面的内容都可能降低受众的兼容性。基于受众的"认知冲突—情感冲突—规避行为"结构模型，可将其规避行为分为消极响应行为、"以足投票"行为、隐蔽违规行为、漠不关心行为四种类型（段易含，2020）。

（三）凸显性

议题凸显性即政策议题在诸多议题中的显著性（Rogers，2003），试点议题凸显性指试点议题在诸多备选议题中的重要性、显著性以及脱颖而出的可能性。治理和政策学者提出，凸显性强的问题往往会得到决策者的足够重视（Nicholson-Crotty et al.，2014），而且其进入政治议程的概率往往很大。当政策议题对经济社会发展有重要影响、突发事件与既有常态秩序发生明显冲突、政策议题回应社会重大关切时，政策议题更具有凸显性，决策者会更加关注该政策议题，采取行动予以解决。重大决策和重大改革措施的出台都要经过试点，在获得充分经验的基础上正式实施，此时政策试点与凸显性存在内在相关性，试点成为解决凸显性强的政策议题的有效政策工具。凸显性的表现主要有以下几种。

1. 突发事件

当观察到的状况与对理想状态的知觉之间不相配时会出现问题（Wildavsky，1979），问题界定主观性比较强，同时也具有客观性，是对客观信息的理解，由此造成不同决策者对是否应该采取政策措施以及采取何种程度措施的态度也不同。自然事件、社会事件或者政治事件引发的危机是提高决策者对议题重要性认知的重要因素，危机可以强化之前已有情况，也可对将来议程起到预热作用（金登，2004），突发事件对决策者界定问题有很大的影响，会使那些平时难以陈述清楚或无法引起足够重视的问题出现转机，上升为优先议题。许多改革是由突发事件引发的，如2020年初蔓延全国的疫情使中央和地方各级政府对公共卫生工作非常重视，国家成立疾控局探索多项改革。

2. 社会压力

民众在试点过程中的作用不容忽视，民众是政府权力的赋予者，也是政府服务的主要对象（向俊杰，2015），重大政策试点需得到政策对象的认可与支持。公共问题转化为政策议程以及政策议程发展都离不开社会民众诉求形成的压力对议题的推进，对压力的回应既是西方政策议程设置的动力，也是当下中国政策议程设置中的重要模式之一。个人、社会群体和媒体、非政府组织等多元社会参与者对某一问题的普遍不满转化成诉求（Dye，2013），提出问题、形成压力、扩散消息，多管齐下地推动问题从非正式议程进入政府正式议程（Cobb and Ross，1976；王绍光，2006），然后贯穿试点始终。诸多政策都是社会压力增大导致决策者关注进而引发试点的。

3. 上级压力

在试点过程中，中央政府会通过行政指令、红头文件和会议报告等方式将试点相关信息传达给地方政府，促使地方政府进行创新（陈潭、李义科，2020）。上级压力是影响政策采纳的重要因素，也是影响政策扩散的重要因素之一（Berry，1990）。美国联邦政府在实施一项公共政策时，通过给各州下达强制性指令推动政策创新的上下垂直扩散（Berry，1990）。上级政府通过资源分配、人事管理等工具有效管控地方，尽管下级有一定的自主权，但需在上级的许可或授权范围内实施创新。例如，新医改以来，中共中央、国务院印发《关于深化医药卫生体制改革的意见》及配套文件，从中央到地方成立医改办，国家领导人多次听取汇报、进行批示，定期进行督导检查等，都给试点实施者一定的压力，进而转化成开展工作的强大动力。同时，突发事件和社会压力往往引发高层领导者的关注，使其做出推进相关工作进行试点的决策和批示。

第二节　政策属性下的试点触发机制

机制是关于两个变量之间联系的一系列合理解释。试点触发是社会问题纳入政策议题，经决策者决策启动试点的过程。多源流理论的政策之窗开启机制在解释议程建立和备选方案选择方面有较强的解释力，本书以此为基础，运用政策属性的视角分析政策之窗何以开启，从而建立试点触发的机制模型（见图2－5），以更好地解释政策情境下的试点触发机制。

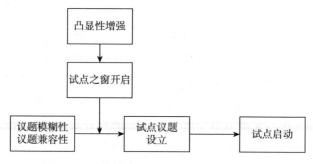

图 2－5　试点触发机制："凸显—触发"模型

一 理论基础

多源流理论是美国学者金登在借鉴有限理性和组织理论特别是垃圾桶模型基础上做出的研究成果。金登认为分析单元存在三种源流:问题源流、政策源流和政治源流。问题源流指系统外的各种事件如何被定义为问题,这些问题可以通过数字等信息反映其重要程度,可因重大事件引起关注等。政策源流包括利益相关者、问题关注者等围绕具体问题进行讨论、听证,提出意见主张等,这些建议和意见也处在不断变动中。政治源流包括社会舆论、利益集团行为、政府换届等,其中社会舆论指相当多的人持有大致相同的观点(萨巴蒂尔,2004)。三源流相互独立,当问题较之前迫切或政治源流发生重大变化时,三个源流汇合,议程建立,此时被称为政策之窗,即提案支持者推广其解决方法或吸引别人重视他们的特殊问题的机会。

政策之窗开启意味着问题被提上议事日程。政策之窗有两种类型:不可预测之窗,如突发事件,此类窗户打开时耦合可能相应产生,即为该问题寻求解决之道;可预测之窗,如政府年度预算,此类窗户打开时耦合是预设的,即为已经准备好的方案寻求合适的问题(Zahariadis,1996)。政策之窗开启时间较短,把握开启机会的是政策活动家(Cobb and Ross,1976),即为了在可预见的未来时间获得回报而愿意投入时间、精力、资金等资源的人,包括政府决策者、其他参与者,其会充分发掘和利用三源流合一的机会,主要采用影响问题源流和议事日程两种手段实现自身目的。政策之窗开启后旋即关上,关闭原因有:焦点事件影响力弱化,政策备选方案不被接受,决策者认为问题已经阐述明确或未采取行动,开启政策之窗之人失去权力。

多源流理论是建立在西方政治体制和政府运行机制下的理论模型,中国政策场域具备其理论前提。①试点具有开放性特征。医药卫生政策制订过程中,不但在政府内部对政策参与者开放,而且委托高校和研究机构专家提供参考方案,实行强制性政务信息公开,主动或依申请向社会征求意见等,大大提升政策参与开放性。②试点具有多样性特征。医药卫生政策复杂性和多样性越发明显,试点的参与者和利益相关者更为广泛,需求、主张和行为更为多样。③试点具备模糊性特征。试点过程中偏好选择模糊、政策技术不清晰等增强了政策议题的模糊性。此外，近年来，中国学者逐渐关注和研究多源流理论模型，从理论上对其在中国的适应性进行分析和推理（黄俊辉、徐自强，2012），同时运用中国的政策案例对该理论进行检验，显现出较强解释力。

二　政策属性与政策试点触发机制

兼容性强、模糊性弱和凸显性强的潜在试点议题更有可能在诸多社会问题中脱颖而出成为试点议题。当议题凸显性明显增强时，试点之窗开启，潜在试点议题成为正式议题，试点触发和启动。

（一）模糊性与试点触发

政策议题有较强的模糊性。①问题认知不清晰。在实践中，政府人员的主要注意力用于应对繁杂工作和上级部门临时性要求，对于面对的主要问题是什么，应该怎样解决等缺乏足够的重视和思考，对组织目标如何落实缺乏关注。当问题模糊时，决策者最关心的是如何有效管理时间而不是管理任务，参与者也不能选准他们所关心的问题，而是更关心如何处理外部强加的问题。②对于如何解决社会问题模糊，政策技术不清晰。面对关注的问题，利益相关者提出诸多建议和意见，这些建议和意见处在不断变动中。政府部门信息不对称导致上下级间委托代理关系失灵，参与者只能将本人模糊的偏好选择输入系统，诸多各异的政策主张在"暗箱"中碰撞和融合，最终输出的结果如何很难知晓。③政治源流包括社会舆论、利益集团行为、政府换届等，政府换届会导致政策注意力发生重大变化，社会舆论的不确定性和复杂性也日益明显。④人员流动性强。由于政策非常复杂，进行试点的议题复杂性更甚，一项试点工作往往持续 5～10 年，政府机构人员升迁、轮岗频繁，使关键参与方政策观点处于变动中。因此，试点议题从酝酿到触发的阶段始终处于模糊的状态，随着问题源流、政策源流、政治源流的变化，模糊性将相应变化。

（二）兼容性与试点触发

政策试点的兼容性主要包括试点议题与政策系统的一致性和试点议题与潜在实施者的兼容性。政策体系的兼容性涵盖了该领域政策决策者的价值体系和过去的经验。医改政策试点在政策领域的兼容性主要体现为医疗服务和医保管理的兼容性，特别是国家医保局成立，医疗服务价格、医保政策统一管理后，医改的试点都与医保政策密不可分；还体现为医疗改革与人事制度、财政投入制度的兼容性。当兼容性强时，部门间更有可能达成一致启动试点，否则即使启动试点也难以推进。试点议题与潜在实施者的兼容性主要体现为实施者对议题的认同和支持程度。

（三）凸显性与试点触发

凸显性是政策议题在诸多议题中的显著性，凸显性增强，潜在议题往往会得到决策者的足够重视，而且进入政治议程的机会往往很大。医药卫生领域潜在议题凸显性的主要影响因素是上级压力和社会压力。医药卫生服务关系到14亿人的切身利益，也关系到国家经济发展的人口资源的质量，因此国家领导人和民众对医改工作非常关注。当政策议题得到上级领导特别是国家领导人批示、口头指示时，各级各部门决策者会给予充分重视，投入资源，将领导者的意图落到实处，其实施强度与上级领导者的影响力正相关。当个人、社会群体和媒体、非政府组织等多元社会参与者对某政策议题的诉求，如农民对新农合的诉求非常强烈时，议程决策者会感受到明显压力，进而积极推动此议题进入决策议程。试点参与者对问题的认知兼有客观性和主观性的特点，从何种角度、以何种方式认知问题是影响凸显性的重要因素，凸显性强的议题更有可能促进试点触发。凸显性是政策之窗开启的重要因素，领导者对该议题进行批示、重大的社会舆论事件、突发事件等都会成为开启试点之窗的事件。

第三节　政策属性下的试点策略选择机制

政策试点实施过程分为策略选择阶段和实施互动阶段，与之对应的有两个机制，即试点策略选择机制和试点实施互动机制。两者既有逻辑和时间上的顺承，也有各自的内在逻辑，并且都受到政策属性的影响，共同构成试点实施阶段的运行机制。①试点实施策略，指试点发起者在发起试点时基于何种目标而做出选择，如基于探索如何设计政策方案还是基于对已有政策方案通过试点验证其可行性。试点策略选择虽是由试点发起者单方面完成的，但需综合考量诸多影响因素，包括实施者的态度和意向等。②试点形态，指试点发起者做出策略选择后实施试点过程中，由发起者和实施者的行为组成的试点状态，即试点形态是发起者和实施者双方互动的结果。③两者关系，在试点实施过程中，先由试点发起者对采取何种实施策略进行选择，即试点策略选择机制；然后在此实施策略下，试点发起者和实施者采取一定的行为，双方的行为组合成为试点形态。试点议程可由一个试点形态一以贯之，也可由多个试点形态接续而成。

试点议题启动后，如何推进试点即采取怎样的策略是试点发起者亟须面对的问题。从试点议题政策属性角度分析，其受到模糊性和兼容性的影响。可运用计划行为理论从政策属性视角对试点策略选择机制进行分析。

一　理论基础

计划行为理论是社会心理学中经典的态度行为关系理论，该理论认为行为态度、主观规范和知觉行为控制等三个因素影响行为意向，进而影响行为选择（Fishbein and Ajzen，1975）。计划行为理论认为，行为不仅受行为意向的影响，还受实施者能力、机会以及资源等实际控制条件的制约，在实际控制条件充分的情况下，行为意向直接决定行为（段文婷、江光荣，2008）。该理论在对人的意向以及行为预测方面得到了较为广泛的支持，其在国外已被广泛应用于多个行为领域的研究，国内的应用研究逐年增多，并证实了其对行为的解释力和预测力。

行为态度是个体对执行某特定行为喜爱或不喜爱程度的评估（段文婷、江光荣，2008）。个体拥有大量有关行为可能结果的信念，其包括两部分，即行为结果发生的可能性（行为强度）和行为结果的评估，两者共同决定行为态度。态度越积极，行为意向就越大，反之就越小（Ajzen，2002）。

主观规范指个体在决策是否执行某特定行为时感知到的社会压力，它反映的是重要他人或团体对个体行为决策的影响（Fishbein and Ajzen，1975）。主观规范受两方面因素影响，一是个体预测到的重要他人或团体对其是否应该执行某特定行为的期望；二是个体顺从重要他人或团体对其所抱期望的意向。重要他人或团体支持力度越大，行为意向就越大，反之就越小（Ajzen，2002）。

知觉行为控制指个体感知到执行某特定行为容易或困难的程度，它反映的是个体对促进或阻碍执行行为因素的知觉（Fishbein and Ajzen，1975）。当个人认为自己所掌握的资源与机会多、所预测的阻碍少时，对行为的知觉行为控制就强（王发明、朱美娟，2018）。知觉行为控制的组成包括个体知觉到的可能促进或阻碍执行行为的因素和个体知觉到的这些因素对行为的影响程度。

二 试点策略选择机制

（一）兼容性对试点策略选择的影响

当试点发起者预测试点议题在实施过程中兼容性强，即试点任务在试点地区能够较为顺利地开展时，则发起者对议题的评价更为乐观，态度更为积极，进而会采取更为积极的策略。反之，若发起者预测试点议题在实施过程中兼容性弱，即试点任务在试点地区开展阻力较大，则发起者对议题的评价更为稳妥，态度更为保守，进而采取更为谨慎的策略。影响政策试点兼容性的因素主要有以下三个。①政策体系兼容性。政策议题往往涉及由业务政策、人事政策、财政政策、编制政策等构成的庞杂的政策体系，改革试点实为就特定议题用新的政策代替原有政策，而原有政策已经耦合到上述庞杂的政策体系中，耦合深度与替换成本正相关。而且人事政策、财政政策和编制政策的调整涉及事业单位整体平衡，改革难度更大。②试点实施者兼容性。若试点议题与实施者关注的工作或潜在关注的工作相关性大，试点议题的价值导向与实施者的价值判断相符，实施者判断试点议题可行性高和成功概率大，试点实施者兼容性将更强。③政策受众兼容性。若试点对受众的既得利益产生明显负面影响，则兼容性较弱。

（二）模糊性对试点策略选择的影响

试点发起者认为试点目标、试点方案以及试点结果等模糊性弱时，会认为试点议题较易实施，即发起者的知觉行为控制程度强，则在试点中采取更为积极的策略。反之，试点发起者认为议题模糊性强时，会认为议题较难实施，即发起者的知觉行为控制程度弱，则在试点中采取更为稳妥的策略。影响政策试点模糊性的因素主要有以下三个。①试点目标模糊性。医疗保障政策的指导性目标较为清晰，但是优先性目标有时较为模糊。由于政策的复杂性，试点能进展到何种情境很难知晓，因此部分议题的评估性目标模糊性较强。②试点方案和执行模糊性。在政策试点中，试点目标多样化、政策对象宽泛、试点环境复杂、参与者众多等会导致试点方案模糊性较强。在诸多不确定因素影响下，试点实施者执行模糊性较强。③试点结果模糊性。政策试点推行是否有效果受到试点方案设计影响，当方案明确、设计适当，执行偏离小时，结果的模糊性就弱。

（三）试点实施策略选择

多种兼容性情景和模糊性情景组合成为试点发起者的多个策略选择，发起者在影响兼容性和模糊性的变量下确定特定政策试点的策略选择。当策略选定后，发起者制定试点目标与之相对应，试点方案的详尽程度、周全程度与之相一致，时间进度要求、问责规定等都一以贯之。面对选定的策略以及确定的试点目标、方案、进程等，试点发起者和实施者分别采取行为，从而推行试点，此时则构成试点形态。

第四节 政策属性下的试点实施互动机制

当试点发起者选定试点实施策略后，试点正式开始实施，发起者和实施者互动生成试点形态。可运用计划行为理论从政策属性视角对试点形态进行分析。

个体所表现出的主动行为是朝着明确目标的有意识的努力，是其在个体认知层面上经过评判和权衡后的行动决策（Parker et al. , 2006）。政策试点启动后，试点发起者和实施者作为试点的主要参与者，其行为选择对试点进程和结果有重要影响，分析试点参与者如何选择自己的行为，能够对试点起到预测和解释作用。在试点情境下，政策属性通过影响行为态度、主观规范和知觉行为控制，产生对参与者行为意向的影响，进而影响行为选择，试点参与者行为选择组合生成试点形态，此过程为政策属性下的政策试点实施互动机制（见图 2 - 6）。

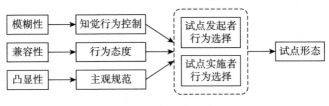

图 2 - 6 试点实施互动机制

一 政策属性对试点参与者行为的影响

1. 模糊性与知觉行为控制

在政策试点情境下，试点议题模糊性对知觉行为控制有重要影响，试点议题模糊性包括试点目标模糊性、方案模糊性、执行模糊性以及结果模糊性。若试点实施者对试点目标如何设定、如何执行不清晰，对结果如何不能预测，对试点过程中是否产生风险以及如何控制不知晓，将严重阻碍其知觉行为控制，进而影响行为决策。

2. 兼容性与行为态度

当政策议题的价值导向与试点实施者的价值判断一致性高时，其态度将更加积极；当试点议题与试点地区既有政策系统兼容性强时，发起者和实施者会对试点结果持更加乐观的观点，进而采取更加积极的态度；当试点议题与发起者和实施者的既往经验形成良性互动时，参与者将对试点更加有信心，进而更加积极地推进试点。由此，政策兼容性强时，试点发起者和实施者的态度将更加积极。

3. 凸显性与主观规范

在试点情境中，上级压力引致的凸显性变化将对主观规范产生重大影响。当试点发起者提出明确的试点目标、任务、措施、进度、结果测量标准和方法时，试点实施者会清晰预测到上级的期望。当发起者采用督查、通报、约谈、问责等方式对实施者进行负向激励，采用表彰、经验交流、典型推广、提拔重用等方式对实施者进行正向激励时，实施者会呈现出高遵从特征。由此，形成了政策凸显性、主观规范和试点参与者行为选择的内洽逻辑。

二 试点参与者行为对试点形态的影响

在试点属性的影响下，试点发起者和实施者的行为态度、主观规范和知觉行为控制发生变化，会影响双方的行为选择。试点发起者作为试点主导者通常会采取积极行为，即正式发起者对试点必要性、可行性的认知和认同推动其将社会问题列为试点议题，试点实施后发起者会积极推动试点开展，若发起者认为议题不具备试点条件或必要性，则会取消试点。当然，发起者的积极行为也有强度的区别。试点实施者是试点的主要参与者但非主导者，当在发起者的主导下承接试点时，基于上述三个变量的影响会形成不同的行为选择，可能积极参与，也可能消极参与。由此，发起者不同的行为选择和实施者不同的行为选择组合成多种试点形态。当试点属性发生变化时，试点发起者和实施者的行为态度、主观规范和知觉行为控制随之发生变化，进而试点形态发生转换。

　　总之，政策属性特别是模糊性、凸显性、兼容性对试点发起者和实施者有明显影响，当模糊性强时试点参与者知觉行为控制弱，当凸显性强时参与者主观规范强，当兼容性强时参与者行为态度更积极，反之则相反。当然，模糊性、凸显性、兼容性与知觉行为控制、主观规范、行为态度之间并非严格一对一的关系，只是为了研究更明了进行了简化处理。因此，试点发起者和实施者行为选择三因素受政策属性影响，进而影响试点双方的行为选择，当双方在试点情境下做出行为选择后，试点形态生成。根据本书提出的模型，议题政策属性发生变化时会沿着本书提出的逻辑传导给试点形态，引致试点形态改变。

第五节　政策属性下的试点推广机制

　　试点推广是试点实施结束后经决策者评估将试点经验在全域推行，本书的试点推广机制（见图 2 - 7）主要研究试点推广者受何种变量影响，采取何种推广策略。推广机制的理论基础与试点实施互动机制的理论基础相同，也是计划行为理论，前文已经论述，此处不再赘述。

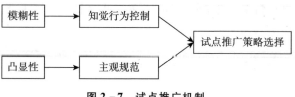

图 2 - 7　试点推广机制

一　模糊性对试点推广策略的影响

在试点实施阶段议题模糊性存在强弱两种状态，经过试点阶段对议题的探索和验证，议题模糊性得以下降，也正是因为模糊性下降，议题才得以从试点阶段发展到推广阶段。不同试点议题模糊性下降的程度不同，有的议题模糊性弱，有的则呈中度模糊性。当试点推广者认为试点目标、试点方案以及试点结果等模糊性弱时，会认为试点议题较易实施，即发起者的知觉行为控制程度强，则在试点中采取更为积极的策略。当试点推广者认为试点模糊性中度时，会认为试点议题不易实施，即发起者的知觉行为控制程度中度，则在试点中采取更为保守的策略。影响推广阶段模糊性的因素主要有：目标模糊性，经过试点阶段，目标模糊性主要体现在评估性目标上；方案模糊性，由于抽样和试点成本等原因，试点地区代表性不足，不同议题的试点方案模糊性不同，此外推广者在推广试点过程中亦针对实践进行政策创新，增加了方案的模糊性。

二　凸显性对试点推广策略的影响

凸显性的表现形式主要有两个。①上级压力，即当领导者特别是对推广决策者的晋升、评价有重要影响的领导者对试点推广给予明确要求时，决策者的推广意向会更强烈。很多议题是国家领导人亲自确定的，因此负责推广的行政部门有很大的压力。②社会压力，包括民众、舆论的压力，民众对"看病难、看病贵"反响强烈，医改政策也是媒体、专家的重要关注点。突发事件在试点推广中的作用不明显。当试点议题凸显性强即上级压力或社会压力大时，实施者行为意向就大，反之则小。

三　试点推广策略选择

多种凸显性情景和模糊性情景组合成为试点推广者的多个策略选择，推广者在影响凸显性和模糊性的变量下确定政策试点推广的策略选择。当策略选定后，推广者制定试点目标与之相对应，试点方案的详尽程度、周全程度与之相一致，时间进度要求、问责规定等都一以贯之。面对选定的策略以及确定的试点目标、方案、进程等，试点推广者和实施者分别采取行动，从而使试点得以推广。

第六节　政策属性下的试点深层机制

上文分析了政策属性下的试点触发、实施和推广机制，而使这些机制发挥作用的机制，即机制的机制，是政策属性影响下的政策导向学习。本书以萨巴蒂尔的倡议联盟理论为理论基础，研究政策试点的政策导向学习机制，即在政策试点的情境下，政策属性如何影响政策导向学习，其路径为何，进而如何影响试点推进。试点过程深层机制框架见图 2-8。

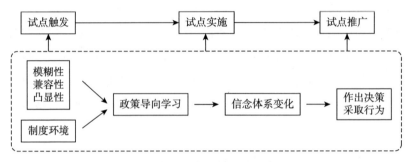

图 2-8　试点过程深层机制框架

一　理论基础

萨巴蒂尔提出的公共政策领域经典的倡议联盟理论认为，当外生变量相对稳定时，子系统间互动是政策变迁的重要机制（Sabatier and Jenkins-Smith，1993）。政策子系统，即参与处理一个政策问题的一组政策参与者，包括目前参与者和潜在参与者，如政府不同部门、社会组织、媒体、专家学者、利益集团等。参与者的信念体系是发生政策变迁的关键因素，其分为深层核心、政策核心和次要方面等稳定性递减的三部分，深层核心是根本的规范性、本体论的信念，政策核心是某政策领域根本的政策立场，次要方面是工具性决策，深层核心规范和影响政策核心和次要方面（萨巴蒂尔、詹金斯－史密斯，2011）。信念体系并非形成后保持不变，其变化机制是政策导向学习。

政策导向学习会由经验引致相对长期的思想或行为意图的变化，进而导致人的信仰体系发生变化（Sabatier and Jenkins-Smith，1993）。政策导向学习机制为：各政策子系统为实现战略目标或诉求，努力掌握新信息，不断积累经验，导致参与者认识、想法、思想等信念发生变化，信念变化又引致子系统政策目标和政策诉求调整，进而引起政策变迁。当存在较低程度的冲突、问题可分析性强以及存在专业论坛时（萨巴蒂尔、詹金斯－史密斯，2011），政策导向学习可能改变联盟信仰次要方面，但很难改变核心信仰，因此很难改变政策的根本走向。本书的研究参考了倡议联盟理论中的部分内容，即政策导向学习引致信念体系变化，进而引致政策创新。

经对倡议联盟理论三个方法论前提进行理论适用性分析发现，该理论可以应用于政策试点。①时间跨度适应性。新医改启动已经14年，很多试点经历了完整的生命周期，可以进行全面分析。②以政策子系统为分析单元。政策试点参与者广泛，上下级政府、同级政府多个部门、利益集团、各种身份学者、新闻媒体、公众等关系复杂，以政策子系统为分析单元更有利于发现政策试点及政策创新的逻辑。③信念体系可解释政策变迁。政策议题的重要参与者主要为社会精英、各级政府工作人员，其有相对稳定、全面的信念体系。因此，该理论在分析政策试点时具有适应性。

二 政策属性与政策导向学习

试点情境下政策导向学习是由试点经验和相关理论引致的，试点参与者特别是政府决策者信念体系变化，会影响试点实施和推广的过程。政策议题的模糊性、兼容性和凸显性是政策导向学习的驱动因素（见图2－9）。该过程贯穿于试点实施及推广全过程，成为推动试点触发、实施和推广的深层逻辑。

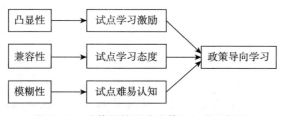

图2－9 政策属性影响政策导向学习框架

（一）政策属性的作用机制

政策议题三属性共同影响试点参与者学习的意向和行为选择（Fishbein and Ajzen，1975），但不同的政策属性在影响政策导向学习中的作用机制是不同的。

1. 凸显性

政策议题凸显性的影响因素包括上级压力、社会压力、突发事件等。在试点深层机制中，凸显性对试点参与者主观规范的影响，转化为对其政策导向学习积极性的影响，即参与者感知到试点议题的上级压力和社会压力后，政策导向学习积极性随之变化。换言之，凸显性对参与者试点学习产生激励作用。

2. 模糊性

模糊性影响参与者知觉行为控制，即感知到执行某特定行为容易或困难的程度，在试点深层机制中转化为对试点难易程度的认知。参与者特别是决策者认为试点模糊性强时，往往无法判断试点议题的难易程度。而当试点模糊性弱时，即对试点目标、方案、风险有清晰认知时，参与者能够更加准确地判断试点难易程度，进而推进政策导向学习。议题模糊性随着试点推进从触发到实施再到推广阶段不断减弱：在试点触发阶段，需要明确政策议题的目标，特别是指导性目标和优先性目标，还需对风险程度进行评估；在实施阶段还需明确试点的总体方案、如何实施等；在推广阶段还需明确试点的评估性目标、更为详尽的试点方案等。

3. 兼容性

试点议题与实施者、受众以及政策体系的兼容性影响参与者政策导向学习时的态度。三医联动是医改工作的突破口，医疗、医保和医药是三个相对独立的政策系统，试点议题需在三个系统内有兼容性，此外试点涉及财政资金、人事编制制度等刚性较强的制度体系。当议题的政策兼容性弱时，试点难以推行，因此兼容性是决策者在触发试点和推广试点时极为重要的考量维度。试点的兼容性合并模糊性使之有很强的执行弹性，试点实施者负责具体执行试点方案，有很大的裁量空间，其对试点是否认同、是否有积极性、是否认真贯彻落实对试点能否顺利推进有很大的影响。受众被动接受试点，其是否支持和拥护试点对其能否顺利实施有重要影响。

（二）政策导向学习

在政策属性和制度环境的双重激励约束下，试点参与者围绕政策属性进行政策导向学习，其具备以下特点。①学习主体。呈现出学习主体范围广、重点人群突出的特点：试点发起者和实施者即政府工作人员是主要的学习者，积极参与到试点中的学者、新闻媒体、利益集团和公众等也是学习者。②学习内容。不同阶段侧重点不同，试点触发阶段学习重点是社会问题是否及如何转换为政策议题，试点实施阶段学习重点是试点实践过程知识、风险控制等，试点推广阶段学习重点是政策工具即拟全域扩散的政策条款等。③学习效果。试点的初衷就是制定或完善政策，因此，最重要的学习效果就是政策工具的形成或改变，而政策工具形成或改变的背后是政策制定者信念体系变化。

第七节　本章小结

政策属性是分析政策试点机制非常有效的理论框架。政策议题的模糊性、兼容性和凸显性是影响政策试点机制的主要属性。其中，试点议题的模糊性包括目标模糊性、方案模糊性、执行模糊性和结果模糊性，不同类型的模糊性在试点不同阶段产生影响；兼容性包括政策体系兼容性、试点实施者兼容性和政策受众兼容性，其中实施者对试点有序推进并取得预期效果发挥较强的主观能动性；凸显性的影响因素主要有上级压力、社会压力和突发事件，其中上级政府和领导者的决策是凸显性增强的重要影响因素，社会压力和突发事件在影响议题凸显性的同时会通过影响上级压力而发挥作用。

参照多源流理论的分析框架，建立模糊性、兼容性、凸显性如何耦合并触发试点的分析框架。将计划行为理论纳入其中，建立兼容性和模糊性如何影响试点发起者选择试点策略的分析框架；建立模糊性、兼容性、凸显性如何影响试点发起者和实施者行为选择，进而形成不同试点形态的分析框架；建立模糊性和凸显性如何耦合计划行为理论的知觉行为控制和主观规范以影响试点发起者的推广策略选择的分析框架。参照倡议联盟理论，建立模糊性、兼容性、凸显性如何影响试点参与者政策导向学习，进而引致信念体系变化的分析框架。

　　根据本章分析，形成以下命题。

　　命题一（政策属性）：在政策属性视角下，政策议题的模糊性、兼容性和凸显性能够影响试点触发、实施和推广。

第三章　研究方法

本书采用扎根理论和多案例研究的方法研究政策试点机制，运用文献检索、深度访谈、案例分析等获取数据资料，其中，国内外研究综述采用文献计量学方法进行文献定量分析；深度访谈对象为医改领域的行政部门决策者和学者；案例主要从医改领域的经典试点中选取，如2002年启动的新型农村合作医疗制度试点，2009年国务院启动的新医改中的公立医院改革试点、三明医改、医师多点执业改革试点、全科医生执业方式和服务模式改革试点等。案例选择和访谈数据有较好的代表性，结论有较强的有效性。

第一节　扎根理论

一　扎根理论简介

1967年，美国学者格拉泽和施特劳斯合著《扎根理论的发现》，首次提出扎根理论。经过50年的发展，其已经成为重要的质性研究方法，在社会科学研究领域有很大影响力。西方学者将其广泛应用于教育学、护理学、管理学等领域，近年来中国学者也开始接受并运用该理论。本书将运用扎根理论建构政策试点机制的理论和模型。

（一）总体概述

扎根理论是一种自下而上建立理论的方法，即在系统收集资料基础上，从数据中归纳分析（卡麦兹，2009），寻找反映社会现象的核心概念，然后通过在这些概念之间建立起联系而形成理论，从而解释与参与者有关或与参与者涉及问题相关的行为模式（陈向明，2015）。扎根理论特别适合对微观的、以行动为导向的社会互动过程进行研究（Glaser，1978），研究宗旨是以上述互动过程中形成的数据为基础建立理论（Corbin and Strauss，2008）。该理论主要生成中层理论，而非宏大理论和微观命题（Corbin and Strauss，2008）。生成的理论有两类：实质理论，即针对特定领域如教育、社会保障、政治体制等的理论；形式理论，即针对不同领域下的同类现象如社会变迁、非正式组织、激励等的理论。

经过 50 年发展，扎根理论分为三大学派：以格拉泽等为代表的经典学派，其避免提前假设，而是让研究问题从研究过程中自然涌现，继而不断比较、分析数据，完成理论构建；以施特劳斯和科宾为代表的程序化学派，其认为理论忠于数据，但更侧重于借助预设等技术发掘数据中的规律，进而构建理论；以查美斯为代表的构建型学派，其认为数据中的规律虽然客观存在，但可被人所建构和认知（贾旭东、衡量，2016）。其中，程序化学派提倡的方法论和编码原则最早传入中国，应用最为广泛，也最为成熟，且较另外两个学派更有可重复性，本书将运用此学派的扎根理论开展研究。

（二）程序化扎根理论

程序化扎根理论认为，人是社会过程的接受者，也是积极的参与者和行动者，数据信息里含有假设，研究者在充分认识和了解数据的同时，可以通过预设的方式进行归纳和整理。

1. 方法论要素

方法论要素（贾旭东、衡量，2016；费小冬，2008）主要包括以下五个。①文献回顾延迟。开放的思想是扎根理论核心之一，因此在田野调查前应避免特定的文献回顾，从而使研究者能自由开放地发现问题、发掘概念、分析因果关系等，以防止"污染"。但开放的思想并非没有思想，因此，纵览文献可以对研究有一个大体的方向，而并非为了发现明确的研究线索。待访谈数据理论饱和后，进行特定文献回顾和比较，将经编码发掘的概念、范畴等与现有理论和研究成果对话，从而将研究引向深入。此外，扎根理论认为，可以将文献回顾作为数据来源，与田野调查数据不断进行比较。②研究问题开放性。扎根理论中，问题的形成是从开放到细化的逐步聚焦过程，即在调查中根据涌现的数据不断修正思路，调整问题。应避免定量研究经常使用的"针对特定问题提出明确研究假设"的经典范式，也要避免开展田野调查时缺乏相对明确的思路。③以社会过程为分析对象。格拉泽指出，扎根理论是对抽象问题及过程的研究（Glaser，1992），而大多社会学研究以社会结构单元如组织、个人等为分析单元。基于此，扎根理论应用时可以跨越时间、场景和人物等。扎根理论对社会过程的分析分为社会心理过程和社会结构过程。④理论饱和。即新的数据中再没有新的概念、范畴或关系出现，在研究中抽象出的概念或范畴已经足以涵盖研究者所获得的数据乃至新的数据（贾旭东、谭新辉，2010）。理论饱和的判断具有一定主观性，也受到数据收集对象和收集方法的限制。⑤理论敏感性。施特劳斯认为，理论敏感性是研究者透过社会现象察觉数据内涵、意义精妙之处的能力和特质。定量研究依赖科学精妙的研究设计和客观严谨的程序，而扎根理论更多地靠研究者的悟性来构建理论。理论敏感性贯穿于概念建立、范畴提炼以及理论建构等扎根理论全过程。

2. 研究程序

数据资料编码是扎根理论的核心，是对资料"概念化→类属化→找出核心类属→建立理论架构"的过程。其编码主要包括开放式编码、主轴编码和选择性编码三级。第一级：开放式编码，即将资料分解、检视、比较、概念化和类属化，基本环节包括为现象命名（贴上概念标签）→发现类属→命名类属→发展类属的属性和维度。第二级：主轴编码，通过编码范式模型将类属和次类属重新组合，即因果条件→现象→情境（脉络）→中介条件→行动/互动策略→结果。第三级：选择性编码，即将核心类属有系统地与其支援类属予以联系，验证其间关系，把概念尚未发展完备的类属补充完整（李方安、陈向明，2016）。

在上述程序中，有几项技术需要注意。①连续比较。连续比较指数据收集、整理和分析同步进行，不断将新收集数据与发掘的概念、范畴以及初步形成的理论进行比对，持续纠偏，直至理论饱和。连续比较是扎根理论与其他研究方法区别的核心所在。②编码过程兼用归纳和演绎。对概念进行发掘、范畴化的过程主要使用归纳法，概念与数据、概念与概念、概念与范畴、范畴间等连续比较过程中涉及演绎方法。归纳和演绎通常交互进行，但以归纳为主，通过这两种认识论的方法逐步建立理论（张敬伟、马东俊，2009）。③理论采样。即在连续比较过程中，根据不断形成和修正的概念、范畴和理论，确定数据采集的数量、内容等。这与定量研究中往往采用随机抽样的方法有很大不同。因为，扎根理论对研究问题不断聚焦和修正，理论渐进生成并饱和，其无法在研究伊始就确定抽样对象、样本总体、抽样数量等详尽的抽样方案。

二　选用扎根理论缘由

（一）选用质性而非定量方法缘由

定量研究和质性研究是目前主流的社会学研究方法，但定量研究不适合本书，原因有以下几个。①理论缺失致使无法进行逻辑演绎。大部分定量研究采用演绎方法，把理论作为研究起始，从现有理论中推演出假设（熊秉纯，2001），然后运用数据验证假设，进而验证和丰富理论。虽然定量研究对理论也会有贡献，但是其研究局限于现有理论框架内，很难创设理论。虽然西方学者已经建立起间断平衡理论、多源流理论、倡议联盟理论等经典的政策过程理论，对西方国家政策生成和变迁有较强的解释力，但是，中国政策场域特有的变量——试点，有独特运行机制，对政策创新具有非常重要的意义，至今并未被现有理论体系接纳，相关理论缺失，自然无法进行演绎，假设也就成了无源之水、无本之木。②大数据分析不适合本研究。近几年，定量研究有了新发展，有的研究不再沿袭"理论→假设→验证"的研究路径，而是通过对大数据的分析，寻求变量间相关关系或因果机制。大数据分析是此类方法的主要手段，适合于能够运用信息化手段抓取大量数据的研究对象。试点机制研究中，参与者的行为及背后的动机是最重要的信息，政府工作人员是主要参与者，人员离散性强导致信息收集成本高，有限的主要参与者导致数据量难满足大数据要求，因此大数据分析的方法不可行。③缺乏理论框架下的定量研究主观性强。定量研究中，研究者居主导地位，选择自认为合适的理论，构建自认为合理的演绎过程，做出自认为妥当的假设，有较强的主观性。当研究领域比较成熟，有很多研究成果时，研究的主观性会受到一定约束，而学界对政策试点的研究还很不充分，如果运用定量研究，则理论选择、逻辑推演和假设提出等缺乏研究成果参考和同行评价，主观性可能造成研究结论失真。

质性研究是以研究者本人为研究工具，在自然情境下采用多种资料收集方法，对社会现象进行整体性探究，主要使用归纳法分析资料，形成理论，通过与研究对象互动对其行为和意义建构获得解释性理解的活动（陈向明，2000）。与定量研究比较而言，质性研究主要采用归纳方法，通过解释现象建构出有意义的过程，从而发掘出现象本质及内部逻辑关系。换言之，质性研究适合于对理论进行从无到有的建构、从粗到精的提升。如前所述，学界对政策试点的研究不充分，理论缺位，本书研究的核心和重心在于机制分析，即探索和解释试点过程背后决策和信念等"黑箱"如何咬合和运行，研究政策试点机制正是出于弥补相关理论研究不足的考量，因此适合运用质性研究方法。运用该方法，以现象为研究起点，给客观性以充分尊重，减少主观性对理论研究的干扰，从而使理论涌现出来。通过访谈等也有利于政府工作人员表达真实想法，能够获得大数据无法获得的数据。因此，本研究拟主要采用质性研究方法。

（二）选用扎根理论考量因素

本书拟主要运用扎根理论这一经典的质性研究方法开展有关研究，主要基于以下考量。①研究对象。扎根理论适合本书的研究问题。上文已述，扎根理论是对抽象问题及过程的研究，而本书的研究问题，即试点何以引致政策创新，既是抽象问题，也是政策过程问题，两者非常贴合。②研究产出。本书意在建构试点引致政策创新的理论，非对现有理论进行应用或检验，而扎根理论的使命在于生成理论，且扎根理论更适合生成中层理论，而本书拟建构的理论，既非间断平衡理论和多源流理论这样宏大的理论，也非针对微观过程或现象的命题，因此两者非常匹配。③研究方法适应性。近年来，陈向明等学者介绍扎根理论方法并进行中国化研究，为该方法推广发挥了积极作用；同时，很多学者开展研究时运用扎根理论，2014年和2015年影响因子排名前20位的管理类学术期刊中，有160篇学术论文运用该方法（范培华等，2017），这些研究既检验了方法适应性，又为本书运用该方法提供了很好的借鉴。

第二节 研究设计

本研究的文献研究、深度访谈、案例研究、三级编码既相对独立又相互影响、相互交织。本节先分别介绍每项工作的主要内容，然后阐述文献研究、深度访谈、案例研究和三级编码之间互动交织的具体研究步骤（见图3-1）。

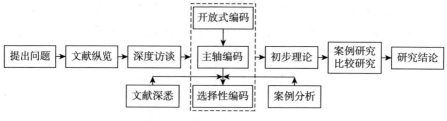

图 3-1 政策试点机制研究技术路线

一　文献研究

在本书中，文献研究有以下几个功能：被看作数据的来源，明晰研究问题，为进一步收集数据和开展研究提供参考，丰富"故事"和理论。这四项功能在本书中通过文献纵览和文献深析得以实现。

（一）文献纵览

在研究起始，围绕整体性问题——政策试点机制进行文献纵览。文献纵览目的在于以下两方面。①明晰研究现状。本书采用文献计量学的方法，对国内外相关领域研究成果进行梳理、概括。国内相关研究采用多个数据库作为检索目标，涵盖中国知网、万方、维普数据库，通过"试点""政策试验""政策创新""政策扩散""政策过程"等多关键词检索方式，按照一定的纳入排除标准筛选文献，在去除重复数据、信息不全的文献、信件、评论后，分析文献特征。国外研究通过检索 Web of Science 核心平台数据库，检索主题包括"Policy pilot""Policy Diffusion""Policy Experimentation""Experimentalist governance"，对发文量、主题演化进程等进行定量分析，旨在全面客观地反映政策试点的实践过程和理论成果，准确了解政策试点的研究现状。经检索发现，政策试点研究意义重大，但文献较少，且主要集中在试点类型分析等方面，较少文献涉及试点引致政策创新的机制研究且研究较为浅显，因此本书有研究空间。②为深度访谈提纲设计提供借鉴。获取与研究问题有关的、尽量多的变量和影响因素等，从而使更多的信息和数据涌现，促进理论构建。政策试点何以引致政策创新问题，属于政策过程理论范畴，为此检索中国知网数据库，主要纵览引用率和下载率高、期刊影响因子高的论文和新近发表的论文，对选择的文献简要浏览，避免深入阅读影响随后研究中概念提炼、范畴生成、理论构建等。

（二）文献深析

文献深析指对文献进行深入全面的分析，从文献中获取范畴化和理论构建的数据信息以及深入研究的线索。①文献研究时机。文献深析并非一次性完结，在完成第一轮开放式编码后就正式开始，贯穿多轮访谈和编码过程。②文献深析目的。每一轮编码后，对形成的概念特别是抽象层次较高的类属进行检索，梳理现有研究成果和主要观点，将其与访谈资料进行比较，以完善类属内涵和关联，同时为下一步访谈及其他资料收集方法提供线索，包括对相关理论进行分析和比较。③文献来源。检索 SCI 数据库、SSCI 数据库、中国知网数据库；重点关注领域内引用率和下载率高、期刊影响因子高以及新近发表的论文，领域内知名学者撰写的论文。对领域内知名学者的著作给予关注。

二 深度访谈

深度访谈是质性研究中主要的也是比较成熟的数据收集方法，在社会科学研究领域应用非常广泛，研究者通过与被访谈者就关心的议题进行深入交流，获知该议题的生命过程以及被访谈者对该议题的认知。深度访谈方法的优势在于赋予受访者自由空间探讨研究议题（孙晓娥，2012），从而有利于探索理论未知领域。

（一）访谈提纲设计

深度访谈是一种非结构式访谈，主要通过具体提问来搜寻信息，因此问题设置至关重要。第一步，根据研究者工作经验，参考政策过程理论的机制过程和变量关系，以及已有文献中关于试点的研究成果，形成初步研究框架，设计问卷初稿。第二步，将问卷征求专家和有丰富试点经验的政府工作人员意见，进行修改。第三步，进行访谈，选取开展过试点的上下级工作人员数名进行访谈，然后进行开放式编码和主轴编码。第四步，根据访谈中和对访谈资料理论化过程中发现的问题修改访谈提纲，再进行访谈，然后编码，之后修改访谈提纲，多次循环，直至理论饱和。迈尔斯和休伯曼也认为应将分析资料和收集资料穿插进行，以便及时根据访谈的资料修正研究问题和方向（迈尔斯、休伯曼，2008）。

（二）访谈抽样方法

目的性抽样是扎根理论主要应用的抽样方法。同时，由于试点过程的非开放性特征，特别是试点中最重要的参与者是政府工作人员，特别是领导者，在研究中若与政府工作人员不熟悉，很难获得访谈机会。因此，在研究者熟悉的工作人员中进行访谈更有可行性，也更有可能获得详细、深入的访谈资料。本研究主要从医改领域行政部门工作人员和关注此领域的知名学者中进行抽样。运用此领域工作人员、学者的访谈信息构建的理论，能够推广到其他政策领域，即受访者有代表性。具体原因将在下一节研究方法评价里阐述。本书运用以下三种抽样方式。①目的性抽样。选取的受访者需满足以下标准：能提供翔实的试点过程信息，系试点中主要的决策者、组织者或实施者，有多次试点经验。根据该标准，主要从以下参与者中选取访谈对象：政府工作人员、经常参与试点的学者等。②异质性抽样。任何人群、社会问题和社会现象均存在不同方面和层次，需根据议题最主要的异质性特点进行抽样，以反映其差异（文军、蒋逸民主编，2010）。参考学者研究成果和预访谈，上下级政府工作人员不同行为及动机是本议题最大的异质性特点。此外，在同一个政府组织内部，领导者、部门负责人和工作人员对试点开展有不同作用，也有不同观点。基于以上两个异质性特点，选择的受访者包括上级和下级政府的领导者、部门负责人和工作人员。③滚雪球式抽样。研究者熟悉的受访者特别是中央各部门层面的领导者较少，无法达到研究所需的信息量，请求受访者介绍并联系其他符合条件的访谈对象，以此增加受访样本量。

（三）访谈数量和时间控制等

①访谈数量。访谈数量遵循信息饱和原则，即当发现在访谈中所获得的信息特别是关于试点触发、试点过程和试点引致政策创新的信息开始重复出现，不再有新的观点出现时，就可以认为信息已经饱和，不再继续访谈（孙晓娥，2012）。②访谈时间。根据预访谈情况，访谈时间大约在1小时，但因访谈是与受访者互动过程，所以时间不能完全确定。③录音。多数访谈采用录音方式，但有的政府工作人员不太愿意谈话被录音，遂采用速记方式。④伦理原则。本研究严格遵循知情参与原则，即将访谈目的、用途如实告知受访者，受访者不愿回答的问题可不做回答；匿名保护原则，即在研究过程中，采取加密措施，确保访谈资料不被他人接触，最终呈现时，将受访者姓名等具体信息隐掉，避免给其带来负面影响。

（四）抽样结果

共抽样36人，其中包括承接试点任务的领导干部、发起试点任务的领导干部、专家，以及参与试点工作的医疗机构的院长和副院长、医保办主任、职能科室负责人、临床医生等。抽样信息如表3-1所示。

表3-1 深度访谈样本基本信息

序号	编号	部门	职务	性别
01	A1	地市卫生健康委	副主任	男
02	A2	地市卫生健康委	处长	男
03	A3	地市原医改办	处长	女
04	A4	地市原医改办	处长	男
05	A5	地市卫生健康委	副主任	男
06	A6	地市卫生健康委	副处长	女
07	A7	地市医保局医疗保障事业管理中心	主任	女
08	A8	地市医疗保障局	处长	男
09	A9	地市医疗保障局	副局长	男
10	B1	国家卫生健康委	副处长	男
11	B2	国务院原医改办	处长	女
12	B3	国务院原医改办	副司长	女
13	B4	国家卫生健康委	副处长	女
14	B5	国家卫生健康委	副司长	女
15	B6	国务院原医改办	副司长	男
16	B7	国家医疗保障局	处长	男
17	B8	国家医保局医疗保障事业管理中心	处长	女
18	C1	人社部研究机构	研究员	男
19	C2	中国人民大学	教授	女
20	C3	国家卫生健康委研究机构	研究员	男
21	D1	D医院（三级医院）	院长	男
22	D2	D医院（三级医院）	副院长	男
23	D3	D医院（三级医院）	医保办主任	女
24	D4	D医院（三级医院）	医务科科长	男

序号	编号	部门	职务	性别
25	D5	D 医院（三级医院）	运营科科长	女
26	E1	E 医院（县域二级）	副院长	男
27	E2	E 医院（县域二级）	医保办主任	女
28	E3	E 医院（县域二级）	消化科主任	男
29	E4	E 医院（县域二级）	临床医生	女
30	F1	F 医院（县域二级）	院长	男
31	F2	F 医院（县域二级）	副院长	男
32	F3	F 医院（县域二级）	副院长	男
33	F4	F 医院（县域二级）	医保办主任	女
34	G1	G 医院（县域中医院）	院长	男
35	H1	H 医院（县域中医院）	院长	女
36	H2	H 医院（县域中医院）	副院长	男

三　案例分析

本书选择的案例有 1994 年启动的"两江"改革试点，2002 年启动的新型农村合作医疗制度试点，2009 年启动的公立医院改革试点、基层公立医疗机构收支两条线改革试点、医师多点执业改革试点、全科医生执业方式和服务模式改革试点和三明医改试点，2019 年启动的 DRG 支付方式改革试点等。在选择案例时充分考量其代表性。

（一）本书案例研究的作用

单一案例研究主要用于证实或证伪已有理论假设的某一个方面的命题，或分析某个极端的管理情境不适用于系统构建新的理论框架（余菁，2004）。而本书意在构建政策试点机制，加之医改政策包括医疗保险政策、医疗服务供给政策、药品供应保障政策等，涉及医生、医院，病人、病人家属，药商、药企，政府的医保、卫生、财政、物价、发改、人社等部门，相互间利益冲突明显，政策设计复杂，政策间相互关联性强，因此多案例研究更适合本书的研究目的。案例研究的作用为：进行探索，即在搭建理论框架、模型，讲述"故事"时，作为信息数据的来源，促使理论建立、丰富和完善；进行验证，即将构建的理论和模型代入案例中，看解释力如何，是否有反例，根据案例与理论间的张力解释其原因并修改理论，使其更加成熟和完善。

（二）案例选择的标准

①政策属性上有代表性。医保政策上，涉及城镇职工、城乡居民保险以及长期护理保险，基本覆盖主要的医保政策；卫生政策上，涉及公立医院和基层医疗机构，涉及医疗、医保和医药的各类政策，涉及医生、医疗机构管理等主要政策领域。②实践上有代表性。上述改革试点都是政府工作人员和学者公认的具有复杂性的改革，如"两江"改革在国务院的主导下多部门协同推进，新农合制度框架建立的试点经过6年、公立医院改革试点经过8年才全国推开。对这些复杂的试点进行分析，有利于认识试点全貌和分析内在动力机制。③有利于提高案例的信度以及增强理论与案例互动。上述试点是医改领域经典的政策创新过程，有大量文献报道、描述和研究，政府工作人员、学者等广泛熟知试点起因、过程和结果。④时间跨度上，从1994年"两江"试点到2021年还在进行的三明医改，共计27年，能够客观全面反映医改领域改革试点全貌。

（三）成功与失败案例的选择

本书既选取了成功的案例，也选取了经过试点尚未取得实效的案例。在实践中，达到或基本达到政策设计者预期的试点，即成功的试点，才能引发政策创新；失败的试点，尽管各级政府投入诸多资源推进之，却不能引发政策创新，因此本书主要选取成功试点的案例。当然，分析失败的试点案例中的机制，进而与成功案例的机制进行比对，有利于更加清晰地把握试点之所以成功的关键机制。例如，2009年，中共中央、国务院印发《关于深化医药卫生体制改革的意见》，提出探索实行收支两条线，并在之后的文件中多次提及。安徽2010年率先实行收支两条线，但推行得并不顺利，2011年进行政策回调，最终在2015年放弃该政策，国家层面也不再推行该政策。该案例并未达到政策预期，最终未实现政策创新。该案例对我们研究什么情境下试点会失败，特别是与成功案例进行比较分析有重要意义。

四 三级编码

编码是扎根理论的核心步骤，通过编码将深度访谈形成的资料概念化，然后将概念范畴化，进而构建起试点引致政策创新的理论。

（一）编码步骤

本研究采用程序化扎根理论的标准步骤：开放式编码、主轴编码和选择性编码三级。三级编码层层递进，环环相扣，具体如下。

1. 开放式编码

对访谈资料逐句分析，提炼成为概念，即贴上概念标签。为减少研究者偏见，对有录音的受访者使用原话作为标签，受访者不同意进行录音的使用速记资料作为标签。在提炼概念时，不受特定理论框架限制，确保概念等自然涌现。对信息量大的语句进行拆分提炼，而对有的语句进行合并提炼。对同一个语句，从多个维度提炼概念，即一个语句可能会提炼出多个概念，概念的抽象程度逐步提高。分析概念标签的特点、属性、归属等，对概念标签进行比较，探寻其间的关系。

2. 主轴编码

对经过开放式编码得到的概念、类属等进行分析，结合本领域或相关领域的理论以及学者研究成果，将有关类属和次类属重新组合，形成有因果关系的"故事"，即触发因素如何导致现象，试点参与者如何行动，有何限制和推动条件，在何路径下形成何种结果。

3. 选择性编码

选择性编码是形成理论的关键一步。对主轴编码的主范畴和对应范畴进行系统分析，通过深度访谈、文献回顾、理论推演等进一步获取数据并以此分析其间的因果关系。对可能涉及的其他类属进行关联，通过文献研究、相关理论回顾、逻辑推演等验证相互关系，与访谈数据反复呼应。经过不断完善故事链，使概念、范畴、理论等完整、饱和。

（二）NVivo 12 在三级编码中的应用

质性研究是现代学术探讨与研究的重要方法之一，NVivo 12 是目前国际著名、普及率高且功能强大的质性研究软件之一。它能够辅助研究人员快速分析手边资料并进行高速的资料关联性比较。本研究主要以质性研究软件 NVivo 12 为分析工具，运用扎根理论，围绕"政策试点机制"的主题，根据受访者访谈记录，理出整体脉络及彼此关系，创建清晰、系统化的理论框架。NVivo 12 分析过程见图 3−2。

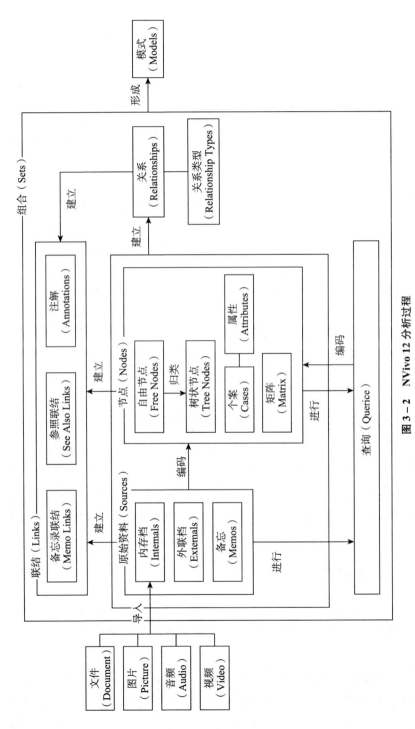

图 3 - 2 NVivo 12 分析过程

资料来源：李红星，2022；刘世闵，李志伟，2017。

　　本研究将经过格式处理后的 15 份访谈记录导入分析软件中，采用扎根理论的研究方法对访谈资料进行不同层次的节点编码，编码中对访谈资料进行拆解并逐词、逐句地分析及归纳，使每一个初始节点都有相应的文本记录或初始概念，编码形成的各级节点构成从属关系，将每个节点在访谈记录中出现的频次作为编码主要参考依据。通过对访谈资料进行三级编码，得到关于改革试点参考点共计 899 个。访谈资料参考节点部分内容如图 3 - 3 所示。

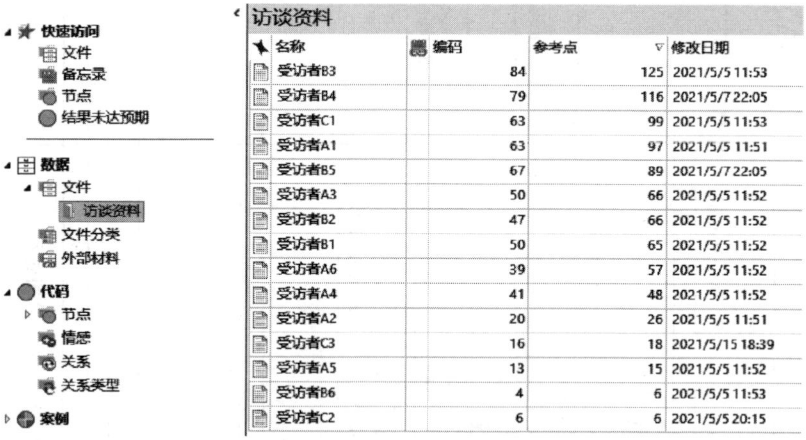

图 3 - 3　访谈资料参考节点部分内容

　　根据扎根理论研究方法，围绕不同阶段、不同内涵的核心问题进行三级编码后，得到开放式编码 274 个，如高层领导者支持、高层领导者作用、媒体角色等；得到主轴编码 69 个，如政府领导者、部门领导者、普通工作人员、专家学者、新闻媒体等；得到选择性编码 23 个，如决策者、参与者等。编码节点局部演示见图 3 - 4。

五　研究步骤概述

　　第一步：文献纵览。围绕本研究的整体性问题即试点何以引致政策创新进行文献纵览，以明晰研究现状，同时为深度访谈的提纲设计提供借鉴。

　　第二步：第一轮访谈并开放式编码。首先，设计访谈提纲，进行理论抽样，初步确定第一轮受访者 3 人（上级政府工作人员、下级政府工作人员、学者各 1 人），进行深度访谈。然后对访谈信息进行开放式编

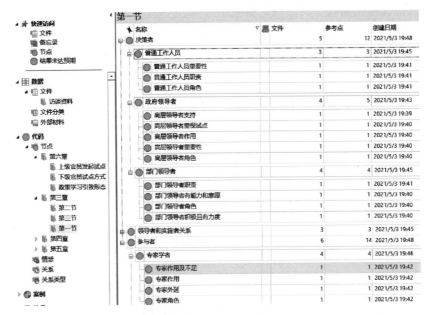

图 3-4 编码节点局部演示

码，形成概念标签，并进行范畴化。

第三步：第二轮访谈、文献深析，并以主轴编码为重点进行编码。首先，以第一轮访谈后开放式编码发掘的概念、类属等为线索完善访谈提纲。通过理论抽样，初步确定 6 名受访者（上级政府工作人员、下级政府工作人员和学者各 2 人），进行第二轮深度访谈。然后，对访谈数据进行开放式编码，并与已有访谈编码进行比较，提炼，发现关联性。然后进行文献深析，将相关理论及前人研究成果与开放式编码进行比较，分析其相通和相异之处，进行主轴编码，将有关类属和次类属重新组合，形成有因果关系的"故事"。

第四步：第三轮访谈、文献深析，并以选择性编码为主进行编码。首先，根据第二轮访谈后开放式编码发掘的概念以及主轴编码发掘的因果故事链调整访谈提纲。通过理论抽样，初步确定 6 名受访者，进行第三轮深度访谈。然后对访谈数据进行开放式编码和主轴编码，并与已有编码进行比较，提炼后优化和提升主轴编码的适应性。最后，进行文献深析，将相关理论及前人研究成果与主轴编码进行比较。经过三轮访谈与类属组合调整后，已无新概念及新范畴产生，根据扎根理论的研究方法进行选择性编码,构建理论框架。

第五步:运用案例对提出的理论模型进行检验和丰富,对不同情形和机制进行比较研究,增强结论的外延性和可信性,进一步提高理论的解释力。

总之,本书研究始于文献纵览,进展于访谈、编码、案例分析和文献综述交织前行,成于选择性编码形成理论,终于案例分析和比较研究验证和丰富理论。

第三节　研究方法评价

一　研究设计和过程有效性

定量研究中经常运用效度这一指标描述测量反映需要测量概念的准确程度,其分为三类:内部效度,即自变量和因变量关系的明确程度;外部效度,即研究结果推广到样本总体的程度;构想效度,即研究结果证实或解释理论假设等的程度。可见,其主要是对研究方法的评价。而扎根理论的有效性更强调"对结果的表述再现研究过程中所有部分、方面、层次和环境之间的协调性、一致性和契合性"(陈向明,2000),即研究结果和研究过程的一致性。主要有两方面的有效性:理论有效性和解释有效性(贾哲敏,2015)。

(一)理论有效性

理论有效性指通过扎根理论建构的理论是否准确反映所研究的现象(陈向明,2000),对此类的现象是否有解释力,是否有反例。运用医改领域部分案例和访谈信息构建的理论能否推广到整个医改领域,是本书研究设计时一个重要的问题。本书认为,这样设计具有理论有效性,同时也是主流方法中建构该理论更为妥当的方法。原因有以下两个。

1. 政府领导干部和学者选取有代表性

本研究的受访者有较强的代表性。试点由中央发起,国务院医改办牵头,卫生健康部门主要实施,受访者中,国务院原医改办3人、国家卫生健康委3人;地方层面选取原医改办2人,卫生健康委4人。上述领导干部都有丰富的任职经历,曾在多岗位工作,从事多领域政策制订和执行工作。因此，政府领导干部的访谈信息有较强的代表性。此外还选取了高校、人社部和国家卫生健康委研究机构的研究人员 3 人，学者教育背景丰富、关注的政策领域较为全面，其观点的形成也基于多领域的思考，因此学者的访谈也具有代表性。

2. 建构理论的必经之路

建构理论需要从一砖一瓦起步，从熟悉的实践迈出第一步才能完成之后的远行。在无法同时研究所有领域所有类型的试点时，选取的案例和访谈打开了试点机制建构的第一步。这也是主流的研究方法，例如，萨巴蒂尔在建构倡议联盟理论初期，主要运用环境领域的政策案例进行研究。运用这些案例构建出初步的理论后，方可用其他领域的案例对理论进行检验、丰富和发展。当然，如果建构理论时应用更多的政策试点案例，会提高理论的效度。

（二）解释有效性

解释有效性指研究者是否能有效理解和描述被研究者对事物所赋予的意义（陈向明，2000）。特别是深度访谈时对受访者语言含义、语气和表情变化等的把握，在编码时有利于准确反映数据的意义。在本研究中，以下内容可提高解释有效性。①既往工作经验。本人曾在中央和地方政府的政策研究部门工作多年，参与多个试点项目，因此，对发起者、实施者在试点中的思维方式、观点想法等有一定的感性认识，能够较为深刻地理解受访者访谈时语言的含义。②受访者间检验。本研究采用多轮访谈的方式，在进行下轮访谈时，将研究者对上轮受访者语言含义的解释放入下轮访谈中，通过分析下轮受访者对解释的认可程度进行检验。③背对背编码。在每轮抽取一项访谈数据，由其他研究者进行编码，然后进行比对。应注意的是，扎根理论本身就是一种发散性的思维方式，"仁者见仁，智者见智"，因此背对背编码只起到参考和启发作用。至于理论有效性，需要通过今后运用案例研究或大数据定量研究等进行验证。

二　研究设计和过程可信性

信度作为评价标准的不适用性。信度指测量方法的质量，即对同一现象进行重复观察是否可以得到相同的资料，相同程度越高信度就越高（巴比，2009）。在定量研究中，信度经常被作为评价研究设计及研究过程的概念化、操作化以及测量的重要指标，而概念化、操作化和测量是在理论已知的前提下对命题的验证、运用、拓展等。其逻辑基础是演绎，演绎有可复制性。信度不适用于本书研究方法和研究过程的评价，原因有二：①本书意在探索和构建理论，而非对现有理论进行验证或运用；②扎根理论使用的方法主要是归纳而非演绎。明茨伯格说，归纳是从第一手调查研究中获得思想、概念或理论，通过深挖形成足够丰富的描述去刺激有创意性的思维。通过归纳而形成的理论等，是某一个头脑的发明，不可以被复制，可复制性排除并忽视了研究者的想象力、洞察力和发现力（Mintzberg，2005）。

当然，信度不适宜用来评价运用扎根理论开展的研究，不代表本书不关注研究的可信性。恰恰相反，本书作为理论建构性研究文本对可信性非常重视，并采取以下措施提高研究可信性。①严格执行扎根理论步骤。保持问题开放性和思维客观性，进行多轮多维访谈和编码，全面收集数据信息，持续比较和修正，确保理论饱和，使理论逐渐自然涌现。扎根理论发展50多年，方法的科学合理性已经被广泛证实，本书严格按照扎根理论的理念和步骤开展研究，具有较高可信性。②提高数据信息可信性。访谈是构建本书理论的最主要也是最重要的数据来源，访谈对象主要为中央和地方政府部门领导干部，其一般不愿接受访谈，即使接受访谈，对一些问题的回答也有所保留。为此，本人主要访谈在之前工作中建立起信任关系的领导者；对熟识程度略低的受访者，请有威信的领导者或与之熟识的领导干部与该受访者提前沟通，以确保充分获得全面真实的数据。③提高案例可信性。本书选取的医改试点案例都是领域内学者耳熟能详的案例，案例描述是否有偏颇，学者和读者可轻易辨识。

三　研究方法不足之处

本研究综合使用扎根理论、案例研究、比较研究等多种质性研究方法，对建构理论有积极意义，同时存在一定的不足之处。①扎根理论存在不足。扎根理论强调自然涌现，研究者要保持客观，进入研究场域内不能先入为主，但是，在研究中很难真正实现，从访谈问卷设计到三级编码都有主观影响，当团队合作时，也会出现不同研究者有不同的编码、不同方向的理论敏感性，进而形成不同的理论的情况（贾旭东，2010）。

也有学者对本研究运用的程序化扎根理论提出异议，认为其过于依靠技术，反而偏离了扎根理论的实质（Corbin and Strauss，2008）。②缺乏定量研究作为补充。定量研究的优势在于通过数据对理论、模型、命题等进行检验和完善，虽然运用多案例可对通过扎根理论建构的试点机制进行检验，但与动辄数百的数据相比尚显不足。但因资源受限，本书难以收集更多经典案例的数据。

总之，上述研究方法尽管有不完善之处，但是诸多研究方法中的更优选择，比别的方法更能解决本研究的问题，建构起试点动力机制，既往研究案例也充分说明了这一点。本书将严格按照扎根理论的方法、步骤和技术要求开展研究，努力探寻试点机制的答案，为政策过程理论贡献中国元素，同时解释中国政策试点现象，为医改以及其他改革试点提供建议。

第四章 政策试点触发机制

实践中有诸多政策议题摆在决策者面前，其中兼容性强、模糊性弱的议题更有可能转化为试点议题。当议题的凸显性明显增强时，试点之窗开启，面对试点之窗，政府领导干部，特别是决策者，对特定问题和解决方案进行政策导向学习，确立试点议题，触发试点。本章主要运用扎根理论研究方法研究试点之窗开启机制以及开启后的议程建立、试点方案形成等过程。研究过程主要为，首先依据对政府领导干部和学者的访谈进行编码，然后对相关文献、理论进行回顾，特别是运用医改案例，如 2002 年启动的全国新型农村合作医疗、2009 年启动的新一轮医药卫生体制改革、三明医改及人社部正在推行的长期护理保险制度等，补充、丰富和验证"故事"。本章主要回答以下几个问题：试点触发的前提和基础是什么？试点之窗的特点有哪些？开启机制为何？决策者如何遴选试点单位？

第一节 试点之窗开启："凸显—触发"模型

多源流理论认为政策议题存在三种源流，即问题源流、政策源流和政治源流。三源流相互独立，当问题较之前迫切或政治源流发生重大变化时，三个源流汇合，此时被称为政策之窗，政策之窗开启意味着问题被提上议事日程，即在政策企业家的推动下，可能议题进入政策议程（Cobb and Ross, 1976）。多源流理论对议程建立有较强的解释力，试点触发实则为试点议程的建立，且根据前文分析，多源流理论的假设条件符合我国医保政策试点过程。因此，本书借鉴该理论的基本逻辑框架，运用政策属性的视角分析政策之窗何以开启，从而建立试点触发的机制模型，以期更好地解释试点触发机制。多源流理论内在逻辑如图 4－1 所示。

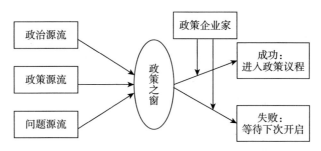

图 4 - 1　多源流理论模型

一　试点触发开放式编码

对受访者谈及的试点之窗开启的数据进行开放式编码，得到 21 个初始概念。进一步对初始概念范畴化，初步得到目标模糊性弱、执行模糊性强、试点实施者兼容性强等 10 个范畴，具体见表 4 - 1。

表 4 - 1　试点之窗开启开放式编码范畴化

范畴	初始概念	原始语句（简）
目标模糊性弱	方向较明确	B4：制度设计出台的政策，一般是定方向，制度的落地不一定会有成形的东西，需要从试点起步
	目标较明确	C3：2002 年国家召开全国农村卫生工作会议正式启动新农合建设，但是这项制度太复杂了，国家给的钱很少，制度怎么建拿不准
方案模糊性中度	政策较模糊	B1：对政策拿不准的时候，尽管面不广，也不深，但没有政策储备，需要试点
	具体措施不清楚	C1：政策的框架有，但是对具体怎么做不清楚
执行模糊性强	路径不清	B2：政策框架具备但具体措施步骤难以判断，需要细化的应试点
	有制度，缺操作	B4：制度已经明确了，需要细化具体操作的工作，这样就需要分析是否需要试点
结果模糊性强	检验政策适应性	B3：看一项政策在地方是不是适用，在试的基础上看能否上升为国家政策。中国这么大，很多工作不能一概而论，一条政策很难适应所有地区

范畴	初始概念	原始语句（简）
结果模糊性强	检验政策正确性	B4：我已经有倾向了，只是这个政策是否符合实际没有底儿，这样就有意向的去试点，以验证政策内容是否符合政策导向
	检验政策能否被接受	C1：有些做法在局部是成功的，作为经验报上来，进行试点，看能否在全国推广，看看整个行政管理体系能否接受它
政策体系兼容性中度	对兼容性不确定	B2：现行政策措施对目前既有秩序有重大影响的应试点
	兼容和不兼容并存	B5：要试点的内容是原来政策体系中欠缺的，这些内容可能有好的结果，也可能有不利的结果。尽管设计时进行全面的考虑，但在现实运用中可能存在问题，不能完全预测到
	部门间对政策认识缺乏共识	B3：对于公立医院改革，我们提出从取消药品加成入手，有的部门提出从建立现代医院管理制度入手，先规范医疗服务行为再取消药品加成，或认为取消药品加成不是根本的解决办法等，部门间有不同意见
试点实施者兼容性强	压力转化为内在动力	A4：对压力有正确认识和评估成为改革契机，形成内部动力
	政策模糊的，下级自愿	B4：当只有方向时，选择有积极性的、愿意做试点的地区开展试点，这种试点以地方自愿为主
政策受众兼容性中度	触动既得利益	B2：有的地方，上层领导觉得是方向，但触动既得利益（触动利益非剥夺利益）
上级压力	中央决策	C3：经过改革开放 20 年发展，国家有钱了，执政理念也发生变化，更加强调民生、重视"三农"，国家决定解决农民医疗保障问题
	国家战略	B1：政治环境，如中央是否有相关要求，如果只是行业主导的难度就大，如机构改革前"健康中国 2020"规划，2011 年搞过一次，但主要是行业内部和学术层面，没什么效果，2016 年上升到国家战略高度，效果就大不相同
突发事件	突发事件转为上级压力	A4：政治方面的压力，如控制非典成为政治任务
	重大社会事件	C1：有的时候重大社会事件是试点的窗口

范畴	初始概念	原始语句（简）
社会压力	舆论压力转为上级压力	A4：舆论压力可能会转化成政治压力，如新医改启动基于社会舆论压力形成中央高层的决策
	舆论压力	C1：要考虑试点的社会反馈，如阻力有多大

二 试点触发主轴编码

在开放式编码的基础上，根据不同范畴的相互关系和逻辑次序进行归类，对主范畴和对应范畴的关系及对应范畴的内涵进行归纳，形成试点之窗开启的 3 个主范畴：①模糊性，包括目标模糊性弱、结果模糊性强等；②兼容性，包括政策体系兼容性中度，试点实施者兼容性强等；③凸显性，包括上级压力、突发事件等。对主范畴和对应范畴的关系及对应范畴的内涵进行归纳，具体见表 4 - 2。

表 4 - 2 试点之窗开启主轴编码形成的主范畴

主范畴	对应范畴	对应范畴内涵
模糊性	目标模糊性弱	政策的目标比较明确
	方案模糊性中度	政策方案框架较为清晰，但方案具体设计模糊
	执行模糊性强	如何推进政策实施较为模糊
	结果模糊性强	政策议题的适应性、正确性以及能否达到预期效果较为模糊
兼容性	政策体系兼容性中度	政策议题与既有政策环境、政策体系兼容与不兼容并存
	试点实施者兼容性强	试点实施者对试点任务积极性高，意愿强
	政策受众兼容性中度	政策议题受众对试点持有非排斥态度
凸显性	上级压力	中央文件、国家领导人决策和批示等形成上级压力，引致试点发起者和实施者对试点议题的重视
	突发事件	重大的突发性公共卫生事件、社会事件等引起社会广泛关注，形成对政府的压力，从而触发和推进试点
	社会压力	舆论和媒体形成社会压力，成为推进政府试点的因素

运用 NVivo 12 质性分析软件和扎根理论，围绕"试点之窗开启"的主题，按照三级编码规则，对访谈记录进行三级编码，编码节点关系如图 4 - 2、图 4 - 3、图 4 - 4 所示。

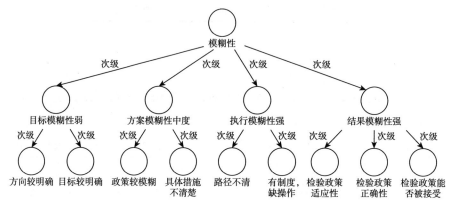

图 4 - 2　模糊性编码节点关系

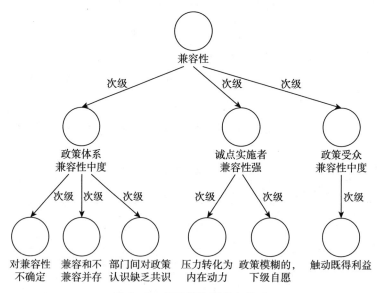

图 4 - 3　兼容性编码节点关系

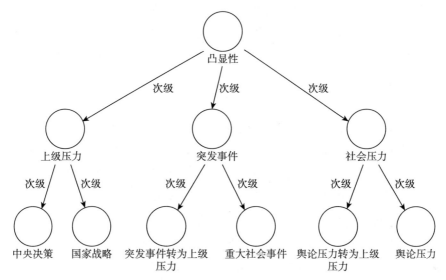

图 4 - 4   凸显性编码节点关系

三 试点之窗开启选择性编码

（一）试点触发前提和基础：模糊性和兼容性

多源流理论认为政策议题存在问题源流、政策源流和政治源流，问题源流指事件如何被定义为问题，政策源流包括利益相关者、问题关注者等围绕具体问题进行的讨论、提出的意见主张等，政治源流包括社会舆论、利益集团行为、政府换届等（萨巴蒂尔，2004）。在政策之窗开启前三源流相互独立，若三源流缺位，即使政策之窗开启，议题也难以进入政策议程，即三源流是议程建立的前提和基础。试点触发也应具备一定的前提和基础，但中国的政治体制与西方不同，政治源流的解释适应性不足。而政治源流是三源流的有机组成部分，不能仅对政治源流进行优化，因此本书试图用政策属性的视角分析试点触发的前提和基础。

1. 政策议题模糊性分析

模糊性包括试点目标、方案、执行和结果模糊性，即决策者对该问题解决的方向、路径、步骤以及预期结果的不确定性。利益相关者和问题关注者等围绕纳入正式议题前的潜在议题的具体问题进行讨论、沟通、调查、研究等，会提出多个意见主张，其有相容性，也有相斥性，且详尽程度各异。试点目标的模糊性较弱，说明利益相关者各自目标和需求较为明确，特别是医改政策的指导性目标非常明确，优先性目标更多地涉及价值选择，对技术要求较低，所以利益群体也会有明确的判断。试点方案模糊性中度，利益群体在提出政策诉求的基础上，有的会对如何实现目标提出政策建议，如每年的政协提案和人大议案对医药卫生体制改革如何推进都会有较为详细的建议。正如受访者 B1 所说："前期政策有了储备、有了支撑才有利于试点推进，如果政策都是空白的，搞试点很难，就需要先补上这一课。"试点执行和结果模糊性较强，现实情境的高度复杂性导致在执行前很难准确预测议题实施的结果。当然，不同的潜在议题模糊性也不同，模糊性弱的议题更有可能成为正式议题。

案例　理论与实践的日趋成熟推动人社部启动长期护理保险制度试点工作。2016 年，人社部启动了 15 个城市和 2 个重点联系省参与的长期护理保险制度试点，其之所以能够提出试点目标、基本政策、管理要求等，主要基于一些城市先期探索的经验总结以及学者对国外的经验介绍和理论研究。一方面，国内部分城市开始探索此项制度。2000 年左右，上海市政府启动了政府多个部门参与的长期护理理论探索，对国外的长期护理理论及行业发展情况进行考察研究，对国内长期护理需求以及所面对的制度体制问题进行全面分析。青岛则 2000 年开始开展家庭病床业务，2005 年开展老年护理业务，2009 年开展医疗专护业务，2012 年整合进行长期护理保险制度的探索。杭州、南京等地当时也都出现了一些有益的局部探索。另一方面，一批国内有影响力的学者如褚福灵、郑功成、穆光宗开始关注长期护理保险的研究，将荷兰、日本、韩国、英国、澳大利亚等国家的富有成效的做法引入国内，就如何设计制度、如何推进制度建立等提出了很多政策建议。

2. 政策议题兼容性分析

政策体系有一定的兼容性。政策体系兼容性最为重要，若政策议题与已有政策体系完全无法兼容，则该议题将难以实施。医药卫生管理政策作为社会保障政策的一部分在全国各地的一致性较强，如医生收入标准、居民医保缴费标准、分级诊疗政策等都是国家各部门制定统一规定，各地在此范围内灵活执行。因此，潜在试点议题在局部的政策体系兼容性与其他地域的兼容性有很大的趋同性。而且，上述政策都是中央各部门按照职能制定的，当地方政府实施试点发生政策间冲突时，很难协调一致，往往导致试点失败。因此，预先评估政策体系兼容性对试点顺利启动和实施有重要意义，具备一定的兼容性是试点顺利启动的重要前提。试点实施者有较强的兼容性。实施者对试点议题的认知和行为是试点触发的重要因素，当试点实施者有较强主动性时，会调动更多资源，采取更加积极的行为推进试点。实施者对政策议题的态度、应对行为受多种因素的影响，不同实施者间有很大的差异，中央在选择试点单位时采用主动申报的办法，筛选出参与试点意愿强的地区和单位。受众有一定的兼容性。试点受众的认知和行为对试点能否成功具有重要影响，当试点受众对试点议题有较强的排斥情绪时，试点就难以推行，所以决策者通常通过各种信息途径预判受众的兼容性，或在试点前增强受众兼容性。

（二）试点触发机会：试点之窗

多源流理论提出，政策之窗是提案支持者推广其解决方法或吸引别人重视其特殊问题的机会。在本研究的语境下，试点之窗是政策议题进入试点议程的机会，其具有以下特征。

1. 主观性和客观性

试点之窗是政策建议倡议者依据一定客观现象，认为问题得到政府关注以及提出解决方案的机会来到了。所以，试点之窗具有一定现象，符合一定标准，如重大突发事件、领导者重大调整、上级重要批示要求等。同时，这种认知基于之前经验习得或理论获得，每个人的判断标准不同，比如一次战斗是先发制人还是后发制人，是主动出击还是守株待兔，主要基于对战斗之窗的判断。面对"垃圾桶"和雾团的复杂性，有限理性判断都颇为困难，完全理性判断更是无从谈起。

案例　长期护理保险制度之必要性认知。近年来在讨论是否建立长期护理保险制度时，有的学者认为，中国已经步入老龄化阶段，需要医疗服务的老年人绝对数和相对数都呈增长趋势，现有医疗服务体系导致已经捉襟见肘的医保基金大量浪费，老年人医疗照护问题严峻，加之国家近年来提倡社会和谐，重视民生工程，建立单独险种的机会已经来到；而有的学者认为，问题的严重性被放大了，优化现有医保制度和医疗服务体系就能解决老年人照护问题，因此不必建立一个单独的险种。该案例中，社会老龄化、政府重视民生项目、医保基金面临收不抵支等都是客观现象，而对这些现象的理解却是主观过程，学者认知各有不同，对试点之窗的判断也就各异。

2. 稀缺性

经济学理论认为，在一定时间和空间内资源总是有限的，而人类的需求却无限增长，当有限供给碰到无限需求时，稀缺性就产生了。试点之窗是参与者认为的解决问题推出方案的最佳时机，不管是突发事件、公众舆论还是政府内部调整，此类时机都极为有限，此时大量解决方案涌向窗口，所有参与者都希望自己的方案成为备选方案，但政府决策者在处理完常规工作后，时间和精力所剩无几。

案例 国务院召开全国农村卫生工作会议，副总理出席并讲话。在新农合推进过程中，2002年10月，国务院在北京召开新中国成立以来第一次全国农村卫生工作会议，国务院副总理李岚清出席并提出推进新农合的意义和具体要求（陈竺、张茅主编，2013：22）。新中国成立50多年国务院方才召开第一次全国农村卫生工作会议，可见机会之稀缺。

3. 可预期性

有些试点之窗是定期开启的，如每年两会，很多政府部门领导干部、利益集团都会为解决平时难以解决的问题，寻求熟悉的人大代表和政协委员代言，如果能够联名效果将更佳。目前很多城市建立了由市长年初决定本年度民生项目并全力保障实现的市办实事制度，这也是可预期的政策窗口，很多政策建议也会提前呈上市长案头。新任领导、新一届政府的政策窗口也是可预期的。例如，2018年全国两会上，全国政协委员、北京市丰台区方庄社区卫生服务中心主任吴浩提出家庭医生团队签约为百姓提供连续健康管理的提案。

（三）试点之窗开启：凸显性增强

多源流理论认为，政策之窗开启意味着问题被提上议事日程（Kingdon，1995）。政策之窗有两种类型：不可预测之窗，如突发事件；可预测之窗，如政府年度预算（Zahariadis，1996）。在政策试点中也存在促使试点之窗开启的因素，如上级调整政策、决策者调整、突发公共卫生事件等。从政策属性视角分析，上述因素都会导致试点议题凸显性变化，进而促使开启试点之窗。

1. 上级压力增大

（1）情形一：上级政策调整

中国政府是执行力很强的政府，国家总体性的指导方针、宏观政策和发展规划对各级政策有很强的规范作用，尽管有些要求是号召和建议形式，但对政府领导者有明显指引作用。受访者 A1 说："我们的改革一般看国家文件要求和指导思想，在国家大的环境下落实细节。"

案例　1994 年启动的"两江"试点既是建立社会主义市场经济体制的要求，也是医疗保险制度自身建设的要求。1993 年 11 月 14 日，党的十四届三中全会通过了《关于建立社会主义市场经济体制若干问题的决定》，提出建立基本医疗保险制度，作为构建市场经济体制的重要内容和推进体制转型的重要保障。同时，建立于 20 世纪 50 年代初期的劳保医疗、公费医疗制度经过历史发展，因为资金不足、浪费严重等无法可持续发展，为此需要建立一种新的制度以适应时代要求，"两江"改革应运而生。

（2）情形二：上级领导者指令

当问及受访者 A6"上级如果要求地方必须试点，但是由于主观或客观原因较难开展，你会怎么办"时，她回答说："国家提出要做试点，肯定经过充分考虑和论证。国家提出题目，怎么走就需要我们去尝试。"当上级领导者提出要求时，下级会迅速将其纳入议程。上级领导者主动提出政策创新的指示缘由一般有二：一是上级领导者提出试点要求，二是上级领导者调整后积极开展工作。受访者 A2 被问到为什么争取全国试点时说："我们新上来的这个领导以前干过县长，很有思路，也很有干劲，盯着我们进行创新。"职能合并被视为推进困难工作的有效手段，2016 年，北京大学中国健康发展研究中心主任李玲提出，合并相关部门职能，建立国家健康委员会，解决"九龙治水"的尴尬局面（曾璇，2016）。

案例　国务院总理李克强针对群众反映的异地就医结算困难问题，承诺促使全国医保联网。2016 年全国两会上，国务院总理李克强在做政府工作报告时，提出要在全国推进医保信息联网，实现异地就医住院费用直接结算，在记者见面会上明确提出完成时限为 2 年（中国政府网，2017）。一石激起千层浪，老百姓欢呼雀跃，因为随着经济发展，人口流动加快，人社部的数据显示，2016 年我国流动人口已经达到 2 亿之多，随子女生活的老年人、农民工及子女因就医报销难对该政策已期待多年，但人社部门也提出出台政策有许多困难，如职工医保、新农合等分属不同部门管理，不同省（区、市）信息系统不同，资金垫付等都难以解决，政策推行陷入僵局。但李克强总理的报告使该问题成为相关部门必须解决的政治任务，经过多部门2年的努力，在2018年全国两会上，李克强总理向全国代表报告，异地就医住院费用实现直接结算（李克强，2018：12）。如果按照常规，这种全国性、跨部门、多重困难的政策难题很难在2年内解决，该案例充分说明领导者指令对政策触发以至推行有重要影响。

2. 社会压力增大

（1）社会现实需求

人民群众对解决社会问题的需求越强烈，社会压力就越大。问题因素是一个主观性比较强的因素，是对客观信息的理解，当某人认为这些客观信息代表着某一情况需要被改变时，问题就产生了。决策者认知到的问题有很多，但只有对决策者有相当冲击力的问题才有可能进入议题，重要的数据、危机以及与决策者有关的经验都有很强的说服力，在议题建立时可单独发挥积极作用，当这三者共同载入问题中时，议题建立就有更大可能性。数据是问题解读的重要来源和证据，起到发现情况变化和评估情况重要性以及严重性的作用。数据的信度和效度与问题的阐明和认知正相关。议程倡导方通常会抓住一些对主张明显有利而且意义大的指标，运用统计学技巧进行论证。

案例 青岛市医保部门认为需要发展长期护理保险以解决严峻的社会问题。按照联合国的建议标准，地区60岁以上老人占总人口10%即步入老龄化，按此标准青岛2004年超过15%。老龄化、失能化趋势日益严重，长期护理需求迅速增长与社会服务能力相对不足的矛盾凸显。同时，慢性病患病率快速提升，约80%的患者得不到后期康复服务；老年人医疗费用占总费用的50%。基于此，青岛市医保部门2000年开始探索家庭病床等业务，2012年整合家庭病床、老年护理、医疗专护等业务，开始探索长期护理保险制度。

（2）学者上书

可分为内参模式，即政府智囊通过内参提出政府领导干部尚未充分关注的问题及有关建议；上书模式，即非政府智囊但具有一定话语权的人员就面临的紧迫问题提出建议（王绍光，2006）。

案例 2009年新医改启动是内参模式的经典案例。2005年，国务院发展研究中心葛延风提出，中国的医疗卫生体制改革基本上不成功，医疗卫生体制出现商业化、市场化的倾向是完全错误的，违背了医疗卫生事业的基本规律，这引发了高层关注和全社会对医改的争论。2009年声势浩大的新一轮医改启动。

3. 突发事件

危机是引起政府和社会关注的重要信息源，特别是对那些在平时难以陈述清楚或无法引起足够重视的政策来说。突发事件包括自然灾害、事故灾害、公共卫生事件、新闻事件等。危机可以强化之前已有情况，也可对将来议程起到预热作用（金登，2004）。突发事件有后果严重、损失重大、对民众和政府有很强冲击等特征，并且往往会引发公众舆论。公众舆论指一个国家相当多的民众沿着某些共同的路线思考和表达（金登，2004），表达途径有公众人物、媒体特别是自媒体等。公众舆论越发受到政府领导者重视，当偶发事件合并公众舆论后，极可能会转化成政治压力。近年来，政府工作人员通常根据网络信息等推测公众舆论，地方政府纷纷成立舆情监管部门，制定舆情管理规定。受访者C1认为，决策者往往会评估试点的社会反馈，如阻力有多大，然后再决定是否启动试点以及如何启动。

案例 温家宝总理偶遇农村大病患儿，推动农村居民重大疾病医疗保障政策建立。2009年2月16日，国务院总理温家宝在天津市调研结束后，在天津火车站候车室偶然遇到一名叫李瑞的白血病患儿。李瑞2岁，来自河北省张家口市农村，之前在北京看病，因家庭经济困难，实在没钱医治，只好回家。温总理当即安排身边工作人员做好李瑞在北京看病就医事宜，随后与办公厅工作人员一同为其捐款（中国政府网，2009a）。该事曝光后，社会高度关注，热心人士捐款捐物、建言献策。温家宝总理在中国政府网与网友交流时说，白血病花费大，一般家庭难以承受，而当时的医疗保障能力也难以实现这一需求，为此应建立儿童重大疾病的救助制度（中国政府网，2009b）。高层领导的指示得到原卫生部的迅速贯彻，在每年新增的财政补助新农合的资金中划定一部分资金，逐步建立农村居民重大疾病医疗保障制度。这是典型的偶然事件引致政策出台的案例。其他偶然事件的案例也有很多，如新闻事件的案例：2016 年魏则西求医被骗事件也引起社会广泛讨论，随后国家出台有关医院对外合作的规定。

上述开启因素很多时候并非独立发挥作用，而是多因素共同作用，并且最终会转变为上级压力。例如，非典防控属于重大公共卫生事件，随即引致中央到地方政府的高度重视和强势干预，同时引发舆论关注，钟南山等专家纷纷提出政策建议，随后也导致国家在政策导向上对公共卫生的重视，如在全国所有行业缩减事业编制的背景下，独给疾病控制机构增加编制，以增强疾病预防控制。

四　试点"凸显—触发"机制

为了将试点触发的环节连接起来，本书根据上述分析结果构建了医药卫生领域政策属性影响试点触发的"凸显—触发"模型（见图 4 - 5）。同时，以新农合试点触发为例对本机制模型进行验证。

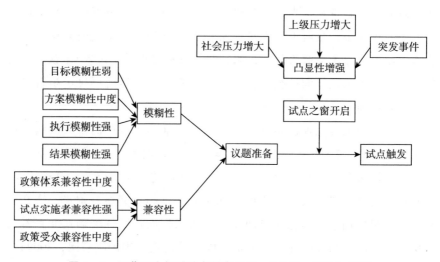

图 4 - 5　医药卫生领域试点触发机制："凸显—触发"模型

（一）新农合试点议题准备：模糊性和兼容性

1. 新农合议题模糊性分析

由于保障对象广泛、涉及关系复杂，医疗保障制度是各项社会保障制度中公认管理难度最大的一项制度。中国是发展中国家，农村居民人数众多、组织化程度较低、无固定收入来源，构建新农合制度困难重重。其模糊性分析如下。①目标非常明确。2002年中共中央、国务院印发《关于进一步加强农村卫生工作的决定》（以下简称《决定》），正式提出到2010年在农村地区建立新型农村合作医疗制度的目标。②总体方案框架较为清晰。《决定》提出了新农合的总体框架设计，如以大病统筹为主，实行农民个人缴费、集体扶持和政府资助相结合的筹资机制，建立有效的农民合作医疗管理体制和社会监督机制等。③如何执行模糊性强。2003年初，国务院办公厅转发了卫生部等三部门的《关于建立新型农村合作医疗制度的意见》（以下简称《意见》），进一步提出新农合的制度框架，同时指出"积极、稳妥地开展新型农村合作医疗试点工作。试点工作的重点是探索新型农村合作医疗管理体制、筹资机制和运行机制"，可见对如何操作、如何推进较为模糊。《意见》提出，"到2010年，实现在全国建立基本覆盖农村居民的新型农村合作医疗制度的目标，减轻农民因疾病带来的经济负担，提高农民健康水平"，对建立新农合制度如何测量、农民健康水平提高到什么水平等都未明确。④预期较为模糊。《意见》提出新农合制度要"以收定支，保障适度"，但何为适度、应该提供怎么样的制度保障，在文件中未明确，在国家层面也没有定论。

2. 新农合议题兼容性分析

①新农合政策体系兼容性不足。新农合制度涉及财政持续大量投入、机构设置、基础设施建设、人事薪酬制度改革等，比较难协调。②作为政策受众的农民对政策持既期待又观望态度。2002年国务院首次召开的全国农村卫生工作会议上，国务院副总理李岚清（2002）提出："建立新型农村合作医疗制度，实现病有所医，是中国农民梦寐以求的愿望。"新农合制度建设首席专家、原卫生部某研究机构研究员王禄生在接受媒体采访时表示，因为农村合作医疗的瓦解，很多农民对让他们交钱作为新农合制度筹资的一部分持不信任甚至抵触的态度，怕"群众交钱，干部吃药"（陈竺、张茅主编，2013：22）。③试点地区有较强的积极性。试点地区的积极性大小对新农合制度试点能否成功影响重大，为此《意见》明确要求，省级人民政府要"本着农民参保积极性较高，财政承受能力较强，管理基础较好的原则选择试点县（市）"。根据此标准选择的试点地区会有较大的积极性，后来的实践也证明，试点地区从2003年5月到10月较短

的时间内摸索出新农合基金管理、药品集中招标采购等好的做法，受到国家的肯定。

（二）新农合开启试点之窗：凸显性增强

根据前文分析，当试点议题凸显性增强时，试点之窗开启。在新农合政策议题案例中，凸显性增强的影响因素有以下三个。

1. 社会压力增大

随着 20 世纪 80 年代后期农村合作医疗解体，农民愿望和现实间的距离越来越远。一是农民缺乏医疗保障。2003 年农村合作医疗覆盖率为9.5%，没有任何医疗保障的农村人口占 79.1%。二是医疗费用明显增加，农民因病致贫风险加大。2003 年农村居民家庭人均纯收入仅为2622.2 元，而同期出院病人人均医药费为 3910.7 元。三是农村贫困户中因病致贫、因病返贫占比为 33.4%，贫困地区甚至占 50% 以上（陈竺、张茅主编，2013：8~9）。针对农民因病致贫、因病返贫、无钱治病、缺医少药等亟待解决的问题，学者纷纷建言献策。

2. 相关政策研究软化决策者思想

受访者 C3 说："我们从 90 年代起联合全国 10 个医科大学研究了 10年，研究制度框架怎么搭建，怎么筹资、怎么保障、怎么经办。跟财政部相关人员谈了很多次，尽管他们不同意，我们还是一次次去找财政部部长，给中央写了很多报告，找了很多次总理。每年通过人大代表议案、政协委员提案来解决农民医疗保障问题，请中央各部门参加研讨会。"一些先后开展的研究项目，如原卫生部有关同志在中共中央党校内部理论刊物上发表的研究论文《从保障农民基本需求入手，启动农村社会保障》，原卫生部与安徽医科大学联合进行的"农村合作医疗保健制度系列研究"，国务院研究室与原卫生部共同组织的"中国农村合作医疗保健制度改革研究"，原卫生部与联合国开发计划署、世界卫生组织合作开展的"中国农村合作医疗最佳实践模式研究"等，利用理论分析、现场调查和试验干预等多种手段开展研究，取得了积极的成果。上述研究提高了试点方案的可行性。"相关政府部门联合国内外的专家学者开展了多项关于农村医疗保障政策建设的理论研究和实践探索，为党中央、国务院创新农村医疗保障政策的基本框架提供了相应的理论和实践支持，有力地推动了传统合作医疗制度向新农合制度的发展。"（陈竺、张茅主

编，2013：14）

3. 中央决策推进新农合制度建设

时任国务院副总理的李岚清（2002）提出："建立新型农村合作医疗制度……是一项宏伟而艰巨的系统工程。国务院决定这项工作由卫生行政部门负责。"为什么中央会在 2002 年做出这个决策？受访者 C3 给出了一个解释："一开始财政部因为国家经济困难不同意，中央领导下不了决心。经过改革开放 20 年发展，国家有钱了，执政理念也发生变化，更加强调民生、重视'三农'，国家决定解决农民医疗保障问题，问题就一步步得到解决。"

（三）新农合试点触发

在新农合政策议题模糊性和兼容性基础上，上级压力和社会压力增加导致凸显性增强，三方面共同作用下，试点正式触发。2003 年初，国务院办公厅转发了卫生部等三部门的《关于建立新型农村合作医疗制度的意见》，正式提出"从 2003 年起，各省、自治区、直辖市至少要选择2—3 个县（市）先行试点，取得经验后逐步推开"，"从实际出发，通过试点总结经验，不断完善，稳步发展"。同时国家在各省（区、市）上报的名单中，选定浙江、湖北、云南、吉林四个重点试点省，派驻专家全程参与政策制定、基线调查和方案制定。

第二节　试点动员和遴选

政策试点议程建立后，试点进入触发阶段，发起试点的政府领导者会确定试点方案，主要包括承接试点单位的数量和具体单位以及实施细节等，此过程也是政策导向学习的结果。

一　开放式编码

对受访者谈及如何确定试点单位及数量的资料进行开放式编码，得到 29 条原始语句及相应的初始概念。进一步对初始概念范畴化，初步得到引导型策略、竞争型策略、策略影响因素、试点执行环境、试点执行能力、试点执行积极性、试点单位选取的技术考量、代表性影响因素、试点数量影响因素等 9 个范畴，具体见表 4-3。

表 4 - 3　试点遴选开放式编码范畴化

范畴	初始概念	原始语句（简）
引导型策略	主动沟通	A1：上面一般不会突然提出试点任务，一般提前摸底、考察
	深入基层	A1：有的县区推动不积极，如果是具体人员不想做，嫌麻烦，就一起想办法，他们做什么，我们做什么，路子怎么走，做做工作一般都会同意
	领导者沟通	A1：如果领导不同意则找对等的领导说一说，一般都会同意
	软化思想	B5：看具体情况，一般碰到这种情况的话，会跟地方谈，如果具备条件的地方积极性不高，就谈试点事项的意义，谈试点内容，只要地方上认识到试点意义，只要领导是干事的人，就会积极承接试点
竞争型策略	实干	A1：我们想做的话就凭实力说话，工作有一定基础了就好说话
	沟通策略	A1：再就是加强沟通，比如，当申请付费改革试点时，我们就请财务司过来讲课培训
	共识	A3：之前要把理由做充分，从领导到具体人员，在内部达成共识
	高层对接	A3：请领导出面，我们层面对接，为了重视，请领导一起去
	阐明优势	A4：谈我们的优势可能会产生的效果，如阐明我们的组织领导重视会保证改革取得效果
策略影响因素	政策权限	B3：很重要的因素是地方看试点能否受益或获利，不是经济上的，而是要看国家能不能给予政策空间和政策突破，以在政策上打破原有的束缚。如果不给政策的话，试点的积极性会降低
	改革魄力	B3：地方要有打破现有规定的勇气
	改革动机	B5：有些试点城市目的不纯，除了从名上获得试点城市这样一个名誉，同时想获得试点经费
试点执行环境	政策兼容性	B1：对于政策符合度高、试点条件好的地区，试点内容特别适合
	基础条件	R4：我已经有倾向了，但是这个政策是否符合实际没有底儿，这样就有意向的去试点，以验证政策内容是否符合政策导向。比如，我想做财政改革，就选择在财政改革方面有一定基础的

续表

范畴	初始概念	原始语句（简）
试点执行能力	执行能力	B3：提高卫生管理的能力和水平、政府治理水平，他们要知道怎么改革，有技术团队测算，知道价格怎么调整
	贯彻能力	B4：试点要有改革思路和创新思维引导，地方的理解力要很强，要与国家保持一致，能与国家很好地沟通
	经验提炼能力	B1：试点地区的政策研究能力强，有的地方能干，但是总结和提炼不出来
试点执行积极性	下级积极性很重要	B3：有积极性才能有创造力，才能探索出经验。如果没有积极性，就会比较被动，给再多的政策权限，他也不去做，这就失去试点的意义了
	注重下级积极性	B1：会优先选择积极性高的，甚至可以为其调整试点内容
	政策模糊时注重积极性	B4：当只有方向时，选择有积极性的、愿意做试点的地区开展试点，这种试点以地方自愿为主
	关注地方领导者积极性	B4：要以选择很好的领导人为前提
试点单位选取的技术考量	样本差异性	B4：要考虑地区差异性，提炼出来共性的、可推广的政策
	分类抽取	C1：试点数量的确定要在全国层面有足够的代表性，按拟推行政策的影响因素把全国各地区进行分类，针对不同政策确定不同试点数量
	平行研究	B4：每个类别至少两个，因为一个容易失败，而且没有对比性，两个及以上可以做平行研究和对照研究
代表性影响因素	地域、经济发展、社会发展、政策对象、城市规模	B4：要考虑地区差异性，提炼出来共性的、可推广的政策。有地域性差异，东中西部；有经济水平差异，水平高的、水平低的；还有一些辅助性因素，如服务对象意识、对象的配合度；城市规模方面，大城市和中小城市的差异；远郊区和城乡接合部。要针对政策特点和政策对象，考虑到试点城市是不是有老工业基地、特区、窗口城市、卫星城市等特殊的功能
试点数量影响因素	加快推广	B3：有的试点路径比较明确，为了扩面，有数量的考虑，如公立医院改革试点城市从16个到100个，覆盖了1/3的城市

续表

范畴	初始概念	原始语句（简）
试点数量影响因素	软化思想	C1：改革开放早期，大家还没有认识，邓小平已经想好怎么改了，但是为了使领导干部解放思想，试点面稍微大一些，使其接受新思维，用事实证明可行，这样推行更快。重大的根本体制性的改革是这种方式，但是现在很少了
	时限要求	B5：数量根据试点内容决定，如果想短期推开，就多选一些
	政策模糊性	B5：如果是新的想法，没有把握，就少选择几个试点地区。想法成熟的，多选一些

二　主轴编码

在开放式编码的基础上，根据不同范畴的相互关系和逻辑次序进行归类，对主范畴和对应范畴的关系及对应范畴的内涵进行归纳，形成 3 个主范畴：①试点动员策略，包括引导型策略、竞争型策略和策略影响因素；②试点遴选策略，包括试点执行环境、试点执行能力和试点执行积极性三个因素；③试点代表性策略，包括试点单位选取的技术考量、代表性影响因素和试点数量影响因素等（见表 4－4）。

表 4－4　试点遴选主轴编码形成的主范畴

主范畴	对应范畴	对应范畴内涵
试点动员策略	引导型策略	当下级对承接试点缺乏主动性时，上级通过自身影响、领导者间沟通、承办人员沟通等方式引导下级承接试点
	竞争型策略	下级有参与试点的积极性时，会在内部形成共识，由领导者出面，阐明优势和决心，以竞争成功
	策略影响因素	上级给予的政策空间、下级的改革动机和改革魄力都会影响下级参与试点的意愿
试点遴选策略	试点执行环境	决策者选择试点单位时通常考虑其政策兼容性以及经济等基础条件
	试点执行能力	决策者选择试点单位时通常考虑其管理能力、推进试点能力和试点后的经验提炼能力
	试点执行积极性	试点模糊性强时实施者的积极性对试点成功意义重大，决策者关注试点实施者的积极性，特别是下级领导者的积极性

续表

主范畴	对应范畴	对应范畴内涵
试点代表性策略	试点单位选取的技术考量	决策者选取试点时会考量样本差异性、分类抽取、做平行研究
	代表性影响因素	经济发展、社会发展、城市规模、地域、政策对象等是选取试点的影响因素
	试点数量影响因素	上级加快推广试点的要求、软化参与者思想、试点逐渐成熟等是试点数量多的影响因素，政策模糊性强、兼容性弱是数量少的影响因素

三 选择性编码

选定合适的试点单位是试点实施的关键环节之一。访谈中发现，上级通过"试点发包"确定试点单位并非随机行为，而是有一定规律性。原劳动和社会保障部副部长王东进在回忆 1994 年国务院选择九江和镇江作为城镇职工医疗保险制度改革试点城市时说，选择"两江"而不是别的地方，主要考量有四：一是镇江市和九江市都是中等城市，作为试点较适宜、风险较小、较为稳妥；二是有较好的代表性，镇江市属经济较发达的城市，九江市则代表经济发展中等水平的城市；三是两个城市都已进行一些试验探索，有一定的改革工作基础；四是两个城市的领导班子都很得力，相关部门也有改革积极性（王东进，2019）。此观点也得到本研究的验证。

（一）试点动员策略

试点动员是上级决策者发动下级单位承担试点任务，推进试点的过程。上级决策者确立试点议程后，会在合适时机，如工作会议、调研等，将选取试点单位的信息以非正式方式告知下级单位，或通过印发文件要求下级单位申报试点。潜在试点单位会做出判断，决策者根据其反应做出试点动员策略。

1. 策略影响因素

潜在试点单位获知试点信息后，通常做出积极或消极的认知和反应，从政策属性视角分析其影响因素有以下两个。①试点带来的政策变革权限，即下级承担试点后为提高试点的政策兼容性对政策环境进行改变的可能性。改革的深层问题通常涉及编制、人事薪酬、价格、财政管理等，只有改革相关规定，试点才有可能成功。而此类政策的决策权在中央和省级层面，地市和县级部门需严格执行上级政策。受访者 B3 说："要看国家能不能给予政策空间和政策突破，以在政策上打破原有的束缚。如果不给政策的话，试点的积极性会降低。"②试点议题兼容性。主要指潜在实施者兼容性，即试点议题的主要实施者对试点任务较为认同，有工作魄力，正如受访者 B3 所云，"地方要有打破现有规定的勇气"。当然，也有实施者的出发点并非试点本身，"有些试点城市目的不纯，除了从名上获得试点城市这样一个名誉，同时想获得试点经费"（B5）。此外，策略影响因素还有试点受众兼容性和潜在试点单位政策环境兼容性。

2. 引导型策略

引导型策略指上级决策者鼓励、邀请、建议特定单位参与试点工作，承接试点任务。当潜在试点单位做出消极的认知和反应时，试点决策者通常采用引导型策略。上级会采取主动沟通动员的方式，引导和鼓励下级接纳试点任务，其采取的策略有三个。一是调整和优化试点政策，以降低试点模糊性。分析问题所在，通过政策放权、财政投入、试点表彰等调动基层积极性。正如受访者 A1 所说："有的县区推动不积极，如果是具体人员不想做，嫌麻烦，就一起想办法，他们做什么，我们做什么，路子怎么走，做做工作一般都会同意。"若具体实施者支持试点，会明显提高试点成功率。二是与潜在试点单位领导者进行沟通，以增强试点兼容性。"如果领导不同意则找对等的领导说一说，一般都会同意。"（A1）试点发起者和实施者的领导间沟通成为试点动员的重要方式。三是软化潜在试点实施者思想，以提高试点兼容性。通过座谈、沟通、介绍经验等方式，消除实施者顾虑，激发其积极性。多次组织全国试点工作的 B5 在访谈中说："如果具备条件的地方积极性不高，就谈试点事项的意义，谈试点内容，只要地方上认识到试点意义，只要领导是干事的人，就会积极承接试点。"当然，也有的下级明确表达不愿承接的意愿，上级单位不会强制，而是寻求其他单位。"中国这么大，总能找到愿意干的"是访谈中多数上级受访者会说的一句话。

3. 竞争型策略

竞争型策略指上级决策者设定规则，由试点申请者通过竞争获得试点资格。当潜在试点实施者做出积极认知和反应时，试点决策者通常采用竞争型策略。上级决策者通常采用申报审核、公开竞争的方式确定试点任务承接单位。如，2001 年国家发改委牵头的全科医生执业方式和服务模式改革试点工作中，各地市提交试点申请后，由分管市长公开答辩，决策者和专家评议后决定试点名单。有时国家会将试点资格的确定下放给省级层面，如新农合启动试点时中央要求各省上报 2 ~ 3 个试点县（市）。为获得试点资格，下级通常采取的策略有两种。一是沟通交流，表明试点较高的兼容性。主动与决策者进行沟通，阐明优势，表明态度，表达意愿。与决策者沟通表达了对试点工作的重视，起到对试点工作背书和承诺的作用。沟通的方式非常灵活，如在访谈中，A1 谈到之前申请付费改革试点时请国家卫生健康委财务司的领导讲课培训，该地通过听课获知该如何做准备工作，同时加深了情感交流。二是内部形成共识，以提高试点兼容性。试点是对现有政策体系的改造，充满不确定性，特别是在试点之初有诸多不完善之处。当试点单位形成共同认知和行为时，试点能够更加顺利地推进。

（二）试点遴选策略

试点遴选策略指上级决策者在选择试点单位时通常考量哪些因素，即下级单位具备何种标准时被选为试点单位的概率更高。从政策属性视角分析，在试点触发阶段，兼容性是下级是否适合承接试点的考量因素，此阶段上级考量的因素主要有以下三个。

1. 试点执行积极性

下级意愿是上级决策者在遴选试点单位时最为关注的因素之一。"有积极性才能有创造力，才能探索出经验。如果没有积极性，就会比较被动，给再多的政策权限，他也不去做，这就失去试点的意义了。"（B3）特别是针对模糊性强的试点任务，更加注重下级积极性，在访谈 B4 时，她说特别是当只有方向时，应选择有积极性的、愿意做试点的地区开展试点。为了提高其积极性，"甚至可以为其调整试点内容"（B1）。

2. 试点执行能力

试点探索性强，对既有利益调整导致冲突性强，因此需要试点实施者有较强的实施能力。改革创新方面，下级的理解力要很强，要与国家保持一致且很好地沟通，同时要有改革思路和创新思维（B4）。管理方面，要有较强的治理能力和管理水平，能对试点各阶段进行政策和技术分析。同时，有较强的政策研究能力，对成果和不足及时总结提炼。

3. 试点执行环境

政策环境兼容性是政策试点能否成功的重要影响因素。改革的深层问题通常涉及编制、人事薪酬、价格、财政管理等，此类政策有较强的路径依赖。当下级政策体系与试点任务冲突性强兼容性弱时，试点很难成功；根据既往实践，政策体系灵活性弱时，试点成功的概率也比较低。因此，上级决策者通常选择政策兼容性强、灵活度高的下级单位承接试点。此外，下级的资源条件也是重要因素，特别是资金等资源丰富的单位能够投入更多的资源开展试点。

（三）试点代表性策略

试点代表性策略是指为做好试点推广，在诸多符合条件的单位中选取有代表性的单位进行试点。代表性策略包括以下两个方面。

1. 代表性影响因素

上级决策者在确定代表性影响因素时，实则将试点单位划分为多个类别，并且假定这些因素会影响试点效果，试点成功后可提高试点推广的兼容性。上级决策者通常考量地域、经济发展水平、城市规模等因素。"有地域性差异，东中西部；有经济水平差异，水平高的、水平低的；还有一些辅助性因素，如服务对象意识、对象的配合度；城市规模方面，大城市和中小城市的差异。"（B4）当然，并非所有试点都会遴选足够多的单位，使其具有全面的代表性，特别是模糊性强兼容性弱的试点任务，会选择更能取得成功的单位。

2. 试点数量影响因素

在不同的政策试点中，有的试点单位数量较多，有的较少，其影响因素有以下几种。一是试点任务模糊性。"如果是新的想法，没有把握，就少选择几个试点地区。想法成熟的，多选一些。"（B5）二是试点任务凸显性。即当领导者要求扩大试点覆盖面时会选择更多的试点单位，"有的试点路径比较明确，为了扩面，有数量的考虑，如公立医院改革试点城市从16个到100个，覆盖了1/3的城市"（B3）。三是试点任务兼容性。当兼容性强时会选择更多的试点单位。然而在访谈中 C1 说："改革开放早期，大家还没有认识，邓小平已经想好怎么改了，但是为了使领导干部解放思想，试点面稍微大一些，使其接受新思维，用事实证明可行，这样推行更快。重大的根本体制性的改革是这种方式，但是现在很少了。"此情形成为一个反例。

四 试点"动员—遴选"机制

为了将试点承接单位遴选的环节连接起来，本书根据上述分析结果构建了一个政策属性影响试点遴选的"动员—遴选"模型（见图 4-6）。新农合试点触发后国家要求各省（区、市）确定试点单位并上报，同时遴选了四个省作为重点试点省全程跟进，2003 年 7 月试点正式启动，2004 年又发文要求各省（区、市）进一步做好试点工作。本书以此阶段地方和国家在申报选择试点单位中的举措为例，对"动员—遴选"模型进行验证。

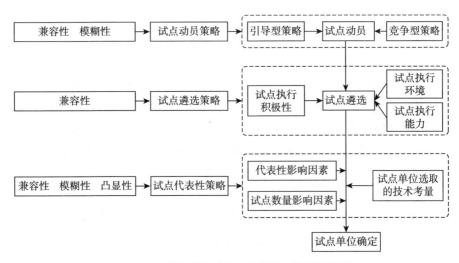

图 4-6 试点单位确定："动员—遴选"模型

（一）策略选择：竞争型策略

2003 年，国家在启动新农合试点时采用了竞争型策略，即授权省级人民政府确定试点单位，由各地市向省级人民政府提出申请，省级人民政府择优确定名单并上报国家。国家之所以采用竞争性策略，缘由有以下四个。

1. 国家为试点提供政策支持

2003 年，国务院办公厅转发卫生部、财政部和农业部《关于建立新型农村合作医疗制度的意见》，要求各省确定试点单位启动试点的同时，对如何试点设计了政策框架，对关键性制度提出较为明确的操作要求，如"地方财政每年对参加新型农村合作医疗农民的资助不低于人均 10 元"，这赋予了试点县（市）政策操作依据，因为财政部是该文件的联合签发部门，而地方财政部门对财政部的文件遵从度较高，资金能够较为顺利地筹集起来。

2. 制度设计提高了试点兼容性

新农合制度的建立需要多部门共同推动，单靠牵头的卫生部门难以完成。于是，《意见》要求："省、地级人民政府成立由卫生、财政、农业、民政、审计、扶贫等部门组成的农村合作医疗协调小组。""县级人民政府成立由有关部门和参加合作医疗的农民代表组成的农村合作医疗管理委员会，负责有关组织、协调、管理和指导工作。"各级政府牵头的议事协调机构提高了试点改革与已有政策体系的兼容性。

3. 农民参与积极性受到关注

由于农村合作医疗存在的问题，有的地区、有的农民对新农合持观望态度，不利于试点开展，所以《意见》要求省级人民政府"本着农民参保积极性较高，财政承受能力较强，管理基础较好的原则选择试点县（市）"。新农合非强制保险，以自愿参加为原则，农民作为新农合制度的受众，参保积极性高时试点方能顺利进行。

4. 各级政府参与试点积极性得以调动

中央领导对新农合工作高度重视，2002 年《决定》对新农合制度建设的目的、推进原则等提出要求。2003 年，中共中央总书记胡锦涛做出重要批示："新型农村合作医疗是一件为民、便民、利民的大好事。望加强领导，完善试点，因地制宜，循序渐进，改善服务，造福农民。"（陈竺、张茅主编，2013：23）中央领导高度重视此项工作，给了地方政府很强的政治激励。

（二）试点遴选策略

国家在启动新农合制度建设时对政策设计不清晰，所以运用试点这一政策工具，国家在确定试点地区时通常考量申请地区的试点执行积极性、试点执行能力和试点执行环境综合确定，并且明确提出"暂不具备条件的县（市）先不要急于开展试点，可在总结试点经验的基础上逐步推进"。

1. 试点执行积极性

2004年，国务院办公厅转发卫生部等部门《关于进一步做好新型农村合作医疗试点工作的指导意见》（以下简称《试点指导意见》），强调省级人民政府在确定试点县（市）时，第一项要求便是县（市）人民政府特别是主要负责人高度重视，积极主动地提出申请。因为面对资金筹集、多部门深层利益和工作协调，仅牵头的卫生部门难以推进，所以国家要求若提出试点，必须县长高度重视。同时，文件强调试点任务应积极主动申请，因为试点初期困难重重，若缺乏主动性，很难取得实效，反而拖延国家整体试点进度。此外，农民参合意愿也是试点遴选的重要条件，农村合作医疗的瓦解使很多农民对缴费筹资持不信任甚至抵触的态度，怕"群众交钱，干部吃药"，不利于试点推行，于是《意见》提出选择"农民参保积极性较高"的县（市）试点，《试点指导意见》也提出试点县（市）要求"农民参加新型农村合作医疗积极性较高"。

2. 试点执行能力

《意见》要求选择试点地区的原则之一便是管理基础较好，《试点指导意见》则更为详尽地要求试点地区卫生行政部门管理能力较强，"领导有力"。实施者作为试点最为重要的因素，在具备很强的试点积极性外，还要有推进试点的能力和策略，如政策宣传、基线调查、方案制定，特别是多部门协调能力。宋晓梧回忆说："对于农村基层卫生站是补需方还是补供方，有两种不同意见。卫生部坚持保证一支队伍才能提供服务，财政部的意见是提供多少服务给多少钱，两家发生很大的分歧。我一会儿进国务院找高强（时任国务院副秘书长），一会儿上卫生部找张文康（时任卫生部部长）。在国务院常务会的前一天晚上七点多把这件事协调下来，最后还是按照卫生部的意见办。"（新浪财经，2018）试点地区在推进中面临大量此类协调事宜。

3. 试点执行环境

《意见》提出试点地区选择的第三个原则是"财政承受能力较强"，

《试点指导意见》进一步提出"县（市）财政状况较好，农民有基本的支付能力"，在新农合试点中，国家最为关注的实施环境是试点县（市）的财政状况和农民的收入水平，因为保险的核心制度是筹资和支付，财政状况好、农民经济条件好才有可能顺利完成筹资。而全国很多地区，"特别是西部和东北部分地区财政紧张，当地政府筹资部分也是个不小的压力"（C3）。此外，《试点指导意见》还提到试点县（市）需要具备"农村基层组织比较健全"的条件，因为宣传新农合的重要意义、发动农民缴费都需要基层组织完成。

（三）试点代表性策略

国家在选择试点地区时体现了较好的代表性。2003 年的《意见》要求每个省（区、市）提报 2~3 个试点县（市），此举使试点县（市）有较好的代表性。省域内政策、行政管理体制等同质性较强，经济发展水平和城市规模方面除了省会等少数城市外，也有一定的同质性。因此，国家要求每个省（区、市）都有试点单位，较好地实现了试点代表性。同时，国家确定浙江、湖北、云南和吉林四个重点试点省，每个省选取一个县作为全国的试点来抓，选派专家全程指导和评价，如国家级专家王禄生负责云南省禄丰县的指导工作。四个省有较好的代表性。地域分布方面，浙江和云南属于南方，吉林属于北方，湖北在南北交界处；浙江和吉林在东部，湖北在中部，云南在西部。经济发展水平方面，浙江属发达地区，湖北属较发达地区，云南属欠发达地区，吉林是经济较差的老工业区。

在试点数量方面，试点之初，国家针对可操作性政策模糊性强的特点，选择少量试点县（市），即每个省（区、市）提报 2~3 个试点县（市），以主动性探索为主。为求得实效，防止冒进，2004 年《试点指导意见》明确提出，"不要赶进度，不要盲目追求试点数量，要注重试点质量"，"2004 年原则上不再扩大试点数量"，"暂不具备条件的县（市）先不要急于开展试点"。经过 2004 年巩固改革成果后，2005 年卫生部、财政部《关于做好新型农村合作医疗试点有关工作的通知》要求在 2006 年每个省（区、市）再最多增加两个试点县（市）。由上可见，在试点数量上国家稳字当头，开始精选少量符合条件的试点单位，保证试点效果。经过近 3 年的自主探索，新农合制度雏形已经形成，中央领导同志认为制度建设已经进入新阶段，2005 年 8 月国务院第 101 次常务会议上，总理温家宝提出加快试点步伐（陈竺、张茅主编，2013：30）。为贯彻国务院精神，卫生部等 7 部门《关于加快推进新型农村合作医疗试点工作的通知》（卫农卫发〔2006〕13 号）要求，2006 年全国试点县（市、区）数量占全国总数的比例达到 40%，2007 年扩大到 60%，2008 年在全国基本推行，2010 年实现新农合基本覆盖农村居民的目标。这一时期，由于中央对新农合制度有了较为全面的掌握，可以全面推行，扩大覆盖面。

第三节　本章小结

政策试点触发是试点引致政策创新的起始阶段，本章议题准备、试点之窗开启以及试点动员和遴选等三个方面的分析，勾勒出政策属性在试点触发过程中的机制和作用。

试点触发需要有前提和基础，从政策属性视角分析，试点触发的前提和基础为议题目标模糊性较弱、方案模糊性中度、执行和结果模糊性较强，同时，政策体系、试点实施者和受众有一定的兼容性。具备前提和基础的政策议题转化为试点议题的机会是试点之窗。试点之窗，即试点触发的机会，具有主观性与客观性、稀缺性、可预期性等特征。凸显性增强是试点之窗开启的触发因素，当上级政策调整、上级领导者指令导致上级压力增大时，社会现实需求、学者上书导致社会压力增大时，以及发生突发事件时，议题凸显性增强。即适宜的模糊性和兼容性为政策议题提供准备，凸显性增强促使试点之窗开启，此时政策议题转化为试点议题。

试点议程建立后，发起者采取引导型策略或竞争型策略遴选试点单位，试点执行积极性、试点执行能力和试点执行环境是发起者遴选试点单位的影响因素。发起者遴选试点单位会考量其代表性，地域、经济发展水平、城市规模等是发起者决策的影响因素。当试点议题模糊性弱、凸显性强、兼容性强时，会选择更多单位承担试点任务。

根据本章分析，形成以下命题。

命题二（试点之窗开启）：模糊性弱、兼容性强的政策议题更有可能转化为试点议题。当议题凸显性增强时，试点之窗开启，具备适宜模糊性和兼容性的潜在试点议题获得转为正式议题的机会。

命题三（试点遴选）：试点发起者根据议题兼容性，采取引导型策略或竞争型策略遴选试点实施者。遴选实施者时主要考量其试点执行积极性、试点执行能力和试点执行环境，同时关注实施者在地域特征、城乡区别、经济水平、城市规模和功能等方面的代表性。

第五章 政策试点策略选择机制

试点是决策者为解决政策议题行之有效的政策工具，其如何运用该政策工具受政策环境、政策参与者、政策对象等条件限制，从此维度看，试点过程是在一定的情境下进行的策略选择。本章意在探析决策者策略选择的主要影响因素为何，在这些因素影响下决策者采取何种策略，并以新型农村合作医疗制度建立过程分析和验证有关命题。

第一节 试点策略选择："模糊—兼容"模型

既往研究从试点启动机制、试点目的、改革内容、央地实力对比、政策情境、政策工具效度等不同的视角对试点进行分类。本书从政策属性的维度对政策试点发起者推进试点的策略进行分类。

一 模糊性维度分析

政策试点在实施阶段的模糊性是指，当试点启动后，试点发起者和实施者对试点的指导性目标、优先性目标和评估性目标是否清晰，方案的制度框架、实施步骤、时间进度、问责条款等是否清晰，试点产生负面结果的概率和可控性是否清晰。模糊性分类和测量。①模糊性弱。即政策目标包括指导性目标、优先性目标和评估性目标较为清晰；政策方案包括制度框架、实施步骤、时间进度、问责条款等都较为明确；试点发起者和实施者对政策执行过程和结果预期较为乐观，风险可控性强。②模糊性强。即发起者和实施者对政策目标中的指导性目标较为清晰，但对在诸多子目标中优先实现哪些目标较为模糊，对如何评价上述目标也存在较强的模糊性。政策方案的主要制度框架较为模糊，方案的具体制度设计、政策执行和结果方面的模糊性较强。不确定性风险较大，试点失败在发起者容忍范围内。对政策文本进行分析可判断试点议题的模糊性。

二　兼容性维度分析

试点实施阶段的兼容性是政策试点启动并进入实施阶段后，试点目标、方案等与试点地区政策体系的价值导向相一致的程度，与制度规定相符合的程度，与试点实施者的价值观、激励约束机制、既得利益等的耦合程度，被试点受众接纳的程度。兼容性分类和测量。①兼容性弱。试点目标、方案等的价值导向与试点地区政策体系的价值导向张力较大，特别是存在医改政策的社会属性与地方上促进经济发展的政策导向的冲突。实施试点政策需要对现有制度和规定进行较大调整或增加。试点结果与实施者的晋升、表彰、奖励、处罚、问责等相关性较小。试点受众对试点议题不理解，认同度和接纳度低。②兼容性强。试点目标、方案等的价值导向与试点地区政策体系的价值导向张力较小，医改政策与当地经济发展等政策能较好地调适。实施试点政策不需对现有制度和规定进行较大调整或增加。试点结果与实施者的晋升、表彰、奖励、处罚、问责等相关性较大。试点受众对试点议题认同度和接纳度较高。政策文本分析、实施者和受众访谈可判断试点议题的兼容性。

三　理论模型和案例选取

将试点情境两两组合形成四种情境下的试点策略：议题模糊性强、兼容性弱情境下的探索型试点，议题模糊性弱、兼容性弱情境下的验证型试点，议题模糊性强、兼容性强情境下的比较型试点，议题模糊性弱、兼容性强情境下的推广型试点（见表5-1）。

表5-1　试点策略选择："模糊—兼容"模型

		议题模糊性	
		模糊性强	模糊性弱
议题兼容性	兼容性弱	探索型试点	验证型试点
	兼容性强	比较型试点	推广型试点

新型农村合作医疗制度是由政府组织、引导、支持，农民自愿参加，

个人、集体和政府多方筹资，以大病统筹为主的农民医疗互助共济制度。2000 年世界卫生组织对成员国卫生筹资和分配公平性进行排名，中国排第 188 位。同时，国家综合国力持续提高，具备了经济条件，国家也更加重视农民的切身利益。此外，前期一些地方的探索和专家的研究成果为试点提供了政策参考和建议。基于此，2002 年以中共中央、国务院印发的《关于进一步加强农村卫生工作的决定》为标志，新农合制度建设正式启动，经过中央和地方的不懈努力，解决了 8 亿农民的基本医疗保障问题，极大促进了基层医疗卫生体系的发展，成为世界上规模最大的农村医疗保障制度，为我国迈入全民医保时代奠定了坚实的基础（中国医学科学院医学信息研究所编，2018）。本书将其作为试点在医保制度领域应用的代表案例。

本书关于政策过程的信息来自全国各省级人民政府及主要城市人民政府的新农合政策文件及相关档案资料。这些文件材料包含新农合制度建立过程中的重要中央政策文件和领导讲话、主要城市的政策文件、试点省市工作汇报及经验介绍资料，特别是陈竺和张茅主编的《中国新型农村合作医疗发展报告（2002—2012 年)》、中国医学科学院医学信息研究所编的《新型农村合作医疗发展 15 年》翔实记载和梳理了新农合试点全过程，对本案例的研究提供了很好的借鉴，《2003—2007 年全国新型农村合作医疗（试点）工作会议资料汇编》将此期间国家领导人和相关部门领导的讲话、试点省市县领导同志的汇报集中编纂，有助于本研究全面真实地呈现新农合制度建立的试点过程。

第二节　探索型试点

一　策略特点

当政策试点风险大、路径不明、实现目标的可预期性低、实施者和政策对象对试点接纳度低、与现有政策体系冲突大时，试点发起者一般采用探索型试点的方式。发起者采用该类型试点的目的在于通过循序渐进地探索，摸清改革路径，明确政策工具应如何设计。试点发起者通常采用的试点方案设计策略是目标导向下的自主摸索，即发起者主要提出目标导向，较少规定具体的目标，较少提出试点方案，而是由试点实施者自主摸索。在选择试点单位时，采用竞赛辅以追认的策略，仅选择较少试点单位，主要基于申请单位竞争表现进行筛选，同时允许其他单位自主试点，但不给予资金、专家、政策等资源配给。在试点过程中，发起者对试点实施者进行柔性控制，给试点单位较大的空间，依靠其主动探索，对其采取的改革举措采用备案制而非审核制，尽量减少控制型监督，同时为其提供政策、资金、专家等资源支持。虽然实施者不会因为未完成试点任务而受到追责，但其有很大的自主性压力，完成试点任务的意愿较强烈。

二　案例分析

2002 年 10 月至 2003 年 12 月是新农合制度从无到有的起步阶段，中央发起探索型试点，试点省市则摸索推进。

（一）新农合政策议题兼容性弱

具体而言，新农合制度的兼容性较弱。C3 在接受采访时表示，因为农村合作医疗的瓦解，很多农民对让他们交钱作为新农合制度筹资的一部分持不信任甚至抵触的态度。试点地区的卫生局也没有信心，因为按照农村人头数量国家每年掏 10 元，地方政府掏 10 元，老百姓掏 10 元，一共才 30 元，这么低的筹资水平能实现的保障水平也很低，工作很难开展，并且西部和东北部分地区财政紧张，当地政府筹资部分也是个不小的压力。同时新农合的建立对既有政策体系冲击较大，如需要政府配套设立经办机构，增加人员支出；建立资金使用和监管规定，增加资金管理风险等。

（二）政策目标和制度框架模糊性强

中共中央、国务院印发《关于进一步加强农村卫生工作的决定》（以下简称《决定》），虽然提出要建立新农合制度，但只是提出原则性要求，未对目标进行详细界定，如提出"到 2010 年，新型农村合作医疗制度要基本覆盖农村居民"，但制度的内涵未明确；提出"实行农民个人缴费、集体扶持和政府资助相结合的筹资机制"，但对缴费比例、筹资规模、筹集机制未做规定。2003 年 1 月，国务院办公厅转发卫生部等部门《关于建立新型农村合作医疗制度的意见》（以下简称《意见》），其作为一个专项文件提出的目标也非常宽泛，"到 2010 年，实现在全国建立基本覆盖农村居民的新型农村合作医疗制度的目标，减轻农民因疾病带来的经济负担，提高农民健康水平"，对建立新农合制度如何测量、农民健康水平提高到什么水平等都未明确。

正是基于建立新农合制度模糊性的认识，《决定》要求各地先行试点，取得经验，逐步推广。时任总书记的胡锦涛对做好新农合工作做出批示："加强领导，完善试点，因地制宜，循序渐进。"（陈竺、张茅主编，2013：23）温家宝提出："由于各地发展不平衡，农民的经济承受能力有差别，在工作过程中，一定要注意从当地的实际情况出发，因地制宜；尊重农民的意愿，因势利导；采用多种形式，不强求一律；学会典型示范的方法，不搞强迫命令。……各地要选择部分地区进行试点，探索新农合制度和农村贫困家庭医疗救助制度的运行机制和管理方法，并在实践中不断总结经验，逐步完善。"（陈竺、张茅主编，2013：22）可见，在此阶段，探索、自愿、因地制宜、典型示范是中央对试点工作的基调，发挥基层的主观能动性是推进试点的重要方法。

（三）行动策略：启动试点，谨慎探索

国家采用选择试点单位重点关注和各省自主试点两种方式推进试点。《意见》要求，从 2003 年起，各省（区、市）要选择 2～3 个县（市）先行试点，取得经验后逐步推开。同时，综合考虑试点基础、试点方案可行性、试点地域代表性等因素，最终在积极申请的省（区、市）里确定了浙江、湖北、云南和吉林 4 个试点省，每个省选取一个县作为全国的试点来抓。4 个国家试点县承担着为全国摸索经验、树立典型的使命，对其由国家选派专家全程指导和评价。其他自主探索试点的省（区、市）则无国家分配的专家资源和国家领导人关注的政治资源。

自主探索、因势利导是国家从试点之初就确定的基调，2003 年温家宝总理批示，"必须从实际出发，因地制宜"，"必须积极探索，随时注意总结经验"（陈竺、张茅主编，2013：24）。各地自主探索取得了积极成效，如湖北省在新农合基金管理方面通过升级招标采购确定中国农业银行作为代理银行，做到资金收支两条线，封闭运行；云南省实行地市级药品集中招标采购，统一向医疗机构配送，免收代理费，确保农民用药安全和药品价格低廉等。国家积极总结经验，同时试点中也发现一些问题，如部分地区管理经办机构对新农合政策理解出现偏差，在一定程度上影响了试点工作的有序推进。面对出现的问题，2003 年 12 月，第一次全国新农合试点工作会议在湖北宜昌举行，会议进一步明确了试点工作方向。2004 年 1 月，国务院办公厅转发了卫生部等部门的《关于进一步做好新型农村合作医疗试点工作的指导意见》，就试点目标以及制度实施中涉及的试点地区选择、农民参合、基金筹集、补偿方案制定、基金管理与使用等进行了较为明确的规定。同时提出，一些体制性和机制性问题成为困扰新农合政策持续发展的关键因素。

第三节　比较型试点

一　类型特点

当有多个试点路径适宜性待定，政策实施风险可控性弱，目标实现可预期性弱，潜在政策实施者、政策对象兼容性较强，试点政策与政策体系适应性强时，试点发起单位一般采用比较型试点的策略。试点发起者采用该类型试点的目的在于通过对多个政策工具或多个地区采用相同政策工具进行比较，寻求适宜的政策工具。试点发起者通常采用的试点方案设计策略是规定动作加自选举措，即发起者在设计此类试点的方案时，规定试点的目标原则、基本框架、主要内容、进度安排、保障措施、考核评估等，同时允许试点单位在试点大框架下自主采取部分措施。试点单位选择策略为竞赛为主指定为补充，即选择有代表性的单位进行试点，优先采用申请审批方式，空缺由决策者指定的试点单位承接。试点过程控制策略为弱刚性控制，即试点实施者围绕待厘清的试点模式、方案、路径开展试点，亦可在试点方案外自主创新和探索；试点发起者主要职责是监督试点单位执行试点方案，对其自主试点内容进行备案、减少干预，同时提供政策、资金、专家等资源支持。

二　案例分析

2003 年 12 月到 2005 年 8 月。经过前期试点，地方政府积极推进，新农合管理体制和运行机制框架初步搭建起来，试点成效初步显现，试点地区农民逐渐认可和接受新农合，因此试点地区的政策兼容性较高，但在具体实施中还有许多制度设计和政策细节不明确，有待进一步试点和完善。为此，国家对政策设计的几种模式通过不断试点进行比较和研判，以完善试点政策。

（一）试点地区的政策兼容性强

经过前期试点，新农合制度得到试点地区决策者的认同和积极贯彻，试点实施者积极推进试点工作，将新农合试点放在讲政治的高度积极推进，成立领导小组，建立联席会议制度，成立农村合作医疗管理办公室，审批编制配备专职人员，签订目标责任书，定期督导，从而推动试点迅速发展。同时，对相关规定进行调整，提高试点与既有政策体系的耦合性，受到农民群众的衷心拥护。2005 年，全国已有 678 个县（市、区）农村开展试点，覆盖 2.36 亿农民，参合率为 75.66%（陈竺、张茅主编，2013：29）。

（二）政策制度设计和实施模糊性强

2004 年 1 月，国务院办公厅转发《关于进一步做好新型农村合作医疗试点工作的指导意见》，就试点目标以及制度实施中涉及的试点地区选择、农民参合、基金筹集、补偿方案制定、基金管理与使用等进行了较为明确的规定。此时，试点政策框架模糊性已经减弱，但是政策制度设计和实施的模糊性仍然非常强，如多数地区还没有建立起合理的农民缴费机制，缴费方法、缴费时间五花八门；部分地区新农合基金还没有完全封闭运行；一些地区基金分配缺乏足够的科学依据，制定的方案不够科学，起付线、封顶线、补偿比例以及补偿范围等方面脱离实际，损害农民利益；农村基层不合理用药、不合理检查问题突出，药品价格偏高；相当一部分试点县（市）经办机构编制没有落实，人员没有到位，工作经费严重不足，新农合管理经办能力薄弱等。上述问题都是影响新农合制度成功的关键性因素。

（三）行动策略：多种试点模式比较

经过探索型试点阶段，新农合试点县（市）充分发挥主观能动性，进行了很多政策创新，有些取得了较好的效果，有的出现问题较多，为了使新农合制度尽快成熟，国家充分发挥技术指导组的作用，加强指导，在诸多模式和路径中寻求更加合理的做法。本书以此阶段国家对农民个人参合缴费机制比较为例进行说明和验证。采取适宜的缴费形式是筹集农民参合费用的重要环节，各地做法五花八门，如逐户上门收取、统一代扣、集体收缴、委托代收、集体代缴等，这些收缴方式成本高、难度大、增加基层干部负担，不能满足推广要求。为此，2004 年，技术指导组开展专项研究，系统比较不同缴费模式的成本等因素，提出有关建议。各地形成了三种主流模式：①定期定点缴费模式，即县级新农合管委会统一领导，乡级政府统一组织部署，村委会具体收取；②代扣代缴模式，即由银行或其他收费部门通过银行卡或收缴其他费用时扣缴农民参合费用，缴存到新农合基金专户；③滚动筹资模式，即在参合农民报销费用时扣缴下半年参合费。通过试点实践比较，定期定点缴费成为最为普遍的缴费形式。此外，国家对基层管理经办模式、基金分配方法、基金监管机制等都进行了不同模式的比较。

第四节　验证型试点

一　类型特点

当试点路径已经较为清晰、风险较为可控、试点目标实现基本可预期，但试点实施者或政策对象对政策兼容性较低、试点政策与既有政策体系协调性低时，试点发起者一般采用验证型试点。发起者采用此类型试点的目的在于通过验证使试点接纳度提高，试点实施者及试点对象逐步形成共识。试点方案设计策略为规规矩矩严格执行，即发起者制定较为详尽的试点方案，除了目标原则、框架外，还要设计详细的试点内容、具体的实施步骤、明确的时间节点等。试点单位选择策略为随机选取，即随机选择较多的试点单位，而非凭申报确定，因为此情景可能出现选择性偏误。试点过程控制策略为强刚性控制，即试点单位严格按照试点方案执行，发起者全方位监督试点单位执行方案情况，同时提供政策、资金、专家等资源支持。此情境下，实施者自主开展工作动力较小，问责压力较大。

二　案例分析

2004 年 7 月到 2005 年 8 月，经过前期比较型试点，国家对试点地区的经验进行总结，逐步掌握了新农合制度框架及运行机制，同时试点地区以外对新农合制度的兼容性还不强，地方政府对如何开展工作认知不清晰，农民对制度的接纳度不够，因此国家进行了验证型试点（陈竺、张茅主编，2013：28）。

（一）模糊性弱

随着试点深入，政策模糊性逐渐下降：政策设计和实施模糊性下降，新农合制度框架及运行机制逐步形成，农村基层医疗机构服务条件有所改善，医护人员队伍建设有所加强；政策结果模糊性下降，试点地区农民就医状况有所改善、医药费用负担有所减轻。2004 年，国家对制度进一步探索，特别是重点对基层管理经办模式、农民个人参合缴费长效机制、基金分配原则与方法、基金监管机制等方面进行比较型试点。一些好的做法不断涌现，并得到广泛推广，逐步固化下来，成为完善新农合管理体制和运行机制的重要基础。政策模糊性进一步下降。

（二）兼容性弱

农民对新农合的认可度和接纳度，即农民与新农合制度的兼容性是制度能否成功最为重要的影响因素。而前文已述，很多农民对让他们交钱作为新农合制度筹资的一部分持不信任甚至抵触的态度。试点地区的农民从制度中得到实惠，因此态度有所转变，但未试点地区农民缺乏亲身经历，也缺乏试点信息获取渠道，因此依旧秉持既有态度。温家宝总理对《关于新农合试点工作情况报告》批示："必须尊重农民的意愿，因势利导，调动农民的积极性。"（陈竺、张茅主编，2013：28）正是因为农民兼容性如此重要以及尚有不足，温家宝总理才会如此重视。

（三）行动策略：完善方案后扩大试点范围

2004 年，国务院部际联席会议成员单位深入试点地区开展调研，认真分析各地存在的问题和不足，提出有关建议和工作思路。国务院部际联席会议对建议和思路进行研究达成共识，然后向党中央、国务院提交了《关于新农合试点工作情况报告》。胡锦涛总书记批示"继续加强领导，完善试点，因地制宜，循序渐进"，温家宝总理也做出批示（陈竺、张茅主编，2013：28）。为贯彻落实胡锦涛总书记、温家宝总理的批示精神，同年10月，第二次全国新农合试点工作会议召开，吴仪副总理做了讲话，会议确定了下一步工作的重点：合理调整试点方案后扩大试点范围，"通过适当扩大试点范围，夯实工作基础，确保试点工作健康、有序地开展"（陈竺、张茅主编，2013：29）。此时国家在既有试点地区开展比较型试点的同时，开始扩大范围，在更多的地区验证试点方案的可行性和适宜性。而之前国务院办公厅转发的卫生部等部门《关于进一步做好新型农村合作医疗试点工作的指导意见》明确提出："各地区在试点期间不要定指标，不要赶进度，不要盲目追求试点数量，要注重试点质量，力争试点一个成功一个……2004年原则上不再扩大试点数量。"国家之所以在不到一年的时间里从"2004年原则上不再扩大试点数量"到"适当扩大试点范围"转变，是因为国家对新农合的政策框架和机制流程有了较为清晰的认知。而且此轮试点选择试点地区时要求每个地（市）至少有一个试点县，即选择更有代表性的试点地区进行试点，验证其适应性和兼容性。截至2005年底，已有678个新型农村合作医疗试点县（市、区），覆盖农业人口2.36亿，参加合作医疗的人口达到1.79亿，参合率为75.7%。参合农民就诊率和住院率明显提高，就医经济负担有所减轻（中国政府网，2006）。

第五节　推广型试点

一　试点类型特点

当政策可操作性强、风险可控、目标可预期性强且试点接纳度高时，试点发起者一般采用此种策略，其实为政策快速扩散。此种策略选择的目的在于将政策快速在全域推行。其方案设计策略为照单全收，即发起者明确规定试点方案的全部细节，实施者依照执行。其试点单位选择策略为竞赛指定兼有，即尽量多地选择试点单位，对申请试点的单位予以鼓励，同时根据计划指定其他单位一并开展试点。其试点过程控制策略为强刚性控制，即此时试点路径已经清晰，下级单位只需严格按照试点方案实施即可，试点发起者比照正式科层体制下政策议题自上而下扩散模式推广试点，对下级单位明确任务和进度，严格管理。此时试点实施者自主性动机较弱，但问责压力大。

二 案例分析

2005年8月到2016年9月。2005年8月，国务院总理温家宝主持召开国务院第101次常务会议，对试点工作取得的成效给予肯定，同时提出扩大试点的要求（陈竺、张茅主编，2013：30）。按照2005年国务院新农合部际联席会议的要求，由北京大学、中国社会科学院、农业部农村经济研究中心和卫生部统计信息中心等组成的评估工作组于2006年3月至7月对新农合试点情况进行了全面评估。本书从政策兼容性和模糊性两个维度对评估报告进行再审视。

（一）政策兼容性强

一是政策对象兼容性强，受到农民欢迎。新农合制度得到农民的广泛认可，参合率持续升高，评估组入户调查发现90%的参合农民家庭表示下一年愿意继续参加，在未参加的农民中有51%的人表示下年度要参加。二是行政管理体系兼容性强，政府职责清晰。明确政府的管理责任，即建立管理和经办机构，承担人员和工作经费，新农合管理已纳入地方政府的公共事务管理职责；明确政府筹资责任，规定了各级政府的筹资标准。

（二）试点议题模糊性弱

一是试点政策框架、措施以及组织体系基本形成。建立了新农合实施办法以及基金管理、财会管理、审计监督、定期公示等一系列管理制度，形成了新农合管理经办、医疗服务提供、贫困医疗救助等组织体系。二是探索适宜的补偿模式，不断完善实施方案。试点地区因地制宜地制订方案，第一批试点县（市）的新农合基金使用率从71%提高到91%。三是试点结果模糊性弱。试点证明改善农民基本医疗服务利用，减轻就医经济负担的政策目标能够实现，应住院而未住院率下降15%，2004年农民平均住院费用占其纯收入比例从原来的89%降为65%（陈竺、张茅主编，2013：32）。

（三）行动策略：快速提高试点覆盖面

2005 年 8 月，国务院总理温家宝主持召开国务院第 101 次常务会议，对试点工作取得的成效给予肯定，同时提出 2006 年开始加速推进新农合制度建设，将试点县由 2005 年 8 月的 21% 扩大到 2006 年的 40% 左右（陈竺、张茅主编，2013：30）。为贯彻落实国务院常务会议精神，2005 年 9 月第三次全国新农合试点工作会议在江西南昌召开。会上，国务院副总理吴仪对下一步工作进行部署：一是扩大试点覆盖面，2006 年要扩大到 40% 左右，同时避免盲目扩大试点，发生强迫命令、违背农民意愿等；二是提高财政补助标准，扩大中央财政补助范围；三是深入解决试点工作的难点问题，如建立稳定的筹资机制、推进农村医疗救助、加强医疗机构监管等（陈竺、张茅主编，2013：30）。

国家领导人的高度重视很快转化为各部门的行动。2005 年 8 月，卫生部、财政部印发《关于做好新型农村合作医疗试点有关工作的通知》，要求对通过检查评估的市（地）增加 2 个试点县（市），东部地区根据实际情况可适当加快试点速度。同时，进一步明确试点县（市）遴选标准，即地方政府高度重视，主动提出申请；农民参加合作医疗积极性较高，农村基层组织比较健全；地方各级财政能够保证补助经费，并及时、足额到位；卫生行政部门管理能力较强，农村医疗卫生服务管理比较完善；乡镇卫生院上划县级管理，改革到位；医疗救助制度同步建立；保证合作医疗经办机构编制、人员、经费，购置计算机等必要办公设备。2006 年 1 月，卫生部等 7 部门联合印发《关于加快推进新型农村合作医疗试点工作的通知》，对试点目标进行了明确规定："2006 年，使全国试点县（市、区）数量达到全国县（市、区）总数的 40% 左右；2007 年扩大到 60% 左右；2008 年在全国基本推行；2010 年实现新型农村合作医疗制度基本覆盖农村居民的目标。"

截至 2006 年底，全国开展新农合的县（区、市）占总数的 51%，覆盖 4.1 亿农民（陈竺、张茅主编，2013：32），超额完成中央的任务。

三　讨论

（一）试点接续

从总体发展趋势看，试点沿着探索型试点、比较型试点、验证型试点、推广型试点的路径发展，推广型试点结束后就会进入政策推广阶段，试点的使命也宣告完成。试点议题设立之初，议题兼容性不足、模糊性强，于是试点发起者遴选试点单位，给予其较大自主性，试点呈现出探索型特征。经过一段时间的探索，试点地区对试点议题的兼容性提高，试点议题的政策框架也逐渐清晰，但是政策实施、流程、结果等的模糊性仍然较强，为此发起者围绕不同的政策进行比较，试点呈现出比较型特征。经过一段时间的比较，试点发起者对政策议题的框架、实施、结果等都较为清晰，但是试点地区以外的地方对试点议题接纳度低、兼容性弱，为此试点发起者扩大试点范围，遴选更多的试点地区并要求试点地区按照试点方案推进，目的是检验试点方案在更大范围的兼容性和推广性，试点呈现出验证型特征。经过验证，试点发起者认为试点方案成熟，各地接受性强，于是试点进入推广阶段，目的是扩大试点覆盖面。

（二）试点并行

在一个宏大的政策试点中可能存在比较型试点和验证型试点并行的情形，即边探索边验证。本书的新农合试点案例就存在此情形，国家在完成探索型试点后，进入比较型试点和验证型试点并行的阶段。但两者的场域和目的不同：比较型试点是在原有的试点地区开展，目的是对试点政策的细节等进行探索，以求完善试点方案；而验证型试点是选择新的试点地区开展试点，目的是对已经探索出来的试点方案进行验证，探究其正确性以及与试点地区的兼容性。由此形成试点流程：先试点地区探索经验，总结后放入后试点地区验证，验证后再完善试点方案。两个类型难以区分孰轻孰重，同等重要。此种模式的优势在于提高试点效率，对于复杂试点议题以及时间限制严格的试点议题较为适合。

（三）试点嵌套

在一个宏大的政策试点中可能存在主要的试点形式嵌套其他试点形式的情形，试点全过程都会嵌套探索型试点。本书的新农合试点案例就存在此情形，在验证型试点中，对试点地区探索的经验及时修正和完善试点方案；在推广型试点中，仍在不断完善试点方案，试点地区探索适宜的补偿模式，如住院统筹加家庭账户模式、单纯大病统筹模式等。

第六节　本章小结

决策者的试点策略选择受到模糊性和兼容性两因素影响明显，本书基于此两因素建立"模糊—兼容"模型。

模糊性是政策的重要属性，整个试点过程就是在模糊性的情境下展开的，其强弱对试点进程、试点能否成功有重要影响。本书从目标模糊性、方案模糊性、执行模糊性、结果模糊性等四个维度识别试点模糊性。兼容性是试点政策在实施中被认同、接受、遵守、协同的程度，既有政策的不同价值导向、试点参与者的价值观、政策利益博弈以及政策信息阻隔等都会影响试点的兼容性，本书从政策体系兼容性、试点实施者兼容性、政策受众兼容性等三个维度识别试点兼容性。基于上述两个影响因素，本书提出试点发起者在试点过程中的四种策略选择：模糊性强、兼容性弱时选择探索型试点，模糊性强、兼容性强时选择比较型试点，模糊性弱、兼容性弱时选择验证型试点，模糊性弱、兼容性强时选择推广型试点。

基于逻辑推演和案例分析，本书对各试点模式从目的、目标设计策略、方案设计策略、试点单位选择策略、试点单位数量策略、试点过程控制策略、实施者感知及实施者应对策略等维度进行分析，详见表5-2。

表5-2　不同试点策略选择对比

策略选择	探索型试点	比较型试点	验证型试点	推广型试点
情境	模糊性强 兼容性弱	模糊性强 兼容性强	模糊性弱 兼容性弱	模糊性弱 兼容性强
目的	探索如何设计 政策工具	寻求更为适宜 的政策工具	提高接纳度， 形成共识	将政策快速 在全域推行
目标设计策略	导向性目标	较量化目标	量化目标	量化目标
方案设计策略	目标导向并 自主摸索	规定动作加 自选举措	严格执行加 范围内探索	照单全收
试点单位 选择策略	竞赛辅以追认	竞赛为主 指定为补充	随机选取	竞赛指定兼有

续表

策略选择	探索型试点	比较型试点	验证型试点	推广型试点
试点单位数量策略	少量	增多或保持	增多	尽量多
试点过程控制策略	柔性控制	弱刚性控制	强刚性控制	强刚性控制
实施者感知	自主性压力大，问责压力小	自主性压力较大，问责压力较小	自主性压力较小，问责压力较大	自主性压力小，问责压力大
实施者应对策略	工作主动性强，执行性弱	工作主动性较强，执行性较弱	工作主动性较弱，执行性较强	工作主动性弱，执行性强

四种类型的试点是试点过程中试点发起者的策略选择，本书为了学术研究对其过程进行了简化，在实践中特定试点阶段会有一个主要的策略选择，同时也会有其他策略选择，即在同一个试点阶段可能同时出现多个试点策略。例如，2006年卫生部等7部门印发《关于加快推进新型农村合作医疗试点工作的通知》时，中央经对全国新农合制度推进情况进行研判，采取推广型试点的策略。该文件对如何推进试点进行了明确规定，同时也提出探索农民参与监督和民主管理的长效机制，保证农民的知情权和监督权，此属于探索型试点的策略。再如，2008年新农合制度完成全国推广，在整体制度层面已经完成试点工作。但2008年的全国新农合工作会议明确提出开展以地市级为统筹层次的试点、大病统筹和门诊统筹相结合的试点、新农合与居民医保相衔接的试点等，从这三项试点的微观层面看，尚处于探索型试点阶段。

运用试点作为政策工具的政策议题往往模糊性强、接纳度低，试点周期较长，试点发起者大多会采取多种策略，大致会经过探索型试点、比较型试点、验证型试点、推广型试点的先后过程。当然，并不是每项试点都会呈现这四种策略，试点发起者会根据试点实践灵活运用。其运用的顺序也并不固定，会根据时间需求顺势调整。本书主要从发起者的维度分析试点策略，下一步还可以探讨试点实施者的应对策略，进而形成双方互动的图景。同时应该认识到，试点中发挥主导作用的是上级发起者，其控制着试点的节奏和进程，当然发起者需要尊重事实、尊重实践、因势利导、调动和发挥各方积极性方能取得试点成功，实现政策目标。

　　根据本章分析，形成命题四（试点策略选择）：受议题模糊性和兼容性影响，形成四种试点策略：探索型试点（模糊性强兼容性弱）、比较型试点（模糊性强兼容性强）、验证型试点（模糊性弱兼容性弱）、推广型试点（模糊性弱兼容性强）。

第六章　政策试点实施互动机制

试点形态是政策试点中由试点发起者和实施者的行为组成的试点状态。试点过程由以时间为序列的试点形态接续而成。第五章阐述的试点策略和本章阐述的试点形态既有区别又有联系（详见第二章第三节）。

试点发起者和实施者的行为逻辑可用计划行为理论解释。计划行为理论是社会心理学中经典的态度行为关系理论，该理论认为行为态度、主观规范和知觉行为控制等三个因素影响行为意向，进而影响行为选择（Fishbein and Ajzen，1975）。在政策试点情境下，上述三个因素受政策属性影响，进而影响试点双方的行为选择，当双方在试点情境下做出行为选择后，试点形态生成（见图6-1）。政策试点议题属性发生变化，会传导给试点形态，引致试点形态改变。本章重点讨论政策试点发起者和实施者基于政策属性采取行为选择，双方行为互动生成的试点形态以及试点形态转换。

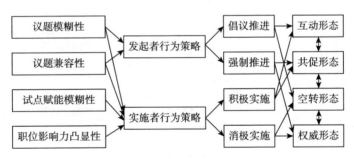

图6-1　试点实施互动机制模型

第一节　试点发起者行为选择

一　发起者行为选择开放式编码

对受访者谈及的试点发起者行为进行开放式编码，共得到20条原始语句及相应的初始概念。进一步对初始概念范畴化，初步得到降低方案模糊性、降低执行模糊性、降低结果模糊性、验证适宜性、验证兼容性、试点自主性高、实施者自主性低、注重积极性、形成共识等 9 个范畴，具体见表 6-1。

表 6-1　试点发起者行为选择开放式编码范畴化

范畴	初始概念	原始语句（简）
降低方案模糊性	政策建议模糊	B1：对政策拿不准的时候，尽管面不广，也不深，但没有政策储备，需要试点
	思路模糊	B5：没形成清晰思路，也提不出具体措施
	制度设计模糊	B4：制度设计出台的政策，一般是定方向，制度的落地不一定会有成形的东西，需要从试点起步
降低执行模糊性	细节模糊	B4：制度已经明确了，需要细化具体操作的工作，这样就需要分析是否需要试点，就要看工作的复杂性，涉及的面、宽度以及业务的深度来确定其是否需要试点
	具体措施模糊	C1：政策的框架有，但是对具体怎么做不清楚
	路径不清	B2：政策框架具备但具体措施步骤难以判断，需要细化的应试点
降低结果模糊性	缺乏信心	B5：要试点的内容是原来政策体系中欠缺的，这些内容可能有好的结果，也可能有不利的结果。尽管设计时进行全面的考虑，但在现实运用中可能存在问题，不能完全预测到
	利益冲突大	B1：改革触动利益太深，过于敏感，内部利益和公众利益调整需要试点
验证适宜性	验证正确性	B4：我已经有倾向了，只是这个政策是否符合实际没有底儿，这样就有意向的去试点，以验证政策内容是否符合政策导向
	检验政策结果	C1：检验政策效果能否达到预期
	政策清晰	B3：公立医院取消药品加成、调整服务价格等，到目前阶段，都是规定动作，路径是清晰的，一条一条告诉你怎么做

范畴	初始概念	原始语句（简）
验证兼容性	检验政策适应性	C1：有些做法在局部是成功的，作为经验报上来，进行试点，看能否在全国推广，看看整个行政管理体系能否接受它
	验证可推广性	B3：每个地方有自己的背景和条件，如领导重视程度、群众关切度等，一个地方成功不一定别的地方成功，因此不一定能推广和应用
试点自主性高	自主探索	B4：我们列了改革的十个方面，地方可以自选从哪些方面改，十条以外的也可以做
	框架下探索	B4：即使规定动作也没有一模一样的规定，而是列出几个方面，如规定人的培养模式探索，至于培养的方式方法，是线上还是线下，我们就没有具体规定，由各地自主选择
	框架约束	B3：如果没有统一框架，试点就会走偏
实施者自主性低	严格执行文件	B3：公立医院取消药品加成、调整服务价格等，到目前阶段，都是规定动作，路径是清晰的，一条一条告诉你怎么做
注重积极性	下级自愿	B4：当只有方向时，选择有积极性的、愿意做试点的地区开展试点，这种试点以地方自愿为主
形成共识	统一思想	C1：试点也是说服行政管理体系的方法
	部门间缺乏共识	B3：对于公立医院改革，我们提出从取消药品加成入手，有的部门提出从建立现代医院管理制度入手，先规范医疗服务行为再取消药品加成，或认为取消药品加成不是根本的解决办法等，部门间有不同意见

二 发起者行为选择主轴编码

在开放式编码的基础上，根据不同范畴的相互关系和逻辑次序进行归类，形成 5 个主范畴：①试点探索，包括降低方案模糊性、降低执行模糊性、降低结果模糊性；②试点验证，包括验证适宜性、验证兼容性；③实施自主性，包括试点自主性高、实施者自主性低；④实施意愿，包括注重积极性；⑤思想软化，包括形成共识。对主范畴和对应范畴的关系及对应范畴的内涵进行归纳，具体见表 6 - 2。

表 6 - 2　试点发起者行为选择主轴编码范畴化

主范畴	对应范畴	范畴内涵
试点探索	降低方案模糊性	为降低方案框架和制度设计模糊性进行试点
	降低执行模糊性	当试点路径和具体措施模糊时进行试点
	降低结果模糊性	当试点的利益冲突大、对试点结果缺乏预期时进行试点
试点验证	验证适宜性	当政策清晰，需对政策设计的正确性和结果进行验证时，进行试点
	验证兼容性	选取新的试点单位验证试点议题与政策环境的兼容性和可推广性
实施自主性	试点自主性高	试点发起者授权试点单位在大框架下自主设计政策进行探索
	实施者自主性低	当进行试点验证时，试点单位严格按照文件执行
实施意愿	注重积极性	选择积极性高的单位开展试点
思想软化	形成共识	通过试点结果使行政管理体系内部、上下级、不同地区参与者对试点形成一致性认知

运用 NVivo 12 质性分析软件和扎根理论，围绕"试点发起者行为选择"的主题，按照三级编码规则，对访谈记录进行三级编码，主要编码节点关系如图 6 - 2、图 6 - 3、图 6 - 4 所示。

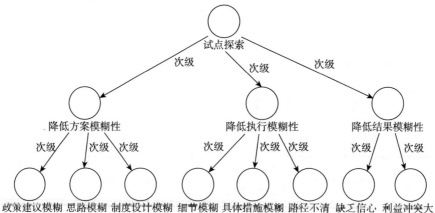

图 6 - 2　试点探索编码节点关系

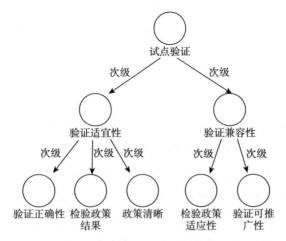

图 6 – 3　试点验证编码节点关系

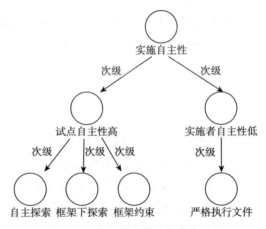

图 6 – 4　实施自主性编码节点关系

三　发起者行为选择选择性编码

本书从试点议题的模糊性和兼容性出发，分析政策试点发起者行为选择的影响因素。

（一）模糊性

此处的模糊性是试点发起者对试点议题缺乏认知或认知不同的状态。试点方案、执行和结果等都可能影响试点模糊性。实施自主性是试点实施者在试点过程中不受试点议题约束，自主开展试点的程度。当实施者严格按照上级要求开展试点、较少自主探索时自主性低，反之自主性高。当议题清晰，发起者进行试点验证时，试点实施者自主性较低；而当议题模糊性强，发起者不知该如何设计试点时，进行试点探索，实施者会有更高的自主性。

1. 试点探索

试点探索指试点发起者为细化试点议题目标、制订方案、明确实施策略、提高结果预期等采取的探索性措施，意在降低模糊性。此类模糊性本书称为设计模糊性。首先需要探索清楚政策框架，"制度设计出台的政策，一般是定方向，制度的落地不一定会有成形的东西，需要从试点起步"（B4）。制度框架清晰后，需要对制度如何落实、如何操作进行试点探索，"政策框架具备但具体措施步骤难以判断，需要细化的应试点"（B2）。试点举措能否达到政策目标即试点效度也是发起者关注的内容，"要试点的内容是原来政策体系中欠缺的，这些内容可能有好的结果，也可能有不利的结果。尽管设计时进行全面的考虑，但在现实运用中可能存在问题，不能完全预测到"（B5）。可见，试点探索是因为发起者对试点议题的特定方面认知尚不清晰，不知如何设计、实施等。

2. 试点验证

发起者对试点目标量化、方案设计、具体措施操作等都较为清晰，但实践中是否可行，能否达到政策目标的模糊性较强。本书称之为适应模糊性。为降低适应模糊性，发起者需要进行试点验证。试点验证指试点发起者为验证试点目标、方案、实施策略等的正确性、适宜性而选择试点单位进行验证。主要包括两种类型的验证。一是适宜性验证，即验证试点设计的正确性。"我已经有倾向了，只是这个政策是否符合实际没有底儿，这样就有意向的去试点，以验证政策内容是否符合政策导向。"（B4）二是兼容性验证，即验证更换试点地区后试点能否成功。"每个地方有自己的背景和条件，如领导重视程度、群众关切度等，一个地方成功不一定别的地方成功，因此不一定能推广和应用。"（B3）"有些做法在局部是成功的，作为经验报上来，进行试点，看能否在全国推广，看看整个行政管理体系能否接受它。"（C1）。

3. 模糊性与发起者知觉行为控制

模糊性会影响试点发起者知觉行为控制，即感知到推进试点容易或困难、是何种类型的困难，进而采取应对措施。当试点议题设计模糊性强时，发起者感知到试点阻力在于对试点设计的未知性，通常进行试点探索；当适应模糊性强时，发起者感知到试点阻力在于试点推广的不确定性，通常进行试点验证。实施者面对两种情形的自主性不同，即面对试点议题设计模糊性强时，试点发起者通常会进行试点探索，实施者相应具有较高的实施自主性；面对试点议题是否可行的模糊性强时，试点发起者通常会进行试点验证，实施者具有较低的实施自主性。

（二）兼容性

此处兼容性指政策试点议题与参与者、实施者认知体系的一致性，本书称为认知兼容性。当兼容性强时，实施者感受到的压力较小，兼容性弱时则压力大。

1. 思想软化

思想软化是指试点发起者通过试点使实施者以及其他参与者对试点议题的认知与发起者的认知趋同。在政策试点实践中，不同参与部门的观点会有很大相异性，导致试点推进和推广困难，因此可通过试点使相关人员思想软化。"对于公立医院改革，我们提出从取消药品加成入手，有的部门提出从建立现代医院管理制度入手，先规范医疗服务行为再取消药品加成，或认为取消药品加成不是根本的解决办法等，部门间有不同意见。为此我们进行不同路径的试点。"（B3）有的实践中思想软化发挥了积极作用。"我们当时做社区卫生综合改革时，其中有一项内容是购买和财政拨付选择，一是财政管机构，给经费；二是财政购买服务，但是不管机构。在不同地区进行不同探索。大部分地区基层卫生服务采用财政拨款的方式，而辽宁铁岭做财政购买服务，开始我们对铁岭并不看好，我陪着财政部和部里领导去现场看，改变了我们财政购买完全不行的想法。"（B4）

2. 实施意愿

实施意愿指试点实施者承接试点后对试点采取的接纳、认同以及积极参与的主观态度。实施意愿强代表实施者有接纳试点的意愿和积极动员各种资源推进试点的态度，实施意愿弱则反之。当试点设计模糊性强时，发起者给予实施者较高的自主性，授权其进行试点探索，此时实施者的意愿较为重要；当试点适应模糊性强时，发起者给予实施者较低的自主性，要求其进行试点验证，此刻实施者的意愿重要性较小。

3. 兼容性与发起者主观规范

如前所述，模糊性、凸显性、兼容性与知觉行为控制、主观规范、行为态度之间并非严格一对一的关系，对试点发起者来说，兼容性更多地影响其主观规范。主观规范指个体在决策是否执行某特定行为时感知到的社会压力，它反映的是重要他人或团体对个体行为决策的影响（Fishbein and Ajzen，1975）。当试点的认知兼容性弱时，试点发起者感受到较大的外部影响和压力，不利于试点实施，为此，应通过试点软化参与者思想，增强兼容性。

四　试点发起者策略选择

根据主轴编码，将试点发起者行为选择的主范畴连接起来，形成更宽泛的大类范畴，用一个故事线将各范畴整合起来，得出试点发起者的两种行为策略，即倡议推进和强制推进。

（一）倡议推进策略

有的试点目标在于通过探索试点议题降低试点模糊性，在此目标引导下上级决策者选择参与意愿强、实施试点积极性高的地区承担试点任务，给予试点单位较大的自主性，授权和鼓励其开展符合试点目标的政策探索，本书将决策者此种策略定义为倡议推进策略。

1. 行为策略目标

通过对试点议题的探索降低今后试点推广的模糊性是倡议推进策略的目标。据前文分析，试点目标是较为明确的，但试点方案、实施和结果有不同程度的模糊性。①降低方案模糊性。政策储备不足是试点方案模糊性强的重要原因，"对政策拿不准的时候，尽管面不广，也不深，但没有政策储备，需要试点"（B1）。很多试点启动时都"没形成清晰思路"（B5）。②降低执行模糊性。受访者 B5 提出，制度明确后需细化如何操作，要分析工作复杂性、涉及面以及业务深度来确定其是否需要试点。③降低结果模糊性。当试点发起者对试点内容缺乏信心时，通常采用试点的方式降低结果的模糊性。"要试点的内容是原来政策体系中欠缺的，这些内容可能有好的结果，也可能有不利的结果。尽管设计时进行全面的考虑，但在现实运用中可能存在问题，不能完全预测到。"（B5）

2. 行为策略方式

试点发起者通常采用两种行为策略。①增强试点单位的主动性。上级发起者与具备试点条件的单位进行非正式沟通，委婉提出由其承接试点的意思表示，倡导、鼓励下级承接试点项目。通过设立竞争锦标赛机制，对试点成效优秀的单位给予表彰、宣传、高层领导批示、物质奖励等方式调动试点单位积极性。②授权和鼓励下级自主探索，进行政策创新。决策者通常明确提出试点目的和目标，但对具体任务、内容、步骤、策略和时间限制等不做硬性规定，只要试点地区的行为符合上级设置的试点方向和目标，且没有触犯法律，就不会强制干涉下级试点行为。倡议的方式有：在综合性文件或试点文件中对试点工作以"鼓励""希望积极参与""提倡""探索"等表述做出要求。甚至只要符合试点目标，就算下级未按倡导内容实施试点，决策者也不采用强制手段干涉。

3. 影响因素

①政府领导干部认为试点失控风险小，后果可承受。倡议推进策略下试点单位被授予政策创新的职能，上级决策者通过设定政策框架、监督试点进展、参与试点进程等方式，确保试点地区自主探索不会给试点工作带来不利影响。②试点单位能动性较强。上级决策者通常设计试点竞争锦标赛机制，以激发试点单位参与试点的积极性。该机制发挥作用的假设条件是试点单位参与者对晋升、荣誉等激励敏感，政策创新意愿强烈，对试点有较强烈偏好。③时间限制较弱。试点单位自主探索存在较大不确定性，一方面有失败的风险，另一方面试点结果与上级决策者试点需求有可能不符，因此时间限制较弱的试点更适合运用倡议推进策略。

（二）强制推进策略

有的上级决策者为检验试点议题的可行性并为下一步推广提供政策支持，确定试点单位并要求其严格按照试点任务开展试点工作，本书将决策者此种策略定义为强制推进策略。

1. 行为策略目标

当试点议题的模糊性下降时，决策者需验证其政策设计的适宜性和兼容性。具体包括以下三个方面。①检验政策可行性。包括：检验拟全域推行的政策能否被整个行政管理体系所接受；政策框架和路径已经明确，但对是否可行缺乏信心，通过试点检验政策科学合理性；政策由少量组织进行试点，检验能否在更大范围内实行。②统一各部门意见。通过试点推进的改革一般会涉及意见相左的多个部门，通过试点可检验试点设计的正确性，从而使各方认识达成一致。受访者 B3 说："对于公立医院改革，我们提出从取消药品加成入手，有的部门提出从建立现代医院管理制度入手，先规范医疗服务行为再取消药品加成，或认为取消药品加成不是根本的解决办法等，部门间有不同意见。……试点证明我们提出的路径是正确的，现在也没有大的不同声音了。"③总结提炼可供全域推广的经验。每个组织都有自己的背景和条件，如领导重视程度、群众关切度等，一个地方试点成功不代表别的地方成功；如果没有设定框架，会出现各种做法，试点过程中路径、方向不一致，形成多种路径和形态，无法推广和应用。

2. 行为策略方式

上级要求下级必须按照上级决策开展试点工作，而不能拒绝或偏离上级设定的路线。具体来讲，试点目标、任务和路线不可变。试点发起者会密切关注实践进展情况，通过检查、督查、调研、工作会议、上报的数据等获取下级试点推进情况，分析滞后原因，如果是方案问题则进行调整，修改中观、微观条款，调整路径、步骤和时间节点。根据其需求对试点进行正向激励或反向调整：正向激励，即通过对试点单位肯定、表扬、视察、开现场会、经验推广等形式明确表示支持，对试点进行调适，或者进一步扩大试点区域和丰富试点内容；反向调整，即对试点的行动予以及时纠正等。

当然，并非所有的内容都有强制性，上级对试点具体步骤、完成时限以及采用的政策工具也会给出要求，但是强制性弱一些，因为试点本身就是"摸着石头过河"，"河底""河水"情况不明，下级政府可根据遇到的问题及时调整步骤，采用最恰当的政策工具。强制推进一般通过正式文件明确规定出来，并辅以领导指示。

3. 影响因素

发起者采用强制推进策略的影响因素有以下三个。①政府领导干部认为试点失控风险大，后果严重。在一些领域试点过程中，稍有不慎便会给行政管理、后期恢复、社会秩序、政府威严等带来严重或较为严重的影响。此类试点中，政府领导干部一般对试点目标、任务、路线等采取强制推进策略。②试点决策者外来压力大。高层领导者或试点发起者以批示、文件、会议讲话、对社会公开承诺等形式，明确要求必须完成任务；民众通过媒体或直接表达，迫切希望解决某问题；时间限制明确且紧迫，如领导批示有明确时间要求，有考核督查等跟进措施，对社会有公开承诺，两会议案或提案有办理时限要求等。③试点单位参与试点意愿强。试点单位的政府工作人员特别是领导者受晋升、职业责任感、个人特质等影响，政策创新意愿强烈，对试点有较强烈偏好。

第二节　试点实施者行为选择

一　实施者行为策略开放式编码

对受访者谈及的试点实施者实施试点方式进行开放式编码，得到 33 条原始语句及相应的初始概念。进一步对初始概念范畴化，初步得到经济动机、成就动机、职业精神、风险厌恶、上向信任、遵从领导者、政策工具认同度、目标认同度、设计缺陷、政策授权、实施条件、内部兼容性等 12 个范畴，具体见表 6 - 3。

表 6 - 3　实施者行为选择开放式编码范畴化

范畴	初始概念	原始语句（简）
经济动机	资金吸引力大	A6：从前期医改看，有资金支持的试点大家都愿意干
	为资金试点	B4：有些试点城市目的不纯，除了获得试点城市名誉，同时想获得试点经费，而有些试点没有经费，而是让地方配套性投入，当其承受任务和配套资金压力时，积极性就不高了
	不为资金试点	A3：我们不会为了试点配套的钱来做，否则拿到钱也做不好
	关注资金投入	A4：如果这件事情是一个普遍性问题，需要突破，上级只说试点，但没有资金支持，则地方不太愿意承接
成就动机	为民情怀	B3：作为地方政务执行者，更重要的是执政为民、立党为公的情怀，以老百姓利益和事业发展为解决问题的出发点，这样试点才有生命力和可持续性。如果只是为了政绩或个人目的，则试点不会长久

范畴	初始概念	原始语句（简）
成就动机	职业发展	B3：试点做好了，个人事业和职务也会发展，因为各级领导都看得见，但这不是最初的目的
	声誉提高	A1：全国反正要推行，早晚得干，先推行可以有好名声
	能力提升	A6：自己可以学习很多东西，为今后工作积累经验
职业精神	担心错过窗口期	A2：如果不争取国家试点，城市就会错过窗口期
	工作紧迫性	A6：如果资金或政策少，是否试点？与我们目前重点工作有关，就是钱少也要去试。三明是不做不行了，我们医保基金紧张，但是没到三明的程度，所以我们的改革不容易推进
风险厌恶	高风险厌恶	A5：愿意做试点的人不多，如果看准了，人家自己就有步骤地做了，如果试点不成功就撞南墙了，你摸石头过河，别人摸你过河，你摸不好就掉进去了
	勇于试错	A4：国家有试点任务时，我们决定是否试点，不会考虑条件成熟、人力、物力、财力等因素，因为试点试的就是这些内容
上向信任	响应上级	A3：我们相信国家顶层设计，国家认可这件事，我们肯定推，义无反顾
	相信上级	A6：国家提出要做试点，肯定经过充分考虑和论证
	承担使命	A6：国家提出题目，怎么走就需要我们去尝试
	迎难而上	A1：上级认为能达到，我们认为达不到的试点任务，我们通常先推，尝试一下，走一步试试，过一段时间再反馈
遵从领导者	下级政府领导者态度很重要	A1：上级有试点任务，看主要领导的态度，领导想做，我们就向上面争取试点
	领导重视	A6：主要领导重视非常重要
	服从上级安排并与之沟通	A2：局长沟通，因为局长能从宏观出发说清楚干不成的原因。如果是局党委会定的，不执行不行，那就干，然后及时反馈
政策工具认同度	先进地区自主创新	A5：你看看上海什么时候做试点了，做过什么试点，很多时候是自己做成熟了，国家拿过去用

续表

范畴	初始概念	原始语句（简）
目标认同度	目标难实现	A1：对于明确的数字类的试点要求，如要求配套资金多少，一看就达不到，就实事求是地跟上级汇报
设计缺陷	试点与问题错配	A3：如果觉得不成熟，问题和想试点的事没有对接起来，就不想去做，实事求是是关键
	试点与实践不符	C1：政策设计本身不合理，跟实践不对应
政策授权	政策授权重要性	B3：我们给做医改试点的城市2000万元补助，钱也重要，但关键是能否给政策权限，让地方把医疗服务体系建立起来，这是地方最关注、最看重的东西
	试点是创新依据	A2：因为国家给了先行先试的权利，可以进行创新，不试点就没有依据做
	以试点为抓手	A3：我们想干一些事情，但有太多政策约束，改革没有抓手，没有依据，就想通过试点推进改革
	突破改革瓶颈	A4：在改革中碰到问题，需要突破，承接国家试点可以为突破瓶颈争取政府和部门配合寻找契机，搭建平台。因为试点都会成立领导小组和工作小组，相关部门的人会参与进来
实施条件	技术条件不具备	B2：要有技术支撑，需要技术性强的试点，解决不了就推进不下去
	基础条件不具备	B2：基础条件问题，如经费问题、技术问题
内部兼容性	利益集团抵制	B5：措施对利益相关方有影响，其会采取抵制态度
	部门间不配合	A1：很多时候试点做不成是因为部门配合不畅，如医联体要医生下沉到镇上，很难做，因为社保求资金不穿底，老百姓要好医生，结果卫生自己改，发现笼子腾出来了，鸟没换进去，物价不给你调价格，医院亏损了，你说怎么改？
	承接试点动机不纯	C1：实施者并不都是真的按照试点方案落实，有的是假试点，没有真正当成重大事项来做，执行力不足
	不重视	B5：地方上对试点不重视

二　实施者行为策略主轴编码

在开放式编码的基础上，根据不同范畴的相互关系和逻辑次序进行归类，形成 5 个主范畴：①实施者动机，包括经济动机、成就动机、职业精神；②实施者政策工具认知，包括风险厌恶、政策工具认同度；③试点赋能，包括目标认同度、设计缺陷、政策授权；④实施环境，包括实施条件、内部兼容性；⑤职位影响力，包括上向信任、遵从领导者。表 6－4 对主范畴和对应范畴的关系及对应范畴的内涵进行了归纳。

表 6－4　实施者行为选择主轴编码范畴化

主范畴	对应范畴	对应范畴内涵
实施者动机	经济动机	试点中的资金投入激励试点参与者推进试点
	成就动机	为民服务和奉献的情怀、获得荣誉、能力提升、职务提升等激励试点参与者推进试点
	职业精神	从全局出发主动承接试点，克服困难，将试点作为使命
实施者政策工具认知	风险厌恶	担心试点失败后利益受损，厌恶度高的更倾向于消极对待试点
	政策工具认同度	对试点这一政策工具能不能推动解决政策议题的判断
试点赋能	目标认同度	试点单位对试点目标是否科学、能否实现的判断
	设计缺陷	试点方案设计存在不足、与实践脱节等，其会影响试点单位实施试点
	政策授权	以试点为契机进行政策创新，突破政策瓶颈，搭建改革平台
实施环境	实施条件	试点单位资源、技术条件等是否满足试点要求
	内部兼容性	试点单位领导重视程度、利益集团行为、部门间配合等影响试点实施
职位影响力	上向信任	服从上级、信赖上级，愿意承担上级交办的工作
	遵从领导者	遵从本单位决策者的决策，积极推进试点

运用 NVivo 12 质性分析软件和扎根理论，围绕"试点实施者行为选择"的主题，按照三级编码规则，对访谈记录进行三级编码，主要编码节点关系如图 6－5、图 6－6、图 6－7、图 6－8、图 6－9 所示。

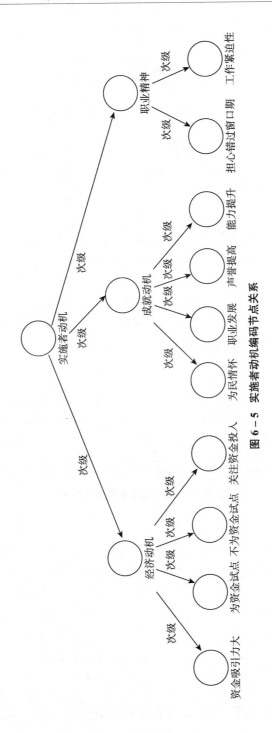

图 6 - 5 实施者动机编码节点关系

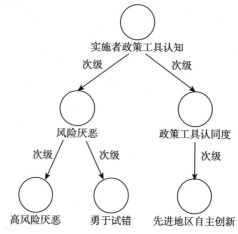

图6-6 实施者政策工具认知编码节点关系

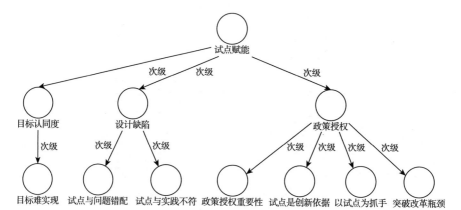

图6-7 试点赋能编码节点关系

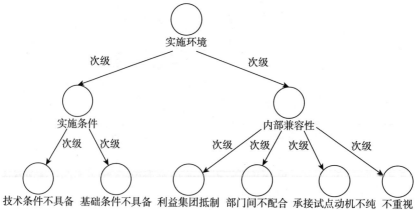

图6-8 实施环境编码节点关系

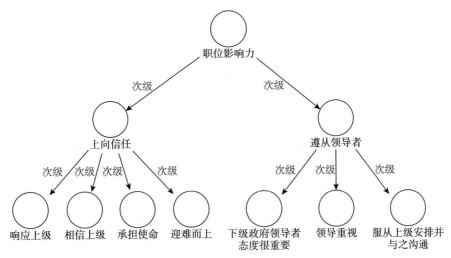

图 6 - 9 职位影响力编码节点关系

三 实施者行为选择选择性编码

本书从试点议题的兼容性、模糊性和凸显性等三个政策属性出发，分析试点实施者行为选择的影响因素。

（一）试点议题兼容性

试点议题兼容性是试点议题与实施者的动机、信心以及试点环境相一致的程度。兼容性强时，实施单位更有可能采取积极的行动策略，兼容性弱时更有可能采取消极的行动策略。

1. 实施者动机

动机可以分为内部动机和外部动机，研究者一般认为内部动机具有适应性，与个体的注意力集中、工作卷入与良好的工作绩效等有关；外部动机指那种不是由活动本身引起而是由与活动没有内在联系的外部刺激或原因诱发出来的动机。内部动机对个体活动有更强、更稳定、更持久的作用，而外部动机受外在调节的控制，会随着外部刺激的减弱而减弱。不同动机对个体的影响不同，有的个体受内部动机影响显著，即内部动机导向；有的个体更易受外部动机影响，即外部动机导向。

试点实施者的成就动机包括为民情怀、声誉提高、能力提升、职业发展等，属于内部动机，是试点能取得成效的重要主观因素，当试点的价值导向与内部动机导向实施者的价值观趋同时，能够激发实施者试点积极性。正如受访者 B3 所言："作为地方政务执行者，更重要的是执政为民、立党为公的情怀，以老百姓利益和事业发展为解决问题的出发点，这样试点才有生命力和可持续性。如果只是为了政绩或个人目的，则试点不会长久。"在实施试点取得成效的同时，个人获得荣誉、能力提升和职位晋升也是内部动机导向实施者所预期的，"试点做好了，个人事业和职务也会发展，因为各级领导都看得见，但这不是最初的目的"（B3）。有的实施者具有较强的职业精神，从工作需求出发认知和判断试点，"如果不争取国家试点，城市就会错过窗口期"（A2）。综上，试点议题的价值导向、结果与内部动机导向实施者有更强的兼容性。

试点实施者的外部动机在试点中主要是上级的资金支持。外部动机导向实施者更关注上级是否有资金支持以及投入资金量，"有些试点城市目的不纯，除了获得试点城市名誉，同时想获得试点经费，而有些试点没有经费，而是让地方配套性投入，当其承受任务和配套资金压力时，积极性就不高了"（B4）。当然有的申请试点的城市并非外部动机导向实施者，"我们不会为了试点配套的钱来做，否则拿到钱也做不好"（A3）。因此，试点的资金支持与外部动机导向实施者兼容性更强，与内部动机导向实施者兼容性弱。

以上所述实施者的经济动机、成就动机、职业精神和风险厌恶等在计划行为理论中被认为是行为态度。行为态度是个体对执行某特定行为喜爱或不喜爱程度的评估（段文婷、江光荣，2008），态度越积极，行为意向就越大，反之就越小。行为态度包括两部分，即行为结果发生的可能性（行为强度）和行为结果的评估，经济动机、成就动机和职业精神是对行为结果的评估。实施者动机兼容性可以看作试点议题与行为结果评估的兼容性，兼容性越强则对试点结果的评估越积极，进而采取积极的行为策略，兼容性弱则反之。

2. 实施者政策工具认知

对试点作为政策工具的认同度亦是试点议题兼容性的影响因素。大多数试点发起者和实施者对试点这一政策工具较为认同，认为试点是解决复杂、疑难、重大问题的有力工具，中国多年改革实践也证明了试点的积极作用，学术界亦进行了理论分析，得出试点工具有用性的结论。当然，也有的试点实施者对试点持保留意见，"你看看上海什么时候做试点了，做过什么试点，很多时候是自己做成熟了，国家拿过去用"（A5）。

试点实施者的风险厌恶程度亦会影响试点议题兼容性。高风险厌恶的实施者将试点看作风险，采取更加谨慎的态度和策略，"愿意做试点的人不多，如果看准了，人家自己就有步骤地做了，如果试点不成功就撞南墙了，你摸石头过河，别人摸你过河，你摸不好就掉进去了"（A5）。低风险厌恶的实施者则响应上级要求，勇于试错，"我们相信国家顶层设计，国家认可这件事，我们肯定推，义无反顾"（A3），"国家有试点任务时，我们决定是否要试点，不会考虑条件成熟、人力、物力、财力等因素，因为试点试的就是这些内容"（A4）。

以上所述实施者政策工具认同度、风险厌恶程度等在计划行为理论中被认为是行为态度。政策工具认同度为行为态度中的行为结果评估，风险厌恶程度是行为态度评估中的行为强度评估。评估发生的可能性越高，态度越积极，行为意向就越大，反之就越小。从此视角看，实施者政策工具认知兼容性是试点议题与行为态度的兼容性，兼容性强时试点实施者更有可能采取积极的行为策略，兼容性弱则采取消极策略。

3. 实施环境

试点实施环境是试点实施过程中实施者之外的客观因素，包括实施单位的资源、基础条件、试点涉及的政策系统的兼容性等。试点单位承接试点需具备一定的基础条件。不同的试点议题所需的基础条件各异，例如，引导上级医院医生到基层坐诊的试点中，给予医生更多的收入激励是试点的重要内容，在试点前期医生接诊收入少时将财政投入作为引导机制，财政条件好的地市进行试点更有优势；而基层公立医疗机构绩效管理改革中，不需要额外的资金投入，但需要人社部门放松全额拨款事业单位管理强度，因此人事管理灵活性强的地市更适合试点。

既有政策体系的兼容性影响试点能否顺利实施。试点单位间的配合反映出不同政策体系间的兼容性。"很多时候试点做不成是因为部门配合不畅，如医联体要求医生下沉到镇上，很难做，因为社保求资金不穿底，老百姓要好医生，结果卫生自己改，发现笼子腾出来了，鸟没换进去，物价不给你调价格，医院亏损了，你说怎么改？"受访者A1如是说。利益集团抵制与否是兼容性强弱的另一影响因素，药企利益、中间商利益、医院利益、医生利益、相关行政部门利益、地方政府利益交互缠绕，使试点改革越深入越难推。如果试点单位能协调好各方利益，试点就能稳步推进。另外，有的地方申请试点是为了获得上级的资金投入和试点称号，内部并没有改革动力，兼容性自然不足。

以上所述的试点环境因素在计划行为理论中被认为是行为态度的行为强度评估。当试点实施者经过对本单位和地区的基础条件和政策体系进行评估，认为试点顺利实施的可能性大时，行为态度将更加积极，反之则会持消极态度。从此视角看，实施环境兼容性是试点议题与行为强度的兼容性，兼容性强试点实施者更有可能采取积极的行为策略，兼容性弱则采取消极策略。

4. 兼容性与实施者行为态度

计划行为理论提出行为态度影响个体行为意向，行为态度包括行为强度评估和行为结果评估。由以上分析可知，试点议题兼容性影响试点实施者行为态度，其中实施者政策工具认知兼容性中的政策工具认同度兼容性和实施者动机兼容性影响实施者行为结果评估，实施者政策工具认知兼容性中的风险厌恶程度兼容性和实施环境兼容性影响实施者行为强度评估。试点议题兼容性越强实施者行为态度则越积极，具体而言，实施者政策工具认知兼容性和实施者动机兼容性越强，则实施者行为结果评估越积极；实施环境兼容性越强，则实施者行为强度评估越积极。

（二）试点赋能模糊性

知觉行为控制是指个体感知到执行某特定行为容易或困难的程度。试点实施模糊性是试点实施者对试点议题的不同认知的状态，试点议题政策目标、政策设计、试点发起者政策授权和资金投入等都会影响试点模糊性，进而影响实施者知觉行为控制，即实施者感知到实施试点容易或困难的程度。

1. 政策授权

政策授权是指试点单位获得的推进试点进行政策创新的权力。政策授权是试点实施者特别是内部动机导向实施者最为关注的事项。受访者B3说："我们给做医改试点的城市 2000 万元补助，钱也重要，但关键是能否给政策权限，让地方把医疗服务体系建立起来，这是地方最关注、最看重的东西。"该观点得到受访者 A3 的印证："我们想干一些事情，但有太多政策约束，改革没有抓手，没有依据，就想通过试点推进改革。"试点授权有两种：上级发起试点时详细规定下级可采取的政策措施，上级在试点发包时授权试点单位针对特定议题进行政策创新。第二种授权在试点城市实施难度更大，因此试点城市通常成立领导小组和工作小组，搭建平台，让相关部门的人参与进来，争取政府和部门配合寻找契机，以解决改革中碰到的问题，突破政策瓶颈（A4）。当政策授权模糊性强时，实施者会感知到自己掌握的政策资源和机会较少，试点难以推进，特别是需要人事、财政、编办等部门配合的试点，即实施者知觉行为控制弱。

2. 资金投入

整合其他访谈资料及相关研究成果，形成选择性编码"资金投入"。资金投入是指试点发起者为推动试点议题而给予试点单位资金支持，通常有两种方式，即试点补助和以奖代补。资金投入对试点单位的激励作用较为明显，"从前期医改看，有资金支持的试点大家都愿意干"（A6），但是其对外部动机导向和内部动机导向实施者的激励有根本区别：内部动机导向实施者会欣然接受上级资金投入，但不会为了配套资金而试点；外部动机导向实施者则不然，其"目的不纯，除了获得试点城市名誉，同时想获得试点经费，而有些试点没有经费，而是让地方配套性投入，当其承受任务和配套资金压力时，积极性就不高了"（B4）。当上级对资金投入不明确时，实施者预计自己掌握的机会较少，会影响试点积极性，进而导致实施者知觉行为控制弱，这对外部动机导向实施者的影响更明显。

3. 试点设计

整合开放式编码范畴"目标认同度"和"设计缺陷"，形成选择性编码"试点设计"。试点设计包括试点目标量化、试点方案制订、试点操作措施规划等。当试点目标较为明确且难以实现时，实施者会认为所掌握的资源与机会难以完成试点，知觉行为控制就较弱；而当试点目标模糊或容易实现时，实施者知觉行为控制就较强。若实施者认为试点方案设计有明显缺陷难以实施，或方案设计缺乏细化措施难以操作，即认为推进阻力大，则知觉行为控制弱，反之则知觉行为控制强。

4. 试点赋能模糊性与实施者知觉行为控制

政策授权、资金投入和试点设计都是试点发起者为推进试点议题而采取的措施，本书统称为试点赋能，即通过上述措施赋能试点，从而推进试点。计划行为理论提出知觉行为控制影响个体行为意向，由上文分析可知，试点赋能模糊性影响试点实施者预期掌握的机会和阻力，使其知觉行为控制改变，进而影响试点实施者的行为意向。政策授权、资金投入模糊性强，则知觉行为控制弱；试点设计模糊性强，则知觉行为控制强。

（三）职位影响力凸显性

试点实施者行为选择中的凸显性是指试点议题在诸多议题中的显著性。试点启动后领导者因素成为凸显性的主要因素，其主要包括两方面，即试点发起者引致的凸显性和试点实施单位领导者引致的凸显性。

1. 上向信任

上向信任指试点实施者信任试点发起者，响应发起者试点邀约，承担试点使命。上向信任度高的实施者对试点任务更加关注，推进试点的行为更加积极。"国家提出要做试点，肯定经过充分考虑和论证。国家提出题目，怎么走就需要我们去尝试。"（A6）"我们相信国家顶层设计，国家认可这件事，我们肯定推，义无反顾。"（A3）受访者的观点体现出实施者对发起者的充分信任，甚至"上级认为能达到，我们认为达不到的试点任务，我们通常先推，尝试一下，走一步试试，过一段时间再反馈"（A1），可见有的实施者的上向信任度是非常高的。当然，也有实施者更关注实践情况，即上向信任度低，"对于明确的数字类的试点要求，如要求配套资金多少，一看就达不到，就实事求是地跟上级汇报"（A1）。

2. 遵从领导者

遵从领导者指试点单位内部试点实施者遵从领导者指令，服从领导者安排。遵从领导者程度高的实施者对试点任务更加关注，推进试点更加积极。"如果是局党委会定的，不执行不行，那就干，然后及时反馈。"（A2）上向信任与遵从领导者通常有一致性和接续性，"上级有试点任务，看主要领导的态度，领导想做，我们就向上面争取试点"（A1）。如果遵从度低则对领导者承接的试点任务缺乏关注和推动，可能导致试点失败。

3. 职位影响力凸显性与实施者主观规范

上向信任和遵从领导者都是试点实施者因职位产生的遵从，本书统称为职位影响力。职位影响力影响试点实施者推进试点的行为选择。主观规范是指个体在决策是否执行某特定行为时感知到的社会压力，它反映的是重要他人或团体对个体行为决策的影响（Fishbein and Ajzen，1975）。重要他人支持力度越大，行为意向就越大，反之就越小。由上文分析可知，基于上向信任，实施者预测到试点发起者的试点预期，同时受到顺从意向的影响而推进试点；基于遵从领导者，实施者执行单位内领导者的指令。此两方面影响试点实施者主观规范，进而影响试点实施者的行为意向。职位影响力凸显性越强则实施者主观规范越强，进而试点行为意向越强。

四　试点实施者行为策略选择

根据选择性编码可知，试点议题兼容性方面，当实施者动机和实施者政策工具认知中的政策工具认同度兼容性强时，会对试点结果进行积极评估，行为态度会更积极，进而采取积极行为；当实施者政策工具认知中的风险厌恶程度和实施环境兼容性强时，会对试点强度进行积极评估，行为态度会更积极，进而采取积极行为。试点赋能模糊性方面，当试点发起者政策授权和资金投入充分时，实施者会有积极的机会预期，知觉行为控制更强，进而采取积极行为；当政策授权和资金投入不充分时，实施者机会预期模糊，知觉行为控制更弱，进而采取消极行为。职位影响力凸显性方面，当试点实施者上向信任、遵从领导者时，更能预测试点发起者的期望并顺从领导者，主观规范更强，进而采取积极措施。此三方面内容，反之则相反。由此，本书将试点实施者行为选择的主范畴连接起来，形成更宽泛的大类范畴，用一个故事线将各范畴整合起来，得出试点实施者的两种行为策略，即积极实施和消极实施（见图 6 - 10）。

1. 积极实施

试点实施者积极实施指实施者有接受试点任务的意愿，甚至积极争取试点机会，努力推进试点工作，完成上级试点任务，实现试点目标。其影响因素有：试点议题兼容性方面，实施者动机和政策工具认知兼容性强、实施环境兼容性强；试点赋能模糊性方面，试点发起者政策授权

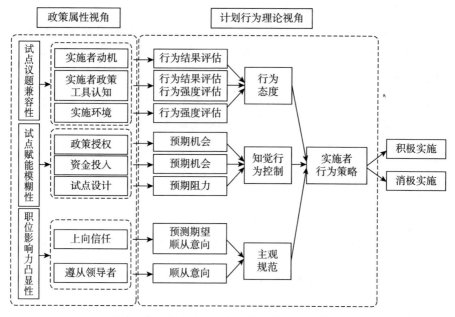

图 6 – 10　试点实施者行为策略选择机制模型

和资金投入清晰、试点设计科学可操作；职位影响力凸显性方面，实施者上向信任和遵从领导者强。

　　试点实施者主要行为策略有以下三个。①向试点发起者表明积极参与的态度。积极争取试点资格，表明试点信心和决心。邀请发起者到本地区本单位考察调研，增进沟通交流。②投入大量资源开展试点。包括政治资源，即试点单位领导者对试点的关注、督促和协调；经济资源，即财政投入、引导社会资金投入等；人力资源，有专职人员负责试点工作，投入大量时间和精力等。③积极推进解决试点的核心任务、难点工作。通过设置协调机构、设计推进机制、调研考察学习等措施解决试点难点。

　　2. 消极实施

　　试点实施者消极实施指不太想接受上级试点任务，又不拒绝，采取不努力推进试点工作的方式。其影响因素有：试点议题兼容性方面，实施者动机和政策工具认知兼容性弱、实施环境兼容性弱；试点赋能模糊性方面，试点发起者政策授权和资金投入模糊、试点设计模糊；职位影响力凸显性方面，实施者对试点发起者的信任度低，遵从领导者的意愿较弱。

试点实施者主要行为策略有以下三个。①不拒绝试点任务。尽管实施者承接试点任务开展试点工作的主观意愿较低，但在上级影响和行政管理体系工作规则的约束下，下级通常不会明确拒绝试点任务。②资源投入较少。实施试点任务更多的是"摆摆架势""做做样子"，政治资源、行政资源和经济资源投入不足，试点进展缓慢。③回避兼容性低的试点任务。试点的重点任务大多是兼容性低的政策，实施者通常以其与现行的政策不相符为由不推进此项试点任务。

第三节　试点实施："行为双选"模型

试点实施过程中，呈现出一定的试点形态。试点形态指特定时间空间下由试点发起者推进试点的方式和试点实施者实施试点的方式共同形成的试点的状态。试点形态体现试点发起者和实施者在试点中的行为方式，双方行为方式对试点形态有共同的决定作用。因试点形态由试点参与者行为方式共同决定，其行为方式积极或消极对试点结果有明显影响，可通过试点形态预测试点走向和效果。根据上文分析可知，触发试点后，试点发起者对试点工作持强制推进或倡议推进方式，而试点实施者对试点则持积极实施或消极实施方式，两两相配形成四种试点形态：共促形态，即上级强制推进、下级积极实施；互动形态，即上级倡议推进、下级积极实施；权威形态，即上级强制推进、下级消极实施；空转形态，即上级倡议推进、下级消极实施（见表 6 - 5）。

表 6 - 5　试点实施："行为双选"模型

		试点发起者行为策略	
		强制推进	倡议推进
试点实施者 行为策略	积极实施	共促形态	互动形态
	消极实施	权威形态	空转形态

一　共促形态

（一）定义与影响因素

当试点发起者采取强制推进策略，同时实施者采取积极实施策略时，试点形态为共促形态。即试点发起者对推进试点非常有决心，对试点路径也较为明确，强制推进试点；同时，试点实施者也非常期待参与试点，积极实施试点。共促形态的影响因素有三。①试点议题模糊性弱。包括试点方案模糊性弱，即对试点的路径、具体措施等如何设计有较小的模糊性，但是需验证政策的可行性，总结提炼可供全域推广的经验；试点赋能模糊性弱，即实施者获得明确授权推进试点，有充分的资金支撑试点。②试点议题兼容性强。推进试点能够实现上下级共赢，上级希望通过试点提炼出适合全局的政策方案；而试点对下级解决亟待解决的难题，推进重点工作具有重要促进作用。下级通过试点获得收益，如通过试点促进工作和获得资金扶持、政策支持，试点实施者获得荣誉和实现职业成就感等。③职位影响力凸显性强。即实施者对发起者有较强的遵从度和信任度，领导者对试点议题的关切能调动实施者更大的积极性。

（二）参与者行为策略

1. 试点发起者行为策略

试点发起者对试点推进高度关注，采用要求定期上报数据、阶段性汇报试点进展以及随机性调研等方式获知试点进展。对试点进展及时肯定和推广，对成效及原因和机制进行总结提炼，通过召开工作现场会并由试点先进地区典型发言带动整体试点工作推进；对发现的问题进行分析，通过专家评估、现场调研、会议研讨等方式梳理存在问题及体制机制方面的原因，对试点积极性不足的地方决策者通过设计试点推进竞争机制等改变其积极性。

2. 试点实施者行为策略

①组建团队，成员通常涉及各部门人员，受访者A6说："我们一般建立两套组织，一个是领导层面的，副市长牵头，各部门分管局长是成员，决定大事的；一个是处室层面的，具体干活，出方案啥的。"②制订高效工作机制并严格落实。工作由领导者亲自负责，定期部署，调度试点中出现的问题，通过内部督查、定期通报工作进展等给实施的工作人员形成压力，对具体实施的工作人员来说，是被动学习的过程。③主动学习。到外地考察学习先进经验，积极参加上级培训，组建专家团队，邀请专家参与试点设计、实施、评估等，是主动向专家和上级领导学习的过程。受访者A1说："当申请付费改革试点时，我们就请财务司过来讲课培

训，效果很好，解决了我们的困惑，加强了和上级部门的感情联络。"

（三）案例分析

本书以 DRG 支付方式改革试点为例验证共促形态。2017 年国家选择部分地区开展 DRG 支付方式改革试点，包括武汉、青岛在内的全国 30 个城市承担试点任务，经过三年试点，DRG 支付方式改革在全国推开。该试点过程呈现出共促形态。

1. 政策属性视角下的影响因素分析

DRG 支付方式改革兼容性强。国家和试点城市认同 DRG 支付方式改革，国家对 DRG 支付方式改革非常重视，2017 年国务院办公厅选择部分地区开展按疾病诊断相关分组（DRGs）付费试点。中共中央和国务院联合印发《关于深化医疗保障制度改革的意见》，要求"推广按疾病诊断相关分组付费"。经过三年试点后，国家医保局印发《DRG/DIP 支付方式改革三年行动计划》。可见国家层面推进 DRG 支付方式改革的积极性非常高。各地医保局也将 DRG 支付方式改革看作撬动医院革新、提高效率、减少过度医疗的重要抓手。"目前阻碍分级诊疗制度实施的主要因素是基层不强，需要在强基层这个前提基础和核心要素方面下大气力、精准施策，加快推进 DRG 付费，通过住院支付方式改革，做实县域医联体'人头总额付费，结余奖励'制度，让三级医院、专科医院等优质医疗资源收治急难危重患者，促进分级诊疗体系建立。"（A7）2022 年青岛市召开医保工作会议，提出重点推进全市二级及以上公立综合医院按DRG 付费全覆盖。不只是医保行政部门认同 DRG 支付方式改革，医院管理者和临床医生也给予认可，G 医院院长说："我觉得 DRG 最重要的是给医院带来变革，同时它是整个业务流程再造、成本管控、效率提升的重要手段，我们在逐步推进。"（G1）可见，国家和试点地区的医保部门和医院都认同 DRG 支付方式改革方向。

DRG 支付方式改革议题模糊性弱。2017 年改革取得成效，国家医保局对 DRG 支付方式改革的制度设计较为清晰，虽然目标和路径都比较清晰，但公立医院的兼容性决定了 DRG 支付方式改革的成败，DRG 支付方式改革的载体和对象是医疗机构特别是二、三级公立医院，其对公立医院的营收、内控、学科发展等有重大影响，在之前的试点中，医院或多或少地采取高编入组、转移住院费用等措施，导致标准核算失准，影响了试点成效，这些趋利避害的行为使国家医保局对改革能否推行下去并取得实效心存疑惑。

国家医保局职位影响力凸显性强。DRG 支付方式改革由国家医保局主导，地方医保局实施。地方医保局实行双重领导体制，人、财、物和干部任免的管理权限在地方政府，业务指导权在国家医保局。同时，医保政策有很强的专业性，即专业壁垒高，地方政府很难具体指导医保局的工作，只是提出政策目标，如医保基金安全，为居民提供更加公平、充分的医疗保险待遇等。而国家医保局对各地的医保政策进行总体部署要求，提出待遇清单，各地需按照国家医保局的清单要求实施，不得随意增减，因此国家医保局对各地医保局有较强的职位影响力。

2. 国家推进试点的行为策略

①要求试点地区遵照执行试点任务。国家医保局、财政部、国家卫生健康委等《关于印发按疾病诊断相关分组付费国家试点城市名单的通知》（以下简称《试点通知》）对试点编码、分组等核心内容进行了明确、强制性规定："各试点城市要在统一使用国家制定的疾病诊断、手术操作、药品、医用耗材和医疗服务项目编码的基础上，根据 DRG 付费的要求，完善医保付费信息系统，处理好与试点医疗机构的数据接口，确保试点医疗机构与医保支付系统的顺畅对接。""各试点城市要按照国家制定的 DRG 分组技术规范的要求，在核心 DRG（A-DRG）的基础上，根据当地实际，制定地方 DRG 分组体系和费率权重测算等技术标准，实现医保支付使用的 DRG 分组框架全国基本统一。"②严格管控试点地区试点进程。《试点通知》要求："各试点城市要按照国家试点工作组的要求和医保信息采集标准，组织医保经办机构和医疗机构上报前三年基本数据。在模拟测试阶段，按照国家统一的医保信息采集标准采集医疗机构相关数据，并统一报送。"经过前期筹备，国家医保局要求所有试点单位 2021 年 7 月从模拟阶段进入实际付费阶段，2021 年底全面总结，结束试点。③试点中加强督导和评估。2019 年，国家医保局和北京市人民政府合作，在北京市医保局设立国家医保 DRG 付费技术指导组，作为医保支付方式改革的"智囊团"，技术指导组设立统计分析组、数据处理组、临床论证组、清单组、宣传培训组等，由本领域顶级专家担任组长。技术指导组讨论制定分组方案，对试点城市进行指导、培训等，2021 年 6

月和 10 月完成第一批、第二批试点交叉评估，深入掌握 30 个试点城市工作推进情况。④试点中加强培训。2019 年 12 月，在试点启动伊始，国家医保局举办两期国家级培训，百余名专家和试点城市医保人员参加；2020 年 11 月对试点城市分三批进行 DRG 付费的理念、操作等集训；2021 年 4 月举办 DRG 付费知识竞赛，同年 5 月在青岛分三批举办经办管理规程培训会。

3. 试点城市实施试点的行为策略

试点城市积极投入 DRG 支付方式改革试点中，现以武汉市为例进行说明和验证。①组建团队，建立组织保障。成立以分管副市长为组长的试点工作领导小组，组建工作专班，设立了综合协调组、政策制度组、技术数据组、培训督导组和信息化建设组等五个小组，制定试点工作方案，明确改革的时间节点和任务内容。在试点医院层面也建立了相应的团队，如某试点医院成立以院长为组长的试点领导小组，下设医保管理组、医务管理组、信息保障组、病案管理组、绩效和运营管理组。各组分工负责，由一名分管院长做组长。②建立高效工作机制。建立创新要素协商调整机制，设定浮动费率、权重协商、极值病例打折支付、结余留用政策等；建立绩效评估考核机制，加强医疗服务行为的纵向分析与横向比较，重点分析各医疗机构 DRG 覆盖组数、CMI 值、时间消耗指数、费用消耗指数等核心指标，不断提高有限医保基金使用绩效；畅通争议沟通处理机制，重要改革工作及时与各试点医疗机构沟通，邀请行业协会参与试点工作，鼓励行业协会代表医疗机构反映具有普遍性的、广泛的、重大的改革意见和建议；统筹改革政策协同机制，协同推进各项政策，形成正向叠加效应。③加强专家指导和参与。组建由 37 位临床医学、医院管理、病案质控、医保管理等方面本地专家组成的专家组，指导各试点医疗机构的改革实施工作。组织专家成立 10 个调研指导组，一对一地对全市 77 家试点医疗机构进行实地调研和专业指导。成立临床医学专家、病案编码专家、DRG 政策专家相结合的审核队伍，加强监测分析；完善调研培训指导机制，定向培养医疗机构管理人才，调研指导组包保到院，解决各医疗机构的困难和问题。经过三年努力，武汉市医保基金使用效率和治理水平、医疗机构管理效率和服务质量、参保患者就医体验感和获得感都明显提升，得到了国家医保局高度肯定，并在第一届中国 CHS-DRG/DIP 付费大会上做典型发言。

二　互动形态

（一）定义与影响因素

当试点发起者采取倡议推进策略，同时实施者采取积极实施策略时，试点形态为互动形态。即上级发起试点，柔性要求下级参与试点，下级积极参与和推进试点，试点过程中双方良性互动。从政策属性视角看，互动形态形成因素和共促形态有相似之处，如试点议题兼容性和职位影响力凸显性强。同时，该形态也有自身特点，其中最大不同在于议题的模糊性强，这引致上级对试点事项采取倡议推进的策略，而非强制推进。

（二）参与者行为策略

1. 试点发起者行为策略

互动形态下，试点发起者会做以下工作。①发起试点倡议，提出试点目标、方向，使下级试点时不至于"跑偏"，同时，由于模糊性或风险性强，未做出明确的试点路径和步骤安排。②提供政策窗口，解决下级自身难以协调的政策束缚，为下级试点提供制度推动力。③试点过程中采用柔性手段推进试点，一般采用经验交流会、新闻发布会等形式，鼓励试点，引导试点地区进行政策学习，而非督导检查等硬性手段。

2. 试点实施者行为策略

试点实施者的学习形式是探索性政策学习，采取的行为与共促形态下的行为相仿，也会组建团队，制订保障试点推进的举措，到外地学习先进经验等。不同的是，在试点内容和路径探索等方面需要发挥更大的积极性，也承担更大的不确定性风险。上级之所以采用倡议推进方式，一个重要原因是"看不准"，下级也会看不准，因此会更加谨慎地对待试点任务，更加倚重专家学者，更加频繁地到外地学习先进经验，听取基层一线人员意见建议。在推进过程中采取渐进性改革的方法——渐进调适（倪星、梁维东，2016），即边推进边调整，手段温和而不过激，选择阻力小的政策工具等（杨鹏，2001），努力争取试点成功，至少确保试点可控，出现问题可修复。

（三）案例分析

本书以全科医生执业方式和服务模式改革为例验证互动形态。该项目由世界银行资助，2011年国务院医改办在全国遴选10个有代表性的城市探索建立家庭医生签约服务模式，2015年进行试点评估，完成试点工作。

1. 政策属性视角下的影响因素分析

试点议题兼容性较强。全科医生制度建设逐渐成为中央和地方卫生部门的共同认知和重点工作。下级部门的领导干部对与本职工作相关的改革任务更加青睐。发展全科医生队伍，构筑医疗服务网底，才能真正解决看病难和看病贵问题，逐渐成为卫生行政部门领导干部的共识，有的地方政府领导干部开始将其落到实际行动中。受访者A6说："全科医生是守门人，从事常见病的治疗、公共卫生和健康教育，帮助病人到合适的医院诊治，全科医生与专科医生各有自己的诊疗范围，做好了都能成为专家。国家目前选择发展全科医生是对的好的。"国务院医改办希望通过试点验证方案的可行性，以便在全国推广。地方上，居民健康状况堪忧、医保基金收不抵支是各地面临或将要面临的严峻问题，居民无序就医，大病小病都涌向大型公立医院，医疗资源配置极不合理，国际经验表明全科医生制度是解决这些问题的重要工具，因此，包括试点城市在内，地方上对全科医生制度非常期待。试点城市领导干部则希望通过试点任务获得政策授权从而有所突破，如果试点成功，不但有利于建立本地的基层医疗服务体系，而且能借助试点平台将经验推向全国。当然，也有不兼容的方面，如试点的核心政策是支付方式改革，医保管理部门普遍担心因缺乏结果性考核手段医疗服务机构会套取医保经费，便采取非常谨慎的态度。

试点议题模糊性较强。1997年，中共中央、国务院印发《关于卫生改革与发展的决定》，做出"加快发展全科医学，培养全科医生"的重要决策。《全科医师规范化培训试行办法》《关于发展全科医学教育的意见》等一系列配套与保障政策也相继出台。经过十多年发展，效果不明显，医生从事全科医学的意愿较低。2010年，六部门印发《以全科医生为重点的基层医疗卫生队伍建设规划》。2011年国务院总理温家宝在国务院常务会议上提出建立全科医生制度（共产党员网，2012），同年国务院发布《关于建立全科医生制度的指导意见》，明确提出：初步建立起充满生机和活力的全科医生制度，基本形成统一规范的全科医生培养模式和"首诊在基层"的服务模式。但是经过十年发展，全科医生待遇低、医疗水平低、社会缺乏职业认同、政策支持不够等问题使国家确定的目标仍然遥不可及。二十余年来，国家不断出台政策，各地纷纷探索，但如何破题仍然处于未知状态。

职位影响力凸显性强。此次试点由国家发改委牵头，财政部、人社部和国家卫生健康委参与，各省（区、市）积极响应。全科医生执业方式构建在中国属创新性较强的改革，国家非常重视试点单位的积极性，采取申请城市选派人员到北京答辩的方式遴选试点城市。参与竞争的城市普遍委派市领导上台答辩，向国家做出积极开展试点的承诺，这给各市具体实施部门很大的压力，但在后续的推进中多转化为动力。

2. 国家推进试点的行为策略

①高度重视下级试点积极性，倡议而非强制确定试点城市。全科医生制度的模糊性强使积极性成为能否试点成功的重要因素。国家非常重视试点单位的积极性，采取申请城市选派人员到北京答辩的方式遴选试点城市。②提出试点框架要求，给各地自主探索的政策空间。2012 年，国家发改委、卫生部等部门联合印发《全科医生执业方式和服务模式改革试点工作方案》（以下简称《工作方案》），提出"6 + X"的推进思路，即 6 项统一规定的改革探索，同时试点地区结合本地实际开展多项自主探索。对如何开展试点提出制度框架，同时提出全科医生提供服务后可收取签约服务费，由医保基金、基本公共卫生服务经费和签约居民分担，但对于如何分担未提出更详细的规定。为推进改革，国家发改委联合财政部、人社部等对试点城市给予政策改革授权，授权的模糊性较大，这导致各地落实时有较大的不确定性。如《工作方案》提出全科医生可以根据提供的医疗卫生服务收取签约服务费，具体标准和服务保障范围由试点地区发改、卫生、人社、财政等部门研究确定。再如，收入激励机制是试点成功的关键，《工作方案》提出承担试点任务的机构在绩效分配时要向全科医生倾斜。③通过试点单位工作会、现场督导等形式推进试点。国家每年召开试点工作会议，10 个试点城市登台汇报，国家对各地的做法进行点评并提出针对性意见和建议，试点城市中，武汉市、焦作市、上海市长宁区建立了不同模式的支付方式，实现了制度突破。

3. 试点城市实施试点的行为策略

①积极申报试点。很多城市积极申请成为试点城市，经过激烈竞争，

青岛市、武汉市、芜湖市、上海市长宁区、宝鸡市等 10 个城市被选定。试点城市是各城市激烈竞争得来的，因此有很强的积极性。②成立组织机构协调试点实施。试点城市纷纷成立副市长为组长，卫生、人社、财政、发改等部门参加的领导小组，以增强配合。③各试点城市在试点框架下自主探索核心政策措施。签约服务费是调动全科医生团队服务积极性的重要手段，也是对既有医保和财政资金管理制度的重大调整。改革意义大，难度也大。各试点地区纷纷探索，形成了多种模式：上海市长宁区服务费标准为每名签约居民每月 10 元，每年 120 元，全部由医保基金承担；武汉市医保基金承担 55 元，基本公共卫生服务经费承担 40 元，个人不交费；北京市西城区医保基金承担 95 元，个人交 5 元，基本公共卫生服务经费不承担；哈尔滨市医保基金承担 55 元，基本公共卫生服务经费承担 30 元，个人交 5 元；成都市、宝鸡市、芜湖市和青岛市则未实现政策突破。④试点城市采取相仿的激励政策。主要包括：建立包括全科医生签约居民数量和构成、门诊工作量、服务质量、居民满意度、居民医药费用控制以及机构内部人员配合情况等因素的绩效考核指标体系，并与公共卫生服务经费和医保经费或者个人绩效工资挂钩；在职称晋升上，照顾或优先考虑在基层工作的全科医生；设置全科医生特设岗位；等等。⑤进行纵向学习和横向学习。试点城市通过每年国家组织的工作会议相互学习经验的同时根据国家相关领导者的讲话和点评修正本市工作。试点城市也会针对某项政策进行相互间考察学习，如青岛市曾组织相关部门人员到上海市长宁区、贵阳市、武汉市学习签约服务费政策。

三　权威形态

（一）定义与影响因素

当试点发起者采取强制推进策略，同时实施者采取消极实施策略时，试点形态为权威形态。即试点发起者对推进试点非常有决心，对试点路径也较为明确，要求下级必须试点，但是，试点实施者内心不愿接受上级试点任务又无法拒绝，因而消极对待试点工作。权威形态的议题的模糊性弱、兼容性弱、职位影响力凸显性弱，当上级对试点事项采取强制推进的策略时，下级则消极实施。

（二）试点主要参与者行为

1. 试点发起者行为策略

权威形态下，试点发起者会积极推进试点工作。①明确规定试点议题制度设计。通过文件明确试点目标、任务、路径等，缩小下级执行的弹性空间。②明确规定试点单位及责任。与空转形态不同，权威形态规定了明确的试点单位、时间进度，并明确各方责任。③试点过程中加强督导检查。有几个策略经常被采用：策划试点启动仪式，当地领导、有关部门、新闻媒体等参加；树立试点典型，组织其他试点单位学习交流；由高层领导带队进行督导和检查，下级会有领导者陪同，在检查反馈会上提出明确要求，推动试点；增加配套资金、提供政策支持，分析下级消极原因并解决问题。受访者 A1 说："国家 4 月刚发了城市公立医院改革方案，5月国家卫生健康委有关领导就来省里督导，省里接着就发了改革方案，可见上层压力对于政策方案的制定和实施起到了至关重要的作用。"

2. 试点实施者行为策略

因为试点议题兼容性弱，试点实施者消极对待上级试点任务，采用制定文件、成立组织、开展工作的方式应对上级督导、检查，但会绕过关键改革任务，试点无实质性结果，即"做而无果"。①按照上级要求启动试点。试点发起者强制推进策略使试点实施者不得不根据方案要求启动试点并推进。受访者 A3 说："当国家认为启动试点机会成熟，我们认为不成熟时，我们也会努力做起来。"②形式上积极推进。由于试点工作是必须承担的任务，下级更多地考虑完成上级硬性要求，致使改革的结果走向形式化（沈承诚，2006），实施者通常会制订方案，成立领导组织和推进组织，向上级传递积极开展试点的信号，也为今后上级的督导检查提供准备。③绕过关键改革任务。由于上下级之间存在复杂的委托代理链条（倪星、梁维东，2016），下级有很多理由推诿或消极对待（定明捷，2014）。

（三）案例分析

本书以公立医院薪酬制度改革试点为例验证权威形态。新医改伊始，中央就将公立医院薪酬制度改革列入议事日程，紧锣密鼓地部署和实施，但在其他改革成效显著的同时，此项改革却迟迟不见起色。在此案例中，中央对试点城市充分授权，也对怎样改革给予指导，但试点城市积极性不高，推进缓慢。

1. 政策属性视角下的影响因素分析

试点议题模糊性较弱。医护人员薪酬制度设计是医疗机构良性运行的激励机制之一，改革原来的职称工资加计件绩效的制度设计成为国家推进总体改革的重要环节。对于设计保障公益性、提高积极性的薪酬制度，国际上有成熟的做法，国内香港大学深圳医院、三明市的公立医院都有成功经验。特别是三明经验已得到中央认可，其实行院长目标年薪制，由院长代表政府对医院履行管理责任，院长年薪由财政全额负担；实行全员目标年薪制，将原来的医生收入与科室收入挂钩改变为与岗位工作量、医德医风、社会评议挂钩；临床类、技师类和临床药师类医务人员按照级别和岗位实行不同等级年薪。因此，从国家角度看，议题模糊性较弱。

试点议题兼容性弱。一方面，薪酬制度改革涉及每一名医护人员切身利益，总有受益者和受损者，稍有不慎，轻则影响医生工作行为，重则引发群体事件，因此相关部门都颇为谨慎。另一方面，实施者改革动力不足，改革阻力大。牵头改革的是国家卫生健康委，而公立医院医生薪酬政策的主管部门是人社部，医护人员数量庞大，"允许医疗卫生机构突破现行事业单位工资调控水平，允许医疗服务收入扣除成本并按规定提取各项基金后主要用于人员奖励"的改革要求会导致人社部门职权减少和减弱。此外，改革会对整个事业单位薪酬制度产生冲击。因此，试点城市持观望态度，待其他城市试点进展后再推行。

职位影响力凸显性弱。国家卫生健康委对人事薪酬制度改革较为期待，但人社部积极性不高，这导致此项改革进展缓慢。直到习近平总书记在2016年全国卫生与健康大会上提出，"着力发挥广大医务人员积极性，从提升薪酬待遇、发展空间、执业环境、社会地位等方面入手，关心爱护医务人员身心健康，通过多种形式增强医务人员职业荣誉感，营造全社会尊医重卫的良好风气"（共产党员网，2016），人社部随即在人社系统内部印发《关于深入学习贯彻全国卫生与健康大会精神的通知》，要求各地推进改革试点。

2. 国家推进试点的行为策略

国家采取强制推进的策略实施试点。①制订清晰明确的试点目标、方案、路径。2017 年，人社部等四部门联合印发《关于开展公立医院薪酬制度改革试点工作的指导意见》，对薪酬制度改革的原则界定非常清晰，即"激励与约束相结合""按劳分配与按生产要素分配相结合""动态调整与合理预期相结合"，给试点单位很明确的指导；对试点的制度框架进行了全面规定，包括"优化公立医院薪酬结构""合理确定公立医院薪酬水平""推进公立医院主要负责人薪酬改革""健全以公益性为导向的考核评价机制"等，而每项制度也规定得较为详细，如推进公立医院主要负责人薪酬改革方面规定，"医院主要负责人薪酬水平应高于本院平均薪酬水平，并与本院职工薪酬水平保持合理关系"。②严格确定试点城市和试点时限。2017 年初，四部门要求 11 个综合医改试点省（区、市）各选择 3 个市（州、区），除西藏外的其他省（区、市）各选择 1 个城市进行试点，为期 1 年。年末，又扩大试点范围，要求其他城市至少选择 1 家公立医院开展试点，为期 1 年，试点名单报国家备案。③明确相关部门责任。国务院办公厅印发《深化医药卫生体制改革 2019 年重点工作任务》，要求人社部负责制定公立医院薪酬制度改革的指导性文件，2019 年 12 月底前完成。④树立典型。2017 年召开推进会，刘延东副总理出席（《人民日报》，2017）。2019 年国务院医改领导小组以简报形式宣传三明模式，高度凝练三明市薪酬制度改革经验。《国务院深化医药卫生体制改革领导小组关于进一步推广福建省和三明市深化医药卫生体制改革经验的通知》（国医改发〔2019〕2 号）指出："三明市以医疗服务收入为基数核定公立医院薪酬总量，实行院长年薪制和全员目标年薪制、年薪计算工分制，医务人员薪酬水平不与药品、耗材、检查、化验等收入挂钩。……推行院长目标年薪制，院长年薪由财政承担，根据绩效考核结果发放。"（中国政府网，2019）⑤人社部加紧督导调研。2019 年 5 月召开公立医院薪酬制度改革方案模拟运行部署会，选取安徽等 5 个省市 10 家医院作为直接联系点，开展模拟运行验证。8 月到北京市普仁医院、北京市朝阳区妇幼保健院调研，9 月赴湖南省部分地区进行调研。

3. 试点城市实施试点的行为策略

城市公立医院薪酬制度改革试点中部分试点实施者消极实施，根据上级试点要求承接试点任务，制订实施方案，但不触及改革难点。①确定试点医院，制订试点方案。由于人社部强制性要求试点，2018年承担实施任务的M市人社局制订详尽的试点方案，将上级的试点要求进行细化使之具有可操作性，如"医院通过技术劳务获得的医疗收入结余，可按不超过40%比例核入单位绩效工资总量，提高部分原则上不得高于应核定绩效工资的50%"。同时，确定市中心医院和口腔医院作为试点医院。②成立试点领导和协调机构。成立试点协调指导小组，人社局局长为组长，人社局、财政局和卫健委副局长为副组长，相关部门处长为组员。但未规定具体的职责和工作机制，使领导机构存在空转的风险。③试点未突破关键政策。我国医生收入水平从国际上看较低，医院给医生发放薪酬的数量受到人社部门年初核定的工资总额的限制，而"突破现行事业单位工资调控水平"是人社部试点的主要任务之一。但M市人社局的试点方案要求"原则上，根据考核提高的绩效工资总量不超过绩效工资总量的15%，下浮的绩效工资总量不超过绩效工资总量的10%"，这遵循了既往的政策，即工资调控水平没有实质性突破。

四　空转形态

（一）定义与影响因素

当试点发起者采取倡议推进策略，同时实施者采取消极实施策略时，试点形态为空转形态。即试点发起者倡导下级开展试点，但是下级对试点消极实施，未积极推进试点的形态。学者把上级命令得不到下级认可和执行的情况称为"政策空传"（李瑞昌，2012），反映了缺乏中央与地方的共识情况下的政策偏差。其效果如同机动车空转，试点发起者好比是发动机，试点实施者是离合器，车辆移动则是试点推进，当机动车未挂上挡位时，脚踩油门，发动机只是在空转，无法将动力传送到传动轴及驱动轮，因此车辆无法移动。

空转形态的影响因素有三。①试点议题模糊性强。发起者发起试点的意图在于降低议题的模糊性。模糊性的强弱对实施者的行为策略影响小。当议题兼容性弱、职位影响力凸显性弱时，无论议题模糊性强弱，实施者都会采取消极实施的策略，形成空转形态，即此时议题模糊性对试点形态影响作用较小。②试点议题兼容性弱。这是试点空转的最主要影响因素，包括三种情形。一是议题不能实现上下级共赢。试点符合上级工作需求，但是下级认为该项试点难以成功或非重点工作，地方的领导对此项试点不重视。受访者 A6 说："（地方）领导重视，活就好干，不重视就不好干，就这么简单。"二是信念体系冲突。试点参与者在次级信念甚至政策核心方面存在明显差异，这会导致试点内容、路径甚至试点目标、价值取向等方面的冲突，从而影响其对试点的态度和行为。三是试点带来的利益对下级吸引力不足。例如，上级推进试点的配套政策和资金不足，下级对风险的厌恶程度大于对创新的喜好。③职位影响力凸显性弱。其基于以下原因：试点发起者外来压力较小；内在动力不足；对试点内容、路径等不清晰，对试点前景判断模糊。试点发起者对实施者影响力较小，实施者预测不实施试点的负面效果在可接受范围内，发起者缺乏对实施者所需资源的分配权。

（二）试点主要参与者行为

空转形态下，试点发起者发起试点倡议，提出试点参考方案，但不做出具体安排；有时会为下级提供资金、政策支持；通过经验交流会、内部刊物等柔性推进试点；等等。上级强制力缺位，使试点实施者在对待试点时有更多自主性。下级缺乏主动性时，会在形式上启动试点，如以文件落实文件、制订试点方案、成立领导小组和工作小组等，但并没有投入大部分资源推进试点。受访者 A4 说："如果试点在我们市机会还不成熟，能不接就不接，先不着急开展，因为一旦启动就退不回来了。要等一些时机或事件发生。"

（三）案例分析

基层公立医疗机构收支两条线改革试点是国家为了向居民提供方便可及、优质适宜的医疗健康服务而采取的一项工作，本书以基层公立医疗机构收支两条线改革试点为例验证空转形态。

1. 政策属性视角下的影响因素分析

议题模糊性强。新医改启动以来，原国家卫生计生委认为基层医疗机构逐利动机是近年来过度医疗的一个重要推动因素，通过收支两条线改革可以有效遏制。同时，偏远地区基层医疗机构收不抵支，造成医务人员流失，该政策可保住基层"网底不破"。但是，从全国来看，基层医疗机构普遍存在"一统就死，一放就乱"的棘手问题。如何既维护基层服务的积极性，又调动医护人员的积极性，成为摆在医改面前的一道难题。国家对制度设计、激励机制、监督考核等都缺乏清晰的认知。财政部对收支两条线能否调动医护人员积极性为居民提供适宜可及的医疗健康服务存在疑问。在此情形下，国家启动试点意在探索收支两条线是否能调动基层积极性同时解决逐利问题，如何设计政策方能避免养懒人情形的发生。

议题兼容性弱。地方财政部门领导者认为收支两条线会导致养懒人，应该采取购买服务的方式，让基层医务人员通过提供优质服务获得收入。这与收支两条线在政策核心上有根本区别。地方卫生部门领导者对试点持保留态度。虽然有上海的成功范例，但更多的地方没有实行收支两条线，卫生行政部门领导者担心该制度会导致医疗机构工作积极性受挫，以及加大行政部门的管理投入，因此积极性也不高。学者们对收支两条线政策的观点也有很强的对立性。2015 年，安徽取消收支两条线政策探索后，不同学者的评价相差很大：中国社会科学院教授朱恒鹏认为，收支两条线没有改变医生的处方行为和政府支付方式，改变的只是资金上交途径，所以注定会失败（朱恒鹏，2013）；北京大学教授李玲等则提出，评判一项改革主要看大方向对不对，不是看枝节，一个制度的建立、巩固和完善，需要相当长的时间（李玲、江宇，2016）。

职位影响力凸显性弱。收支两条线管理从政府三定方案上看属于资金管理方式，是财政部门的职能，地方上贯彻实施试点任务也是财政部门负主责，收支两条线涉及政府财力保障，需要财政部门统筹安排。而这项工作是由原国家卫生计生委提出和推动的，尽管写到了中共中央、国务院印发的《关于深化医药卫生体制改革的意见》等国家文件中，也将责任明确到财政部，但是财政部对地方财政部门缺少督导、跟进等措施。试点任务层层传导到基层后，地方财政部门作为落实此项任务的主责部门，感受到的上级影响力较小。

2. 国家推进试点的行为策略

①采取鼓励和引导的策略推进试点。国家印发文件主要使用柔性词语推进试点。2006 年，国务院印发《关于发展城市社区卫生服务的指导意见》，提出有条件的地区可实行收支两条线管理试点；2009 年，中共中央、国务院印发《关于深化医药卫生体制改革的意见》，提出转变基

层医疗卫生机构运行机制，探索实行收支两条线。2011 年，国务院办公厅《关于印发医药卫生体制五项重点改革 2011 年度主要工作安排的通知》提出，具备条件的地区可以实行收支两条线。2013 年，国务院办公厅印发的《关于巩固完善基本药物制度和基层运行新机制的意见》提出，有条件的地区可以实行收支两条线。②试点进度要求弱。由于试点议题模糊性强、兼容性弱，国家层面各部门之间到地方政府相关部门间对收支两条线管理的认知还有较大相异性，国家对其以探索为主，未将其归为近期必须开展或完成的事项，在任务制定时也就缺少了硬约束。③主动与安徽省领导沟通开展试点工作。因为财政每年要固定投入大量资金，所以各地试点意愿不太高，为此，国家主动与安徽省领导沟通，建议其承担试点任务，也得到了积极回应。但是经过三年试点，安徽省各地推行效果不佳，最终废止了该政策。

3. 试点地区实施试点的行为策略

按兵不动，仅仅"以文件贯彻文件"是地方政府应对国家基层公立医疗机构收支两条线试点要求的主要方法。2006 年，国务院印发的《关于发展城市社区卫生服务的指导意见》提出"有条件的可实行收支两条线管理试点"后，各地在制订本地区的贯彻意见时，没有进一步细化如何开展试点工作，更没有在工作中落实。例如，安徽省制定《关于加快发展城市社区卫生服务的实施意见》以落实国家文件要求，提出"有选择地开展收支两条线管理试点，并逐步推开"；合肥市制定《关于进一步加快发展城市社区卫生服务的意见》以落实安徽省文件要求，提出"有选择地开展收支两条线管理试点，并逐步推开"。合肥市的文件居然和安徽省文件完全一致，两者都没有对国家要求进行细化，更没有开展试点的具体举措。2011 年国务院提出"具备条件的地区可以实行收支两条线"后，山东省在贯彻落实政策要求中没有任何细化政策，未对政策如何执行给出明确的指示。此外，济南市在落实山东省的文件时也体现出对试点工作的不重视，政府主要工作安排仅简单提及收支两条线等管理方式作为对上级文件的回应，而没有实际行动。此项任务即使明确责任后也难以推行，如陕西省在印发的《陕西省深化医药卫生体制改革2011 年度主要工作安排》中明确规定省财政厅、省卫生厅负责试点工作，但没有得到回应。

第四节 试点形态转换：政策属性变化

当政策试点议题的政策属性发生变化导致上级参与方式变化而下级参与方式未变时，试点形态会在共促形态和互动形态间、权威形态和空转形态间转换。同理，当下级参与方式变化而上级参与方式未变时，试点形态会在共促形态和权威形态间、互动形态和空转形态间转换。而影响因素导致上下级行为方式都发生变化时，则四种形态的转化都有可能性。本节首先通过扎根理论进行三级编码，然后运用总体分析框架，从试点议题的模糊性、兼容性和凸显性等三个政策属性出发，分析试点形态转换影响因素。

一 试点形态转换开放式编码和主轴编码

（一）开放式编码

对受访者谈及的试点形态转换进行开放式编码，得到 13 条原始语句及相应的初始概念。进一步对初始概念范畴化，初步得到上级施压、协同政策变化、上位政策变化、探索见效、试点清晰化、操作烦琐、设计不实、上级支持缺位和认知改变等 9 个范畴（见表 6 - 6）。

表 6 - 6 试点形态转换开放式编码范畴化

范畴	初始概念	原始语句（简）
上级施压	领导者关注	B2：如家庭医生制度，推了几年，很多地方不愿意做，后来习近平总书记在深改组会议上提出要推，多部门联合发文，各地就都逐渐做了
协同政策变化	政策协同	B1：基本公共卫生服务项目试点经历了从不接受到欢迎的过程。后来各地重视基本公共卫生服务项目是因为，原来乡镇卫生院靠药品挣钱，看不上公共卫生经费这点钱，后来国家实施基本药物政策，这个收入来源没了，公共卫生的钱便成了其收入的大头。
上位政策变化	政策导向变化	B2：试点启动时有意义，后来没意义了
探索见效	取得成效	B3：地方先探索，其他地方一点一点跟进，然后国家层面发现这个试点有价值有意义，再进行推广。例如，在各地自主探索基础上，8 月底延东总理开医保管理体制和公立医院综合改革试点省的会，就是要推福建医保管理体制的经验

续表

范畴	初始概念	原始语句（简）
探索见效	探索成功	B3：全科医生执业方式和服务模式改革，一开始就没有特别明确的路径，但是给大概的方向，如要转变服务，主动上门，医保要支付签约服务费等大概的几条要求，各地自己探索自己试。现在路径也清楚了，都成必答题了
试点清晰化	明晰路径	B3：公立医院改革最初阶段，国家规定了必选动作和自选动作，如必须取消药品加成、必须调整服务价格等，在这个基础上，地方可以创新和探索。但是经过一个阶段试点后，到目前阶段，都是规定动作，路径是清晰的，一条一条告诉你怎么做。因此，是分不同阶段的
操作烦琐	工作量大增	B4：试点设计比较复杂，为了监测试点，在试点之初设计了统计、录入、分析、上报等工作任务，导致一线人员额外增加大量工作，又没有适当激励，最终影响了试点的成效
设计不实	措施脱离实际	B1：基本药物政策经历了从受欢迎到有不同声音的过程，因为这个政策规定了307种基本药物，不符合基层医疗需求
	不切实际	B1：政策不符合基层实际情况，导致效果不理想
上级支持缺位	政策授权缺位	B3：如果不给政策的话，试点的积极性会降低
	资金支持缺位	B4：有些试点城市目的不纯，除了获得试点城市名誉，同时想获得试点经费，而有些试点没有经费，而是让地方配套性投入，当其承受任务和配套资金压力时，积极性就不高了
认知改变	起始认知不全	B2：选择的时候感觉可以，但是推动中发现阻力大
	逐渐获知困难	B4：试点城市领任务之初对试点任务不了解，没有把试点任务很明确地掌握，在试点中出现畏难情绪，才理解到试点真正改的是平时不可突破和逾越的障碍

（二）主轴编码

在开放式编码的基础上，根据不同范畴的相互关系和逻辑次序进行归类，形成 5 个主范畴：①上级压力变化，包括上级施压；②政策环境变化，包括协同政策变化、上位政策变化；③模糊性变化，包括探索见效、试点清晰化；④赋能缺位，包括操作烦琐、设计不实、上级支持缺位；⑤认知变化，包括认知改变。表 6-7 对主范畴和对应范畴的关系及对应范畴的内涵进行了归纳。

表6-7 试点形态转换主轴编码范畴化

主范畴	对应范畴	对应范畴内涵
上级压力变化	上级施压	领导者采用会议、批示、调研等方式对试点给予关注，提出要求
政策环境变化	协同政策变化	对试点实施有影响的外部政策变化导致试点情形变化
	上位政策变化	试点政策的上位政策变化导致试点情形变化
模糊性变化	探索见效	试点实践取得实际效果
	试点清晰化	经过试点实践，试点的方案、执行、结果预期等逐渐清晰
赋能缺位	操作烦琐	试点执行中要求实施者或对象增加过多的操作且与收益不相当
	设计不实	试点的设计与实践兼容性弱
	上级支持缺位	试点发起者对试点实施者在政策支持、资金支持等方面未达到实施者预期
认知变化	认知改变	随着试点深入，逐渐认识到试点的难度

运用 NVivo 12 质性分析软件和扎根理论，围绕"试点形态转换"的主题，按照三级编码规则，对访谈记录进行三级编码，主要编码节点关系如图6-11、图6-12、图6-13所示。

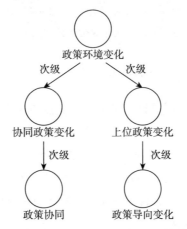

图6-11 政策环境变化编码节点关系

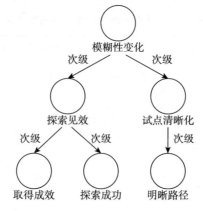

图 6 - 12　模糊性变化编码节点关系

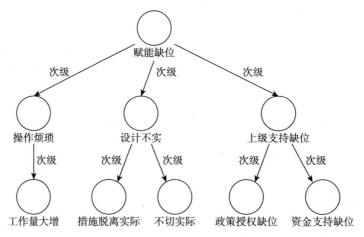

图 6 - 13　赋能缺位编码节点关系

二　凸显性变化对形态转换的影响

试点实施中的凸显性是指试点议题在试点单位和实施者议程中的显著性。凸显性变化是指试点议题在试点单位和实施者议程中的显著性发生变化，表现为推进试点的措施强度、投入资源变化等，其受多种因素影响。上文通过开放式编码和主轴编码分析，得出试点形态转换受上级压力变化和政策环境变化的影响，结合案例和有关文献对影响因素分析如下。

（一）上级压力变化

1. 领导者关注度变化

试点领导者态度和行为相对稳定和一致，但是随着试点影响扩大，更多高层领导开始关注试点。他们从自身职责和视角判断试点，在合适的时机提出指示要求，或者通过资源重新分配、重要干部调整等干预试点。这些指示和举措对能否继续推进试点至关重要，这使试点特别是敏感领域试点增添很多不确定性。高层领导视察、批示、会议讲话精神等都会成为试点加速推进的动力。受访者 A1 发现下级推进试点不力时，通常会采用邀请其地方上的领导参加督导检查反馈会、发布试点推进短讯等手段改变地方领导者关注程度。

2. 领导者调整

领导者在试点中的作用有：克服试点困难，统一团队思想，协调各方利益，精心设计方案，随时调整思路，争取上级领导支持，获取各种资源，从而推动政策试点和创新不断前行等。当作为政策企业家的领导者发生变化时，试点将受到重大影响，试点思路、内容、路径和步骤等会调整，甚至终止试点。领导者干部人事调整包括两种情况。①试点中缺乏政策企业家，干部人事调整后出现该角色。该种情况往往是上级领导基于对试点推进不满意并将责任归为原有领导者推进不力的考虑而为之。调整后，对其抱以厚望并给予一定的资源支持，如政策自主空间、资金支持以及领导亲临助威等。詹积富从福建省药监局到三明任副市长并分管医改就是一个很好的案例。②试点中已经存在政策企业家，组织部门将其调整到其他岗位，有时是为阻止试点推进而采取的干预措施。政策企业家离开试点项目会给试点带来重大冲击，这在中国地方政府层面非常明显。此外，试点中政府领导者逐渐担当起政策企业家角色，也是政策企业家因素发生变化的原因，但一般很难短时间内达到政策企业家自身素养及政治人脉的要求，所以这种可能性较小。

（二）社会压力变化

利益集团行为变化。利益集团往往以散在形式存在，一般数量较少，相互之间通常存在竞争关系。随着改革深入，其利益受损越发严重，有可能采取共同维护其利益的行为，共同行为幅度、频率、影响力等都不确定。诸多不确定因素在模糊厌恶机制作用下，使政府参与者对不确定的政策试点又多了几分谨慎。国务院医改领导小组咨询专家李玲认为中国利益集团对医改试点的方向影响很大。"中国现在一个非常大的问题是利益集团已经很强大，但是我们没有任何防范利益集团的措施。"（玛

雅，2015）

案例　医疗保险商业化运作是利益集团强大和危害的案例。李玲认为，解决大病保险的问题完全没有必要交给商业保险机构承办，但是木已成舟，这造成两方面的问题：一方面，更多的经办环节导致更大的成本开支；另一方面，商业保险的使命在于攫取利润，可能会出现收取保费但不愿赔付的情况，2014 年商业保险收取保费 1600 亿元，但仅仅报销 500 亿元（玛雅，2015）。

（三）　突发事件

发生与试点相关的重大事件也会明显影响试点参与者行为，进而影响试点形态和走向。突发事件包括重大公共事件、民众反对和媒体大量负面报道等。重大公共事件往往会演变为政治压力；微信、微博等新兴媒体平台以民众接受度高、传播迅速为重要特点，当试点触及部分群体核心利益，而该举措又能引起更大人群共鸣时，舆论对试点进程会起到非常重要的影响。

案例　非典疫情导致新农合试点中止。2002 年中共中央、国务院印发《关于进一步加强农村卫生工作的决定》和 2003 年国务院办公厅转发《关于建立新型农村合作医疗制度的意见》后，各省（区、市）开始着手启动新农合试点。但 2003 年初突如其来的非典疫情，影响了试点工作既定启动计划，多数地区试点启动时间被迫推迟。各级卫生行政部门在中央及地方政府的领导下，转变工作重心，全力投入抗击非典的斗争当中，直到同年 5 月非典疫情趋于缓和，各地新农合试点启动工作才再次被提上工作日程（陈竺、张茅主编，2013）。在此案例中，尽管有中央的文件，有总理的批示，有既定的计划，但是各级领导者经过衡量，认为其紧迫程度和重要性都要逊于防控突如其来的非典疫情，筹划已久的试点被迫中止。

案例　重庆血液透析病人聚众反对新政导致试点终止。2015 年 3 月 25 日，重庆所有公立医院实施 2014 年版医疗服务价格目录。3 月 31 日，数百名血液透析病人及家属聚集在上清寺附近进行抗议，附近的交通也被中断，全国主流媒体给予报道，引起广泛关注。4 月 1 日，市长黄奇帆召开紧急会议，取消新的收费政策。重庆作为全国第二批城市公立医院改革试点城市推行医疗服务项目价格调整，降低检查和检验收费标准，调高医疗服务价格，符合国家医改方向。但设计不周全，损害了血液透析病人的利益，形成群访事件，接着全国媒体纷纷报道，给政府领导者造成很大压力，价格改革政策被取消，此方面的试点也随之停止。

三　模糊性变化对形态转换的影响

试点实施中的模糊性是指政策试点中所表现出来的试点参与者特别是发起者与实施者对试点议题不同认知的状态。模糊性变化是指发起者与实施者对试点议题不同认知状态的变化，即模糊性增强或减弱。其受多种因素影响，通过上文开放式编码和主轴编码分析，结合案例和有关文献对影响因素分析如下。

（一）试点清晰化

试点目的在于探索政策导向和内容以及检验政策的科学性和适应性，试点方案的形成过程是从探索方案到检验该方案合理性的过程。试点过程中呈现探索改革方向、改革框架、改革措施、改革细节和实施路径的递次过程。当政策框架不清晰时，上级会给下级更多的政策自主性，以探索各种路径。随着试点深化和扩大，上级逐步明晰改革框架、内容，于是为形成的试点方案选择下级进行试点，检验方案科学性及方案与既有行政体制的融合度。例如，公立医院改革最初阶段，国家规定了必选动作，如必须取消药品加成、必须调整服务价格等，在这个基础上，地方可以创新和探索。但是经过一个阶段试点后，路径逐渐清晰，试点成为"规定动作"。

（二）试点任务量化

当时间限制变紧迫且明确时，如试点的政策企业家引入倒排工期表和督查机制，政府领导者积极行为的意愿会明显增强。而上级对试点时限要求变宽松时，消极实施的参与者受影响最大，积极性一直较高的参与者受影响较小。

案例　时间限制变化促使试点城市加速推进试点，共促形态更加明显。第三次全国新农合试点工作会议结束后，原卫生部等7部门联合印发《关于加快推进新型农村合作医疗试点工作的通知》，明确提出："2006年，使全国试点县（市、区）数量达到全国县（市、区）总数的

40% 左右；2007 年扩大到 60% 左右；2008 年在全国基本推行；2010 年实现新型农村合作医疗制度基本覆盖农村居民的目标。"根据这一总体安排，每年原卫生部等部门都会印发一个指导全年的文件，国务院组织召开一次全国新农合工作会议进行督导落实，直到 2008 年新农合全覆盖。严格、明确、高层领导高度重视的时间要求给各地强大又紧迫的压力。广东省政府在 2007 年全国新农合工作会议上的汇报材料可见一斑：加强领导，把新型农村合作医疗制度作为建设农村基本卫生保健制度的重要任务，广东省委书记张德江多次批示，亲自调研；健全机制，包括筹资机制、补偿机制、控费机制、管理机制和督查机制，保证新农合健康快速发展；典型示范，因地制宜探索和推广先进经验。除广东省，各省（区、市）也都采取可行措施确保按时完成这一任务（卫生部农村卫生管理司、卫生部新型农村合作医疗研究中心，2007）。此案例中，国家领导人的批示和中央文件使试点覆盖面推进工作突然提速，各省（区、市）按照既有工作强度和机制难以完成任务，为此采取了更加积极的态度和措施迅速推进试点工作。

（三）试点设计不实

试点模糊性变化的另一种形式是模糊性增强，即经过一段时间的试点未达到预期目标，决策者和实施者对如何改变试点方案以进一步实施试点更为模糊。①试点方案不符合实际。随着推行深入，问题逐渐显现，下级无法执行试点方案。②实施环节梗阻。"试点设计比较复杂，为了监测试点，在试点之初设计了统计、录入、分析、上报等工作任务，导致一线人员额外增加大量工作，又没有适当激励，最终影响了试点的成效。"（B4）③试点收效小。下级没见到效果，或效果不受政府、社会和行业欢迎，而试点又需投入大量资源，导致下级积极性下降。受访者 B1 说："基本药物政策经历了从受欢迎到有不同声音的过程，因为这个政策规定了 307 种基本药物，不符合基层医疗需求。"

四　兼容性变化对形态转换的影响

试点实施中的兼容性是指试点议题与试点地区、单位价值体系、政策系统，以及与试点实施者、试点对象过去经验、需求相一致的程度。兼容性变化受多种因素影响，通过开放式编码和主轴编码分析，结合案例和有关文献对影响因素分析如下。

（一）实施环境难以兼容

政策试点，特别是涉及体制机制深层矛盾的试点，风险高，政策设计难度大，实施过程形式多变、情况复杂，参与人员思想不统一，利益群体多而复杂，且受试点发起者及相关部门关注。当上级组织对试点任务进行行政发包时，有的实施者没有充分研究上级试点目的、试点任务、推行试点中可能会出现的问题以及如何应对、现有资源是否充分等就申请承接试点任务。随着试点项目推进，有关人员逐渐发现推进阻力大，认识到试点真正改的是平时不可突破和逾越的障碍。当其发现没有足够的政治资源、经济资源和人力资源推进试点，政治手段和技巧无法应对困难时，其推进试点的积极性会降低，行为也随之改变。

案例　新农合试点中有的试点地区对试点难度认识不足导致试点从互动形态转换为空转形态。新农合试点之初，有些试点县（市）的基层领导和管理者对试点的政策和目的理解不透，对试点难度认识不足，违背农民自愿参加的原则，下指标、赶进度、强迫村干部和卫生人员垫付合作医疗费。这些措施导致农民有抵触心理，试点推进不顺利，当有的基层领导发现试点并非易事时，其积极性也随之下降，试点形态从互动形态转换为空转形态。

（二）上位政策变化

一种情形是引领具体政策的上位政策发生变化，下位政策会随之变化。两者的相关性越大，变化越明显；上位政策影响力越大，变化越明显。上位政策可能与试点同向变化，也可能异向变化。另一种情形是协同性政策发生变化引致试点兼容性变化。受访者 B1 提及其工作中接触的一个案例："基本公共卫生服务项目试点经历了从不接受到欢迎的过程。后来各地重视基本公共卫生服务项目是因为，原来乡镇卫生院靠药品挣钱，看不上公共卫生经费这点钱，后来国家实施基本药物政策，这个收入来源没了，公共卫生的钱便成了其收入的大头。"

案例　中央发文支持家庭医生签约服务费制度促使试点形态从权威形态转换为共促形态。美国的家庭医生制度与英国的全科医生制度相对应，都是为签约居民提供长期、连续性医疗服务的制度。1989 年卫生部开始启动这项工作，2011 年国务院医改办牵头进行全科医生执业方式和服务模式改革试点，2014 年对 10 个试点城市评估发现，签约服务费的收取和使用是影响该制度建立与发展的关键因素。按照国际经验和国内探索实践，社区医生与居民签约，收取一定数量的签约服务费，作为一段时间内提供医疗服务的酬劳。医保基金应是其主要来源，此外有公共卫生经费和居民自筹部分。但是社保部门以社保法为由，坚持医保基金只能用作病人打针吃药等，不能给医生作为报酬，并将此作为其政策底线。这导致该改革措施始终无法得到社保部门支持，家庭医生制度试点几乎停滞不前。形势在 2016 年 4 月发生转机，中央深改组召开会议，强调家庭医生的重要性，提出要重点在签约服务方式、内容、收费、考核等方面实现突破。会后，多部门联合印发《关于推进家庭医生签约服务的指导意见》，各地人社部门方才接受这一政策，各地试点又得到进一步推进。受访者 B2 说："如家庭医生制度，推了几年，很多地方不愿意做，后来习近平总书记在深改组会议上提出要推，多部门联合发文，各地就都逐渐做了。"此案例中，中央政策的出台使人社部门主要领导坚持多年的观点得以改变，从而试点形态发生变化。

第五节　试点结束

政策试点经过触发、实施后最终归于结束，其结果一般有两种可能：试点结果与预期相符、试点结果与预期不符。

一　试点结果与预期相符

结果与预期相符或基本相符的政策试点分为两类：比较简单的政策试点和重大复杂的政策试点。①比较简单的政策试点。当试点达到预期时，试点发起者的信念体系得到强化，与事实稍有偏离的次要方面得到完善。试点发起者对试点经验进行总结，分析出现的偏离，经过征求专家意见、内部讨论等形成全域推广方案，发文执行。同时，凭借权力、资金、沟通和组织等资源优势影响政策传播（Bcrry，1999），采取对试点进行肯定、召开现场会由试点单位进行经验介绍、媒体进行宣传和推广等引导方式鼓励各地接受政策创新。②重大复杂的政策试点。当试点事项非常重大、复杂时，上级会采取分批递进的方式进行试点。首先，选取少数单位，对一部分政策进行试点验证；第一批试点结束后，进行总结，发现问题所在和成功之处，纳入试点方案，这一时刻被纳入新一轮试点方案的政策完成创新。然后，再选取单位依照新的试点方案进行试点，再总结经验教训，依此循环，直至信念体系经过实践检验逐步完善，从而颁布在全域执行的新政策，此时整个政策的创新完成。重大复杂政策的创新由试点中一次次小的创新累积而成。当实现试点使命时，试点发起者不再关注并投入资源，试点结束。

案例　公立医院改革试点中法人治理结构政策随着试点推进不断细化。2010 年，国务院医改办选取 16 个城市作为第一批公立医院改革国家联系试点城市，2011 年又加上北京市，试点执行卫生部等《关于印发公立医院改革试点指导意见的通知》文件要求，文件关于医院法人治理结构仅提到管办分开，至于如何办医院，没有政策设计，由试点地区自主摸索。2014 年选取 17 个城市作为第二批试点城市时，将第一批试点经验吸纳其中，"探索建立理事会等多种形式的公立医院法人治理结构，明确理事会与院长职责"的要求比第一批试点时明确了许多。2015 年选取 66 个城市作为第三批试点城市，将之前改革经验纳入国务院办公厅印发的《关于城市公立医院综合改革试点的指导意见》，提出"完善公立医院法人治理结构和治理机制，落实公立医院人事管理、内部分配、运营管理等自主权。采取有效形式建立公立医院内部决策和制约机制，实行重大决策、重要干部任免、重大项目实施、大额资金使用集体讨论并按规定程序执行"等非常具体的政策，中央在此阶段已经初步完成探索性政策学习。2016 年选取 100 个城市作为第四批试点城市，明确要求试点地区必须当作重点任务来落实中央相关要求，这有典型的验证性政策学习的意味。此案例展示了重大复杂政策通过试点创新而不断积累和循序渐进的过程。

二　试点结果与预期不符

如果试点结果与预期不符或基本不符，试点发起者信念体系的政策核心受到挑战，次要方面发生改变，多次结果验证比单次影响作用更明显。受访者 B4 说："大部分地区基层卫生服务采用财政拨款的方式，而辽宁铁岭做财政购买服务，开始我们对铁岭并不看好，我陪着财政部和部里领导去现场看，改变了我们财政购买完全不行的想法。但只是改变想法，还不到可以推广的程度，至于能否推广，怎么推广，是另外层面的事。"此外，对同一个与预期不符的结果，不同人员也会有不同的认知。例如，对于安徽省取消基层公立医疗机构收支两条线的管理政策，受访者 B3 认为，安徽收支两条线没错，只是配套没跟上，上海也有成功的案例。

面对结果，试点发起者对试点行动予以终止、暂停，收回试点的试点权限等。但是，也有另一种可能，即试点发起者在各种内外因素影响下，认为该项政策创新是必须为之的，而且有成功的可能，试点失败既增加其对政策复杂性的认识，也使其明晰试点失败的问题所在，从而修改试点方案，另行选取试点单位进行试点，而自身信念体系特别是政策核心不会变化。

三　试点评估

试点评估是试点参与者特别是发起者获知试点成败和进展的主要途径，科学规范全面地评估试点全过程对做出修正、调整、补充、推广或终止试点的决策有重要意义。

第六节　本章小结

试点形态是特定时间空间下由试点发起者推进试点的方式和实施者实施试点的方式共同生成的试点的状态。议题模糊性影响试点发起者知觉行为控制，议题兼容性影响发起者主观规范，两者共同影响发起者的行为选择，可将其行为选择策略分为倡议推进和强制推进两种。试点议题兼容性影响实施者行为态度，试点赋能模糊性影响实施者知觉行为控制，职位影响力凸显性影响实施者主观规范，三方面因素共同影响实施者行为选择，可将其行为选择策略分为积极实施和消极实施两种。发起者和实施者的行为两两组合，形成试点形态的"行为双选"模型，有四种试点形态。①共促形态，即上级强制推进、下级积极实施。实践检验是试点发起者政策学习的主要路径；邀请专家对试点提出政策建议，到外地考察学习先进经验，邀请试点发起者指导工作，是下级主动的政策学习过程。②互动形态，即上级倡议推进、下级积极实施。试点发起者意在通过试点学习如何设计在全域执行的政策，下级对本地如何推进试点进行探索性政策学习。③权威形态，即上级强制推进、下级消极实施。试点发起者主要有两方面的政策学习：一是自身检验政策设计是否合适，即验证性政策学习；二是依靠自身影响，要求实施者进行政策学习，使之与其信念体系保持一致，但下级排斥政策学习。④空转形态，即上级倡议推进、下级消极实施。试点发起者进行探索性政策学习，以获知该如何设计政策，但下级排斥政策学习。

试点过程中试点形态并非保持不变，受试点议题属性变化影响，试点形态会发生转换。当总体政策导向变化、领导者关注度变化、领导者调整、试点与实施者的工作相关性变化、利益集团行为变化、突发事件发生时，议题凸显性随之变化；当试点任务时间限制变化、相关领域改革的上级政策清晰化时，议题模糊性随之变化；当试点方案的不足逐渐显现、实施者对试点的认知加深时，议题兼容性随之变化。议题政策属性的上述变化通过促使试点发起者和实施者的行为选择变化而导致试点形态转换。

试点在由试点形态构成的过程中前行，最终归于结束，有两种可能。第一种是试点结果与预期相符，实现政策创新。比较简单的政策试点，经过试点总结经验形成政策；重大复杂的政策试点，上级分批递进试点，逐步积累政策经验，最终形成完善的新政策。第二种是试点结果与预期不符，试点失败，未实现政策创新。试点结束时通过评估为下一步的推广做准备。

根据本章分析，形成以下命题。

命题五（试点双方行动）：试点发起者在试点议题模糊性和兼容性的影响下采取倡议推进和强制推进两种行动，实施者在试点赋能模糊性、职位影响力凸显性和试点议题兼容性的影响下采取积极实施和消极实施两种行动。

命题六（试点形态）：基于试点发起者和实施者的行动，形成四种试点形态：共促形态（上级强制推进、下级积极实施情境下）、互动形态（上级倡议推进、下级积极实施情境下）、权威形态（上级强制推进、下级消极实施情境下）、空转形态（上级倡议推进、下级消极实施情境下）。

第七章 政策试点推广机制

试点的使命在于探索有效的解决社会问题的政策工具，进而推广到全部政策对象，试点最终为推广而服务。当试点发起者认为可以将试点经验推广时，政策扩散过程启动。政策扩散是指一项政策在特定的时间段内在社会系统的成员之间传播的过程（Rogers，2003）。试点推广是政策扩散的一种模式，即议题决策者（试点发起者）采取适宜的策略将试点经验自下而上总结提炼，然后又自上而下使政策扩散的过程，其实质是政府决策的过程。试点推广的影响因素是什么？既有研究对试点推广过程进行了阶段性划分（郑永君，2018），分析了不同阶段的策略选择（冯锋、周霞，2018）。那么，是否存在不同的推广模式？这些模式和影响因素间存在何种联系？本书试图将影响因素和推广模式整合到一个分析框架，从政策属性的视角研究上级政府推广试点的影响因素及采取的推广试点策略。

第一节 试点推广机制："模糊—凸显"模型

虽然试点推广过程是上下级政府共同作用的结果，但是多数研究者认为推广者处于拥有决定性影响力的主导地位（张克，2015），试点成果能否有效推广、推广范围大小、推广手段如何设计等，推广者的态度是关键（Rogers，2003），实施者虽然拥有一定程度的自主性，但其仍然依赖于想方设法取得推广者的认可和支持等（Heilmann et al.，2013）。当厘清推广者的策略选择后，对推广者和实施者的互动会有更加深刻的理解，因此本书重点关注推广者的决策。

一 凸显性维度分析

推广者在决策时基于对政策议题凸显性的认知进行政治性考量。当议题凸显性强时，决策者的政治压力较大，政治决心较强，推动力也比较强。推动力是上级政府对于整个试点成果推广过程的参与和干预程度，以及推动试点成果扩散进程的力度（张克，2015）。推动力强时，决策者更多地采用直接的方式参与到试点推广中，对试点推广的目标、方案、实施步骤、时机和方式等提出明确要求，及时评价、督导、激励政策实施者，深度参与全过程。推动力弱时，决策者采用间接方式鼓励试点推广，对实施者提供技术、信息等方面的协助，实施者对是否推进政策实施、如何推进有更大的自主性。

凸显性分类和测量。①凸显性强。即领导者、上级政府机构给予的压力大，领导者通过批示、指示、会议要求等方式要求下级办理；上级政府机构通过印发文件、召开会议、经验交流等方式给予下级明确的意图；推广者和实施者若未达到上级推广要求将受到追责。大量民众、专家、利益集团等通过舆论、信访、人大议案和政协提案等途径表达对政策的强烈诉求。重大突发事件发生，对社会造成很大冲击，受到领导者和民众的普遍关注。②凸显性弱，即领导者、上级政府机构给予的压力较小，领导者较少有批示、指示、会议要求；上级政府机构的文件要求强制力弱；推广者和实施者若未达到上级推广要求，无追责。少量民众、专家、利益集团等通过舆论、信访、人大议案和政协提案等途径表达对政策的诉求。

二　模糊性维度分析

决策者基于议题模糊性的认知进行技术性考量。模糊性弱时，决策者更倾向提出明确的、可测量的目标，对推广政策进行详尽精准的设计，对时间进度提出明确的要求，甚至针对未完成任务的可能性提出问责要求。而当模糊性强时，决策者更倾向提出宽泛的富有弹性的目标，政策规定较为笼统，缺乏时间的要求，对实施者大多进行柔性引导而非严格问责。经过试点阶段的探索和验证，试点推广阶段的模糊性明显减弱。具体而言，政策目标包括指导性目标、优先性目标和评估性目标较为清晰；政策方案的主要制度框架较为清晰，方案的具体设计可能存在模糊之处；由于试点单位的代表性不足，即使试点阶段执行顺利，政策执行和结果方面亦存在模糊之处。

模糊性分类和测量。①模糊性弱。即政策目标包括指导性目标、优先性目标和评估性目标较为清晰；政策方案包括制度框架、实施步骤、时间进度、问责条款等都较为明确；试点推广者和实施者对政策推广的执行过程和结果预期较为乐观，风险可控性强。②模糊性中度。即政策目标包括指导性目标、优先性目标和评估性目标较为清晰；政策方案的主要制度框架较为清晰，方案的具体设计存在模糊之处；政策执行和结果方面存在模糊之处，有一定的不确定性风险，试点推广失败会带来损失但未超过推广者容忍范围。对政策文本进行分析可判断推广议题的模糊性归属。

三　理论模型和案例选取

在议题凸显性和模糊性双重作用下，决策者选择适宜的试点推广模式，即议题凸显性强、模糊性弱情境下的复制强推模式，议题凸显性强、模糊性中度情境下的立项深推模式，议题凸显性弱、模糊性弱情境下的立项缓推模式，议题凸显性弱、模糊性中度情境下的暂不推广（见表7-1）。本书选取四个案例分别对应四种推广模式：运用国家推广三明医改经验分析复制强推模式，运用国家推广新农合试点分析立项深推模式，运用国家推广公立基层医疗机构薪酬制度改革试点分析立项缓推模式，运用国家未推广安徽省收支两条线试点分析暂不推广的情形。

表7-1　试点推广："模糊—凸显"模型

		议题模糊性	
		模糊性弱	模糊性中度
议题凸显性	凸显性强	复制强推	立项深推
	凸显性弱	立项缓推	暂不推广

第二节　复制强推模式

政策议题凸显性强、模糊性弱时，试点推广者通常采用复制强推模式。在该模式下，前期试点较为成功，试点推广者对政策如何设计有较为清晰的认知，拟推广地区对试点地区的政策较为认同，即试点推广者既知晓如何推广试点，又有足够的动力和压力实施，同时试点推广者面临很强的政治压力，需尽快推广试点。在此情境下，试点推广者通常会有以下行为。①制定的推广政策较为细致，对试点推广的目标、方案、实施步骤、时机和方式等提出明确要求。②以很强的推动力推进试点推广。采取的方式有制发文件、召开工作会、进行媒体宣传等。较立项深推模式不同点在于，推广者会采取强制性更高的措施，如督导落实，与下级政府签订目标责任书，对推进延迟的实施者进行约谈等。③将试点单位作为标杆，采用召开现场会、经验交流、进行培训等方式促使各地向试点单位学习，加快政策推广。此外，因为试点较为成功，其他地区会主动采用现场调研、资料学习等方式向试点地区学习。本书以三明医改全国推广为案例进行分析。

一　议题模糊性分析

三明医改的政策设计经验受到了中央多部门领导者、学者的肯定和赞同并形成了较为一致的改革思路。三明医改是中国医改的名片，其改革举措在推进公立医院改革中取得不凡成绩，医改推进六年实现了医药总费用、患者负担、药品费用"三降低"，医务人员薪酬、医院收入结构优化、城镇职工医保基金扭亏为盈"三提升"。三明市、全国专家、政府领导者对三明改革措施进行多轮研究、提炼和论证，形成一致意见，肯定三明医改的经验成效。访谈时，在被问及"从三明吸纳到国家政策里的有什么"时，B3说："一开始我们关注的是他们公立医院改革的路径，即腾空间、调结构、保衔接，当然这个路径也是我们帮他们分析出来的。一是改政府，三医联动的政府管理体制后来也上升为国家经验，即党委政府主要领导同志要亲力亲为抓医改，分管同志要同时分管医疗、医保和医药，这就减少了管理层面的协调成本。二是公立医院改革的腾笼换鸟，也就是腾空间、调结构、保衔接的路径，这是三明最大的贡献。三是药品两票制，从生产到流通，再到医院，中间只开两票，这就压出药品价格空间，压出的空间用来调价，这就实现了药品价格上涨、医务人员收入上涨，而医保和财政投入没有增加，老百姓负担没有增加，医院运行也没有受到影响，这就实现了多赢的局面。"

三明医改的结果性数据得到政府、学者和媒体对医改效果的认同。

根据福建三明公开的数据，自 2012 年 2 月启动公立医院综合改革到 2013 年 2 月 1 日，辖区内 22 家县级以上公立医院全部取消药品加成，连续多年收不抵支的职工医保基金在 2013 年出现结余；2013 年 1～5 月，全市住院患者平均费用不增反降，县级及以上公立医院医务性收入同比增加 9684 万元，与此同时，药品支出同比减少 7145 万元。2013 年底，省政府主要领导不相信三明取得的成绩，派出了两个调查组到三明。一个组由审计厅厅级领导带领 30 多名财务、审计专家审核并调取数据，看是否有造假。另一个组由省卫计委厅级领导带领 10 多位医学专家来看医院的病历，看医疗质量是否降低。调查结果显示，省调查组的主要结论印证了三明公布的是事实（王春晓，2017）。省政府通过这次调查从不相信到相信，对三明医改建立了信任和信心，数据的真实性和说服力发挥了关键作用。

国家对拟推广的政策有非常清晰的认知。2019 年，国务院深化医药卫生体制改革领导小组印发《关于进一步推广福建省和三明市深化医药卫生体制改革经验的通知》，明确提出了三明市深化医改的主要经验，即建立高效有力的医改领导体制和组织推进机制，深化医疗、医保、医药"三医"联动改革，创新薪酬分配激励机制，强化医疗机构监督管理，改革完善医保基金管理，上下联动促进优质医疗资源下沉。同时，对推广三明经验提出详细具体的举措和时间进度，如"加大药品耗材集中采购改革力度。2019 年 12 月底前，各省份要全面执行国家组织药品集中采购和使用改革试点 25 种药品的采购和使用政策。2020 年，按照国家统一部署，扩大国家集中采购和使用药品品种范围。综合医改试点省份要率先推进由医保经办机构直接与药品生产或流通企业结算货款，其他省份也要积极探索"。可见，国家对如何推广三明经验，今后制度框架、关键政策如何设计已经非常清楚。

二　议题凸显性分析

公立医院改革是新医改核心环节，公立医院改革好不好，直接关乎医改成败，如何改革是国家领导者、各部门以及地方上亟须解决的难点。2010 年国家启动第一批城市公立医院改革试点，但未达到试点预期；2015 年国务院办公厅印发文件启动城市公立医院综合改革，仍未找到破题之处。县级公立医院改革也出现同样的问题，从 2012 年起试点探索改革路径，但成效甚微。不少专家和社会舆论均开始认为，公立医院改革滞后或不到位，正在抵消或侵蚀此轮改革的基层医改和全民医保的成效。

三明不在第一批公立医院综合改革试点城市名单之列，也不是首批 311 个县级公立医院改革试点地区，但其自发试点后不久在詹积富的带领下取得了显著成效。2016 年至 2017 年，中央深改组先后三次听取并肯定三明医改经验。2019 年 7 月中央深改委第 9 次会议再次强调要总结推广三明医改经验。2019 年 8 月，全国医改推进现场会在三明召开（彭韵佳、陈弘毅，2021），多位国家领导人多次批示、推进、调研，使该议题成为国家相关部门和各地政府领导者的首要议题。

三明医改得到财政部和国家卫生部门高层领导认可，加之《新闻联播》等正面报道三明医改，詹积富开始宣传和推广其医改理念和做法，在中央有关部门的共同参与下，仅在中央电视台《新闻联播》就有 2015 年 12 月 12 日、2016 年 2 月 26 日、2016 年 8 月 11 日三次报道，此外，《人民日报》《光明日报》《健康报》《朝闻天下》《新闻直播间》等各大主流媒体和节目纷纷报道，三明也在市深化医药卫生体制改革领导小组办公室网站上专门设置媒体报道栏目。

三　试点推广过程

第一阶段：自主探索，一鸣惊人（2012～2013）。"三明医改是逼出来的。"詹积富如是说。的确，三明市职工医保基金面临很大压力，2009 年起收不抵支，而财政紧张又无法补足差额。为此，詹积富作为政策企业家带领三明开启医改工作（郑智维，2023）。经过两年努力，取得明显成效。三明市财政局副局长张煊华说，2012 年全市医疗机构仅药品费用绝对数就同比下降 7.53%，职工医保基金扭亏损为节余 2632 万元，22 家公立医院的可分配结余增加 4243 万元，初步达到了政府、百姓、医院"三方共赢"的效果（石伟，2013）。

第二阶段：国家倡导，自主推进（2014～2016）。三明医改的成功受到财政部的关注和认可，财政部原部长楼继伟将三明医改的报告报到国务院后，议题进入国家推进的快车道。2014 年 2 月，刘延东副总理出席县级公立医院综合改革电视电话会议（中国政府网，2015a），听取詹积富汇报。随后，刘延东考察三明，主持召开全国公立医院改革现场会（罗鸣灶，2014）。三明公立医院改革试点及其探索的"三医联动""两票制""三保合一""年薪制"等做法不断进入公众视野，引起各地医改决策者关注。全国各地参观、学习考察的队伍纷至沓来，截至 2016 年 7 月就达到 700 多批次。众多地区向三明医改取经，但因为三明特有的体制机制，很少有地区能全盘复制其经验模式，部分改革者存有观望或质疑的态度。

第三阶段：全国强推，明确措施（2017 年至今）。面对各地进展不顺的局面，中央开始发力。2016 年底，国务院深化医药卫生体制改革领导小组总结了三明等地区综合医改的经验，印发《关于进一步推广深化医药卫生体制改革经验的若干意见》，要求各地确保改革经验生根落地，产生实效。2017 年 8 月，三明被确定为公立医院综合改革国家级首批示范城市。2019 年 9 月，国务院深化医药卫生体制改革领导小组简报（第 75 期）刊发题为《福建省三明市持续深化"三医联动"改革取得新成效》的经验交流材料。同年 11 月，国务院深化医药卫生体制改革领导小组印发了《关于进一步推广福建省和三明市深化医药卫生体制改革经验的通知》，强调"充分发挥典型经验对全局改革的示范、突破、带动作用，推动医改向纵深发展"，各地纷纷转发并制定本地区的贯彻文件的方案，三明医改典型经验走向全国。突如其来的新冠疫情延迟了推广的进程，待疫情平稳后，2021 年初，国务院深化医药卫生体制改革领导小组秘书处认定福建省三明市为全国深化医药卫生体制改革经验推广基地，并要求各地"认真学习福建省和三明市的改革勇气和担当精神，积极借鉴其改革经验，因地制宜、创造性地持续深化重点领域和关键环节改革"。三明医改的经验做法能否在全国全面彻底推广，我们拭目以待，但可以肯定的是，国家决心很大，各地都在积极贯彻。

第三节　立项深推模式

政策议题凸显性强、模糊性中度时，试点推广者通常采用立项深推模式。此时，试点推广者面临很强的政治压力，包括领导人批示、政府工作报告向社会承诺事项、上级文件明确要求并有问责压力等，与晋升密切相关，虽然不属于政治压力，但是能够增强政治动力。同时，前期试点取得一定成效，对试点的技术目标、政策详细设计、政策推广过程是否可预期、风险是否可控等因素有一定的信心，但不充分。在此情境下，试点推广者通常会有以下行为。①以很强的推动力推进试点推广。采取的方式有制发文件，督促落实；召开工作会，进行经验交流；进行媒体宣传，传播工作信息；等等。②制定较为宽泛的政策，一边推进一边完善。对于之前试点已经确认可行的政策直接写入推广方案中，对于尚不明晰的政策则给实施者一定的空间，边推行边总结。③推广中嵌套试点。由于议题的复杂性，对不确定性高的政策设计通常较为谨慎，在总体推广的同时进行局部试点，将试点经验总结提炼纳入政策中。本书以新农合的推广模式为案例进行分析。

一 议题模糊性分析

尽管在建立新农合制度之前相关政府部门和学者围绕这一问题开展了大量的研究和探索，提供了一定的理论和实践基础，但是由于该制度的设计存在太多的模糊性，中央只是提出要建立新农合制度，至于该如何建立，可衡量的目标如何设计，制度框架是什么，该制度如何与其他制度衔接，今后资金能否保障等都处于模糊状态。经过四年试点，2007年全国新农合工作会议召开前，政府筹资和管理责任基本明确，基本建立了新农合的制度框架，包括经办和监督、医疗服务提供、资金筹集等，全国开展新农合的县（市）占总数的51%，覆盖4.1亿农民。同时，经评估发现诸多问题：未建立长效筹资机制，保障水平较低，管理能力较低，缺乏对医疗机构的监管导致费用增长快，政策理解和执行不到位等。这些问题如果调整不到位将明显影响政策效果，甚至导致政策夭折。因此，在此阶段，政策尽管较试点之初已经明显清晰化，但是还远未达到试点成熟，明晰相关政策设计，进而在全国复制推广的境况。

二 议题凸显性分析

农民对医疗保障诉求强烈，经济基础逐年夯实。传统合作医疗制度解体后，农民因病致贫、因病返贫问题突出，1993年国家卫生服务调查结果显示，有84.11%的农村人口没有任何医疗保障，直接影响了农村的经济发展和社会稳定。2000年世界卫生组织对各成员国卫生筹资分配公平性进行评估，中国在191个国家中列第188位（陈竺、张茅主编，2013：8）。改革开放带来中国经济30年的快速发展，国内生产总值和政府财政收入都明显提高，随着我国综合国力增强，建立新农合制度有了经济基础。

中央高度重视新农合制度的建立和完善。党和政府执政理念转变，"三个代表"重要思想、以人为本的理念催生了新农合制度。2002年，中共中央、国务院下发《关于进一步加强农村卫生工作的决定》，提出各级政府要积极组织引导农民建立以大病统筹为主的新型农村合作医疗制度。同年，召开首次全国农村卫生工作会议，时任副总理的李岚清、温家宝对建立新农合制度提出要求（央视网，2002）。胡锦涛在2003年批示，"新型农村合作医疗是一件为民、便民、利民的大好事。望加强领导，完善试点，因地制宜，循序渐进，改善服务，造福农民"，在2004年也做了类似批示（陈竺、张茅主编，2013：23、28）。从2003年到2008年，国务院五次召开全国新农合（试点）工作会议，分管副总理出席。就一件具体工作由国务院牵头连续召开会议，新中国成立以来极为少见。经过四年试点，党的十六届六中全会明确要求加快推进新农合建设。2006年中央经济工作会议强调把"三农"问题放在经济社会发展全局的突出位置，把解决好"三农"问题作为全党工作重中之重，新农合要全面提速。

国家领导集体的高度重视和农民的迫切需求使各级党委和政府将新农合工作摆在重要的位置上。每年中央通过工作会议、文件、督导、评估等又使中央相关部门间、上下级间保持思想认识、工作步调等的一致性，使该议题在各级政府决策者面前凸显出来。

三　试点推广过程

第一阶段：面上探索加重点关注，三轮试点（2003～2006）。2003年，国家要求各省自主试点的同时建立联系点，重点推进。经过探索型试点、比较型试点、验证型试点和推广型试点，2006年国务院对首批257个试点县进行全面评估。评估组认为，新农合制度得到农民广泛认可，制度框架基本形成，农民就医经济负担有所减轻，补偿模式科学合理，同时存在未建立长效筹资机制，保障水平较低，管理能力较低，缺乏对医疗机构的监管导致费用增长快，政策理解和执行不到位等严峻的问题。吴仪副总理在 2007 年 1 月召开的全国新农合工作会议上提出，要充分认识新农合制度建设的长期性、艰巨性和复杂性，要在完善财政补助政策、科学规范统筹补偿方案、加强基金运行管理和经办能力建设，以及医疗服务和药费监管等方面不断完善制度和创新管理（陈竺、张茅主编，2013：33）。中央在综合评判后认为基本制度是成功可行的，应该稳妥推行。可见，在此阶段结束时，试点仅仅完成基本路径探索和基本框架搭建，并未运行成熟。

第二阶段：全面覆盖，完善制度（2007～2008）。2006 年底，中央经济工作会议提出新农合要全面提速，到 2007 年实现覆盖全国 80% 以上县（市）的目标，标志着新农合制度由试点转为全面推进阶段。此阶段实现了制度的全覆盖，截至 2008 年 6 月，全国 2729 个县（市、区）实施新农合，占全国总数的 95%，提前两年完成全覆盖任务（陈竺、张茅主编，2013：37）。同时，对如何优化制度框架进行持续探索：进一步简化中央补助拨付办法，实行当年全额拨付，次年据实结算，差额多退少补；规范统筹补偿政策，统筹模式规范到 1～2 种，合理制订补偿方案，探索将门诊大病纳入统筹补偿范围，规定统筹金当年结余上限；针对基层医疗机构违规套取新农合资金的问题，建立完善定点医疗机构监管机制；健全基金管理制度，下发《新农合基金财务制度》，鼓励各地探索基金管理。经过此阶段的发展，新农合制度实现全方位、全覆盖，制度框架更加完善。

第三阶段：探索中优化制度（2009～2012）。2009 年新医改启动，国务院及相关部门印发系列文件，提出明确的要求，如"政策范围内住院费用报销比例达到 60% 以上"。为此，中央推进新农合支付方式改革，形成了住院按病种定额付费、住院按床日付费、住院总额预付以及门诊总额预付等多元复合式医保付费形式；推进新农合与国家基本药物制度衔接；探索商业保险机构参与新农合经办服务。同时，实践中发现一些新问题和较大的挑战，特别是人口基数小的县筹资规模小、运行风险大；家庭账户结余高，难以发挥互助共济作用；新农合与城镇居民医保难以衔接。为此，中央选取部分地区重点开展了三项试点——人口基数小的县（市）以地市级为统筹层次的试点、大病统筹与门诊统筹相结合的试点、新农合与居民医保相衔接的试点，形成了部分整合型、完全融合型和合作管理型等三种模式，这种将试点嵌套在全面优化制度过程中的模式明显提高了制度的灵活性和适应性。

第四阶段：丰富制度内涵，稳健发展（2013～2016）。国家先重点开展了农民重大疾病医疗保障工作，2012 年底选取 20 个病种进行保障。随后总结经验，2015 年部署推进大病保险制度建设，筑牢全民基本医疗保障网底。同时，做好筹资和参合工作，人均补助标准从 2012 年的 240 元增长为 2016 年的 420 元；农民参合率从 2012 年的 98.3% 增长为 2016 年的 98.8%。在此期间制度稳健发展。2016 年初，国务院印发《关于整合城乡居民基本医疗保险制度的意见》，要求"逐步在全国范围内建立起统一的城乡居民医保制度""各省（区、市）要于 2016 年 6 月底前对整合城乡居民医保工作作出规划和部署""各统筹地区要于 2016 年 12 月底前出台具体实施方案"。新农合试点完成历史使命后，退出了历史舞台。

第四节　立项缓推模式

政策议题凸显性弱、模糊性弱时，试点推广者通常采用立项缓推模式。此时，试点取得成效，试点推广者对政策如何设计有较为清晰的认知。凸显性方面，虽然凸显性不足但尚有一定的凸显性，所以试点推广者有推动力但不充分。在此情境下，试点推广者通常会有以下行为。①柔性推广政策。提出导向性目标，较少提及测量性目标；推广方案较为宽泛，较少提及时间步骤；以鼓励各地推进为主，较少问责。②把制发文件等方式作为对外部压力的回应，以缓解外部压力。上级或外部的压力对推广者的决策能产生一定的影响但不充分，因此，推广者会采取措施，虽达不到外界预期，但可以将双方张力控制在一定范围内。③缓慢推进。采取"小步慢挪"如制发文件、进一步试点、召开座谈会、进行调研等方式缓慢推进试点。本书以公立医院薪酬制度改革试点为案例进行分析。

一　议题凸显性分析

公立医院薪酬制度由中央多部门共同制定，从职能分工看，此项改革主要由人社部主管和牵头，其制定薪酬政策，各地人社部门贯彻执行政策；财政部从资金保障角度提出意见，各地财政部门贯彻文件，进行资金保障；卫生健康部门是医生的主管部门，负责具体执行政策文件。此外，人社部因其职能分工在部门间协调时具有优势，虽然医改工作由中央主导，但具体实施和协调职能由挂靠在原国家卫生计生委的国务院原医改办承担，在协调推进此项工作时，传导给人社部的压力较小。

2009年新医改启动以来，中央提出了"四梁八柱"的改革方案，多项改革取得明显成效，同时随着医改进入深水区，一些体制性机制性难题凸显出来并且影响整体医改的推进，公立医院薪酬制度就是其中之一。在人社部门决策时，此议题未能受到关注，重要性和必要性未能凸显出来。

由以上分析可知，基于以下原因，议题的凸显性较弱：人社部推进此项工作的外部压力较小，实施改革带来的政治不确定性较高，维持现状不会带来明显的后果。

二　议题模糊性分析

人社部对公立医院薪酬制度改革路径已经有较为清晰的规划。2016年全国卫生与健康大会时，习近平提出着力发挥广大医务人员积极性，提升医务人员薪酬待遇（共产党员网，2016）的要求，9月人社部印发《关于深入学习贯彻全国卫生与健康大会精神的通知》，提出"加快建立符合医疗行业特点的公立医院薪酬制度"，此项工作加速推进。2017年，人社部、财政部、国家卫生计生委等四部门联合印发《关于开展公立医院薪酬制度改革试点工作的指导意见》启动试点。该意见对薪酬制度改革的原则界定得非常清晰，即"激励与约束相结合""按劳分配与按生产要素分配相结合""动态调整与合理预期相结合"，给试点单位很明确的指导；对试点的制度框架进行了全面规定，包括"优化公立医院薪酬结构""合理确定公立医院薪酬水平""推进公立医院主要负责人薪酬改革""落实公立医院分配自主权""健全以公益性为导向的考核评价机制"等，而且每项制度也规定得较为详细，如推进公立医院主要负责人薪酬改革方面规定，"公立医院主管部门根据公立医院考核评价结果、个人履职情况、职工满意度等因素，合理确定医院主要负责人的薪酬水平。

公立医院主要负责人薪酬水平应高于本院平均薪酬水平，并与本院职工薪酬水平保持合理关系"。

同时，实践中已经有成功经验和成熟案例，即三明医改中的薪酬制度设计。首先，实行院长目标年薪制，由院长代表政府对医院履行管理责任，院长年薪由财政全额负担。其次，实行全员目标年薪制，将原来医生收入与科室收入挂钩改变为与岗位工作量、医德医风、社会评议挂钩。在职临床类、技师类和临床药师类医务人员按照级别和岗位实行不同等级年薪。2019 年国务院深化医药卫生体制改革领导小组以简报（第 75 期）形式刊登题为《福建省三明市持续深化"三医联动"改革取得新成效》的文章宣传三明模式。同年，国务院深化医药卫生体制改革领导小组印发《关于进一步推广福建省和三明市深化医药卫生体制改革经验的通知》，高度凝练了三明市和福建省薪酬制度改革的经验，即"以医疗服务收入为基数核定公立医院薪酬总量，实行院长年薪制和全员目标年薪制、年薪计算工分制，医务人员薪酬水平不与药品、耗材、检查、化验等收入挂钩。2018 年，三明市二级及以上公立医院人员支出占业务支出的比例为 46.5%。福建省全面推行院长目标年薪制，院长年薪由财政承担，根据绩效考核结果发放。综合考虑医疗服务收入增长、院长年度绩效考核等因素，每年适当增加公立医院薪酬总量"。

经以上分析可知，人社部等对薪酬这一政策工具应如何设计已经有较为清晰的认知，实践中也有成功案例且得到中央的认可。因此，议题模糊性较弱。

三　试点推广过程

第一阶段：广泛探索，两轮试点。2017 年初，人社部等四部门联合印发《关于开展公立医院薪酬制度改革试点工作的指导意见》，明确提出了指导原则、制度框架和具体试点内容，要求 11 个综合医改试点省（区、市）各选择 3 个市（州、区），除西藏的其他省（区、市）各选择 1 个公立医院综合改革试点城市进行试点，为期 1 年。年底，四部门扩大公立医院薪酬制度改革试点范围，除按照上述意见明确的试点城市外，其他城市至少选择 1 家公立医院开展薪酬制度改革试点，为期 1 年。

第二阶段：柔性推广。在两轮试点的基础上，国务院办公厅印发

《深化医药卫生体制改革 2018 年下半年重点工作任务》，要求人社部牵头及时总结公立医院薪酬制度改革试点经验，推动建立符合行业特点的薪酬制度。此时，薪酬制度改革从试点阶段转为全面推广阶段。国务院办公厅的文件非常有弹性，"推动建立"说明并非必须完成的任务，事实证明当年的确未完成。

第三阶段：缓慢推进。在 2018 年工作任务的基础上，国务院办公厅印发《深化医药卫生体制改革 2019 年重点工作任务》，要求人社部负责制定公立医院薪酬制度改革的指导性文件，2019 年 12 月底前完成。该要求责任明确，时间清晰，人社部工作节奏有所加快，制定了指导意见稿（讨论稿）；5 月召开公立医院薪酬制度改革方案模拟运行部署会，选取了北京、安徽等 5 个省（市）10 家医院作为直接联系点，开展模拟运行验证，提出进一步修改完善指导意见稿的意见建议；8 月到北京市普仁医院、北京市朝阳区妇幼保健院就完善公立医院薪酬制度开展调研；9 月赴湖南部分地区进行调研。尽管开展了一些工作，但年度任务仍未完成。

第四阶段：持续推进。面对未完成 2019 年任务的尴尬情境，国务院办公厅印发《深化医药卫生体制改革 2020 年下半年重点工作任务》，要求落实"两个允许"要求，全面推开公立医院薪酬制度改革。在中国卫生健康"十四五"规划中，也提到了推进公立医院薪酬制度改革。但在全国建立该项制度将是个漫长的过程。

第五节　暂不推广

政策议题凸显性弱、模糊性中度时试点推广者通常暂不推广该试点。此时，试点未取得预期效果，试点推广者对如何设计政策以解决社会问题的思路尚不清晰。同时，政治压力较小，试点推广者没有压力和动力推广该试点。因此，试点推广者通常会放弃推广工作，待时机成熟后再行试点和推广。本书运用基层公立医疗机构收支两条线改革试点进行案例分析。

一　议题模糊性分析

中层决策者对收支两条线政策是否科学合理的意见分歧很大。新医改以来，在决策者内部和学者间就医疗资源配置形成了政府派和市场派。政府派认为医疗资源配置应由政府主导，其在政府内部以卫生行政部门为主，在学者层面以北京大学教授李玲为代表；市场派认为市场应在医疗资源的配置中发挥主要作用，在政府内部以财政部门和医保部门为主，在学者层面以中国社会科学院教授朱恒鹏、北京大学教授刘国恩为代表。两派之争由来已久，未分胜负，国际上两种模式都有成功案例，也都有失败的前车之鉴，议题模糊性之强可想而知。

　　安徽基层医改试点为双方辩论提供了载体和发力点。政府派态度积极，李玲充分肯定安徽的做法，认为安徽医改后农民看得起病了，普遍反映非常好（李玲、玛雅，2020）。市场派则认为因为行政机构没有能力更没有积极性有效考核医生和医疗机构，同时又不允许医疗机构自行考核，只能采取论资排辈的"大锅饭"，即医生干多干少、干好干坏没有大差别的"行政等级制＋弱激励机制"。双方观点相异，但是医生积极性不足是各方有目共睹的，为此安徽省对政策进行调整，医疗机构提供服务获得收入可用于机构运行和职工福利。该政策调整引起双方激烈辩论，政府派以积极肯定的态度看待出现的问题。李玲认为，安徽在很短的时间内摸索出了以基本药物制度为抓手，统筹推进综合改革，建立基层医疗卫生机构运行新机制，从根本上变革了之前的医疗机构"以药养医"的趋利性，老百姓实实在在从中感受到看病不是那么难了，也不是那么贵了（金振娅，2013）。市场派则以消极否定的态度看待出现的问题。四川大学卫生经济学教授毛正中认为行政绩效考核需要巨大管理成本。蔡江南认为行政绩效考核有先天缺陷："设置这么多指标让院长和卫生局去考核，相当于模拟了一个市场，代替病人进行选择。"（秦脉网，2011）朱恒鹏认为，收支两条线的供方改革老路将越走越窄，因为其没有改变医生的处方行为，改变的只是之前医药收入交医院，现在交给财政（朱恒鹏，2013）。双方的争论贯穿政策制定和试点全过程。即使安徽试点未取得成功，两派的观点仍然不一致，市场派认为结果是对他们孰对孰错最好的评价，李玲则提出评判一项改革主要看大方向对不对，不是看枝节，一个制度的建立、巩固和完善需要相当长的时间（李玲、江宇，2016）。

　　在实践层面，政府始终未理清应如何设计收支两条线政策。2010 年

8 月，安徽省提出"政府举办的基层医疗卫生机构的所有收支全部纳入县级国库支付中心管理""政府补助按照'核定任务、核定收支、绩效考核补助'的办法核定"，全省启动收支两条线工作。经过一年的运行发现基层单位和医生普遍缺乏积极性，为此，2011 年 9 月安徽省政府要求实行宽松的收支两条线政策，医疗机构提供服务获得的收入可用于机构运行和职工福利。适当宽松的政策并未取得预期的效果，2014 年，安徽省卫生计生委召开全省卫生计生重点工作推进会，提出为提高基层服务效率和医生积极性，打破收支两条线限制。2015 年 2 月，安徽省政府发文不再实行收支两条线，轰轰烈烈的收支两条线政策试点就此结束。试点的失败使中央和地方的决策者对如何设计收支两条线制度的认知更加模糊，加之决策者和学者间思想上的冲突，议题处于高模糊状态。

二　议题凸显性分析

收支两条线政策在整个医改中并非重要议题，收支两条线管理是基层医疗服务体系政策的一部分，而医疗服务在新医改中属于"四梁八柱"中的子政策，作为末端政策不易受到领导者关注，国家领导人未批示过此类文件可以提供佐证。实践中，从国家医改工作重心而言，在收支两条线试点期间（2009~2015），其并非国家重点关注的工作，2009~2011 年重点工作是基层医疗服务体系建设，尤其是硬件设施设备的增置，2012~2013 年重点工作是推进县级公立医院改革，2013 年国家又启动了城市公立医院改革，对收支两条线试点关注很少。

针对两种观点的交锋，国家很难决策，便在政策中进行了调和，采取了供需双补的手段，即通过新农合、居民医保等方式补贴患者，又通过基础设施建设补贴医疗机构，这弥合了双方的张力，双方的冲突性未充分显现出来。同时采取先行试点的策略使双方聚焦在试点效果上，试点结果使双方信念体系得到验证或改变。而且政府参与者主要包括卫生行政、财政、医保等部门为数不多的领导干部，面临很多棘手以及上级交办的工作，该议题很难成为领导干部的优先议题，有分歧的代表性学者人数相对较少，因为属于内部政策，社会及网络关注较少，议题重要性、影响力均较小。此外，基层医生群体是政策受益方，收入稳定，对该政策普遍不排斥。病人群体较少到基层就诊，且非该政策的直接受众，因此对该议题不关心。

国家缺乏对该议题足够的重视，政府派和市场派张力得到缓解，关注此议题的人员较少，政策相关者对政策普遍不排斥等诸多原因导致该议题的凸显性较弱。

三 试点推广过程

第一阶段：制度授权，实施试点。

基层公立医疗机构实行收支两条线政策始见于 2006 年国务院印发的《关于发展城市社区卫生服务的指导意见》，其提出"有条件的可实行收支两条线管理试点"，代表国家正式将该制度引入基层公立医疗机构。但文件中出现"有条件的""可""试点"等柔性词语，说明政策制定者对该制度的引入信心不足。2006 年 12 月，卫生部决定在广东、江西、青海、重庆 4 个省市的 6 个县开展乡镇卫生院收支两条线管理试点工作，推出乡镇卫生院收支两条线的改革尝试。经过两年试点，2008 年 11 月卫生部在北京召开乡镇卫生院收支两条线管理试点研讨会。卫生部对外发布的工作信息称："持续两年的跟踪研究表明……乡镇卫生院的管理水平、医疗安全、服务质量和门诊量、住院量大幅提升，并且有效控制了医药费用的增长。"卫生部副部长尹力在会上指出，收支两条线管理改革试点要坚持下去，并且要纳入医药卫生体制改革的整体当中（中国政府网，2008a）。

2009 年新医改启动，收支两条线又被决策者视为切断利益的手段，在基层实行收支两条线被视为应然举措，但因路径不明确，中央提出"探索实行收支两条线"。素有改革基因的安徽省立刻行动起来，2010 年 8 月，安徽省政府印发《关于基层医药卫生体制综合改革的实施意见》，提出政府举办的基层医疗卫生机构的所有收支全部纳入县级国库支付中心管理，政府补助按照"核定任务、核定收支、绩效考核补助"的办法核定。全省范围的基层公立医疗机构收支两条线管理改革轰轰烈烈地开展起来。

第二阶段：试点受阻，放弃推广。

经过一年试点运行，基层医生缺乏工作积极性现象严重，安徽省及时调整政策，2011 年 8 月印发《关于巩固完善基层医药卫生体制综合改革的意见》，将政府财政补偿改为"政府保工资、机构保运行"，财政对医院的医疗收入全额返还。这其实已经与切断医疗机构收入与医疗活动直接关系的政策核心理念背道而驰。2013 年 6 月，安徽省政府印发《关于进一步完善基层医疗卫生机构和村卫生室运行机制的意见》，要求各级政府将基层医疗卫生机构的基本支出纳入年度综合预算，及时足额拨付。取消全额保障从政策上为取消收支两条线进行了铺垫。此后部分地区已经取消收支两条线。2015 年 2 月，安徽省政府印发《安徽省深化医药卫生体制综合改革试点方案》，"捅破窗户纸"，要求在政府举办的基层医疗机构不再实行收支两条线管理，全面推行财政经费定向补助等新政策。试点正式宣告失败。

值得一提的是，在安徽省 2011 年 8 月印发《关于巩固完善基层医药卫生体制综合改革的意见》半年前，即 2011 年 2 月，国务院办公厅《关于印发医药卫生体制五项重点改革 2011 年度主要工作安排的通知》将之前中共中央、国务院在《关于深化医药卫生体制改革的意见》中提出的"探索实行收支两条线"的政策更近一步，明确提出具备条件的地区可以实行收支两条线。而在安徽调整政策后，国家再也没有在正式文件中提及基层公立医疗机构收支两条线的要求，加之后来安徽试点的失败，国家放弃政策推广。

第六节　本章小结

决策者即推广者在政策试点推广中处于主导地位。在试点议题属性维度下，推广者在议题凸显性和模糊性双重作用下进行策略选择。本书将凸显性分为强弱两类，将模糊性分为弱和中度两类，两两组合形成推广者四种推广策略，即议题凸显性强、模糊性弱情境下的复制强推模式，议题凸显性强、模糊性中度情境下的立项深推模式，议题凸显性弱、模糊性弱情境下的立项缓推模式，议题凸显性弱、模糊性中度情境下的暂不推广。决策者根据具体情形选择适宜的推广策略：采用复制强推模式时，推广者通常会制定较为细致的推广政策，以很强的推动力推进试点推广，试点单位作为标杆等强力推广试点；采用立项深推模式时，试点推广者通常会以很强的推动力推进试点推广，制定的政策较为宽泛，边推进边完善，推广中嵌套试点；采用立项缓推模式时，试点推广者通常会柔性推广政策，推广方案较为宽泛，把制发文件等方式作为对外部压力的回应以缓解外部压力，采取"小步慢挪"方式缓慢推进。

决策者确定试点议题后，相关部门将运用各种政策工具实现试点目标。同时，在试点推广过程中又会充分考量现实情况，确保推广真正落到实处。复制强推模式是管理成本最低的推广方式，无须授权下级创新和评估下级创新措施的合法性和有效性，实施者也只需按照推广者文件要求执行，无须多部门会商资源投入，推广者可按照试点方案进行阶段性评估和结果评估，因此在行政管理体系中的接纳度较高。尽管复制强推模式更容易获得推广者的青睐，但推广者会从实际出发，当议题模糊性中度时采取立项深推的策略。

经过前期试点，议题模糊性明显减弱，模糊性已经不是决策者首要考虑的因素。在试点推广中凸显性发挥更重要的作用。领导人的批示、指示是推广取得实效的重要影响因素。重大突发事件会受到普遍关注，大大加速试点推广。如果上级政府机构或领导者对试点议题重视不足，民众、舆论等社会压力小，推广者推进试点的主观能动性会明显降低，推广的效果亦会受到明显影响甚至推广失败。因此，抓住时机或创造时机提高议题凸显性是推广试点的有效策略。

根据本章分析，形成命题七（试点推广）：受议题模糊性和凸显性影响，形成推广者四种推广策略，即复制强推（议题凸显性强、模糊性弱情境下）、立项深推（议题凸显性强、模糊性中度情境下）、立项缓推（议题凸显性弱、模糊性弱情境下）、暂不推广（议题凸显性弱、模糊性中度情境下）。

第八章　政策试点深层机制

政策导向学习是政策试点过程中由试点经验和相关理论等引致的，试点参与者特别是政府领导者思想和行为意图变化会导致信念体系变化，进而影响试点过程和政策制定的机制。国内外多位学者研究表明，政策导向学习机制对试点引致政策生成和变迁有较强解释力（Dobbin，2007；Marsh and Sharman，2009；Boehmke and Witmer，2004；Meseguer，2005；陈芳，2013）。政策试点中，参与者的政策导向学习意愿和行为明显受到试点议题的模糊性、兼容性和凸显性的影响。本章围绕试点的内在逻辑和动力机制，重点分析政策试点中政策属性如何影响参与者的政策导向学习，学习的路径有哪些，信念体系结构是什么，其在政策导向学习的作用下如何变化，提出了"属性—学习"模型（见图8-1）。

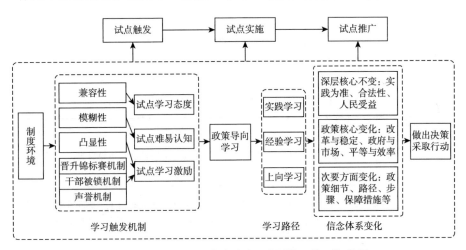

图8-1　试点全过程内在动力："属性—学习"模型

第一节　政策导向学习触发机制

萨巴蒂尔认为，政策导向学习产生的原因是经验引致思想或行为意图的变化（萨巴蒂尔、詹金斯－史密斯，2011）。即经过学习的行为方能产生经验，然后影响信念体系。本节重点分析政策试点中试点议题的凸显性、兼容性和模糊性如何影响参与者的学习意愿和学习行为。同时，凸显性需耦合制度环境方能对政策导向学习产生影响。

一　政策导向学习触发机制开放式编码

在不同制度环境中，政府领导者获得的权力、激励、资源、风险等有明显差别（Huitema et al.，2018），而这对试点的政策导向学习机制意义重大。制度激励为政策企业家搭建政策试点舞台（朱亚鹏、肖棣文，2014），促进政策导向学习，由此成为政策创新成败的核心因素之一（Mintrom and Norman，2009）。本节意在回答政策试点所处的制度环境是什么，这些制度环境是如何促进政策导向学习的。对受访者谈及的政策导向学习触发情况进行开放式编码，得到 29 条原始语句及相应的初始概念。进一步对初始概念范畴化，初步得到上级决策引致学习、突发事件引致学习、社会压力引致学习、量化目标模糊引致学习、方案模糊引致学习、执行模糊引致学习、政策体系兼容性弱引致学习、实施者兼容性弱引致学习、受众兼容性弱引致学习、职位晋升、履职尽责、敬业奉献等 12 个范畴（见表 8 - 1）。

表 8 - 1　政策导向学习触发机制开放式编码范畴化

范畴	初始概念	原始语句（简）
上级决策引致学习	落实上级文件要求	A1：我们的改革一般看国家文件要求和指导思想，在国家大的环境下落实细节
	贯彻中央决策	C3：经过改革开放 20 年发展，国家有钱了，执政理念也发生变化，更加强调民生、重视"三农"，国家决定解决农民医疗保障问题
	执行中央要求	B1：政治环境，如中央是否有相关要求，如果只是行业主导的难度就大，如机构改革前"健康中国 2020"规划，2011 年搞过一次，但主要是行业内部和学术层面，没什么效果，2016 年上升到国家战略高度，效果就大不相同

范畴	初始概念	原始语句（简）
突发事件引致学习	突发事件转为政治压力	A4：政治方面的压力，如控制非典成为政治任务
	重大社会事件	C1：有的时候重大社会事件是试点的窗口
社会压力引致学习	舆论压力转为政治压力	A4：舆论压力可能会转化成政治压力，如新医改启动基于社会舆论压力形成中央高层的决策
	舆论压力	C1：要考虑试点的社会反馈，如阻力有多大
量化目标模糊引致学习	制度不详	C3：2002年国家召开全国农村卫生工作会议正式启动新农合建设，但是这项制度太复杂了，国家给的钱很少，制度怎么建拿不准
	思路不清	B5：没形成清晰思路，也提不出具体措施
方案模糊引致学习	缺制度设计	B4：制度设计出台的政策，一般是定方向，制度的落地不一定会有成形的东西，需要从试点起步
	缺政策设计	B1：对政策拿不准的时候，尽管面不广，也不深，但没有政策储备，需要试点
	缺制度细节	B4：制度已经明确了，需要细化具体操作的工作，这样就需要分析是否需要试点，就要看工作的复杂性，涉及的面、宽度以及业务的深度来确定其是否需要试点
执行模糊引致学习	缺具体措施	C1：政策的框架有，但是对具体怎么做不清楚
	路径不清	B2：政策框架具备但具体措施步骤难以判断，需要细化的应试点
政策体系兼容性弱引致学习	既有秩序兼容性	B2：现行政策措施对目前既有秩序有重大影响的应试点
	行政管理体系兼容性	C1：试点也是说服行政管理体系的方法
实施者兼容性弱引致学习	参与者兼容性	B5：达不成一致意见，不同部门和不同专家的意见不一致
	部门间兼容性	B3：对于公立医院改革，我们提出从取消药品加成入手，有的部门提出从建立现代医院管理制度入手，先规范医疗服务行为再取消药品加成，或认为取消药品加成不是根本的解决办法等，部门间有不同意见

范畴	初始概念	原始语句（简）
受众兼容性弱引致学习	改革触动利益	B1：改革触动利益太深，过于敏感，内部利益和公众利益调整需要试点
	触动既得利益	B2：有的地方，上层领导觉得是方向，但触动既得利益（触动利益非剥夺利益）
职位晋升	晋升评分较高	A6：对推动试点的动机评分（满分7分）：晋升5分，人脉5分，机会3分
	晋升激励小	A1：想升迁啊，但是升迁机会不大
	晋升较为重要	A3：对推动试点的动机评分（满分7分）：尽职尽责5分，自我成就感5分，荣誉感2分，晋升的想法5分
履职尽责	能力提升	A6：自己可以学习很多东西，为今后工作积累经验。没特意想过试点会使领导对自己的能力肯定、自己晋升等
	履行职责	A1：只要领导安排的工作或自己分管的工作，就努力做到最好，从部队就养成这样的习惯
	工作需求导向	B5：对下一步开展工作的思路不明确，希望能通过试点获得支持，检验工作行不行。这是主要的
敬业奉献	做有意义的事	A2：在政府部门不干点事没意义。领导既然把工作交给你了，就尽力做好，这对自己是肯定，对社会有好处
	服务百姓	B3：地方上根据实际情况，只要符合卫生事业发展规律要求，符合医务人员利益和老百姓利益，就去创新呗
	为民情怀	B3：国家有要求，群众和社会有需求；作为地方政务执行者，更重要的是执政为民、立党为公的情怀，以老百姓利益和事业发展为解决问题的出发点，这样试点才有生命力和可持续性。如果只是为了政绩或个人目的，则试点不会长久

二 政策导向学习触发机制主轴编码

在开放式编码的基础上，根据不同范畴的相互关系和逻辑次序进行归类，形成4个主范畴：①凸显性强引致学习，包括上级决策引致学习、突发事件引致学习、社会压力引致学习；②模糊性强引致学习，包括量化目标模糊引致学习、方案模糊引致学习、执行模糊引致学习；③兼容性弱引致学习，包括政策体系兼容性弱引致学习、实施者兼容性弱引致学习、受众兼容性弱引致学习；④学习动机，包括职位晋升、履职尽责和敬业奉献。对主范畴和对应范畴的关系及对应范畴的内涵的归纳见表8-2。

表8-2　政策导向学习触发机制主范畴

主范畴	对应范畴	对应范畴内涵
凸显性强引致学习	上级决策引致学习	上级文件、领导批示和指示等引致试点发起者、实施者和其他参与者（总称"试点参与者"）学习，进而导致其认知甚至信念体系改变
	突发事件引致学习	重大突发事件通常引起上级关注，引致试点参与者学习，进而导致其认知甚至信念体系改变
	社会压力引致学习	舆论和社会压力通常引起上级关注，引致试点参与者学习，进而导致其认知甚至信念体系改变
模糊性强引致学习	量化目标模糊引致学习	目标模糊不清时，试点发起者和实施者通过试点实践获知如何设计目标值
	方案模糊引致学习	目标方案不清时，试点发起者和实施者通过试点实践获知如何设计方案
	执行模糊引致学习	试点发起者和实施者不知如何执行试点时，通过试点实践获知如何设计推进机制和流程
兼容性弱引致学习	政策体系兼容性弱引致学习	政策环境和系统对政策改革认同度低、态度消极可能影响政策实施时，通过试点提高其接受度
	实施者兼容性弱引致学习	实施者对政策改革认同度低、态度消极可能影响政策实施时，通过试点提高其接受度
	受众兼容性弱引致学习	受众对政策改革认同度低、态度消极可能影响政策实施时，通过试点提高其接受度
学习动机	职位晋升	试点参与者提拔晋升的意愿及程度
	履职尽责	试点参与者积极工作，认真履行职责的意愿及程度
	敬业奉献	试点参与者为人民群众谋利益的意愿及程度

运用NVivo 12质性分析软件和扎根理论，围绕"政策导向学习触发机制"的主题，按照三级编码规则，对访谈记录进行三级编码，编码节点关系如图8-2、图8-3、图8-4、图8-5所示。

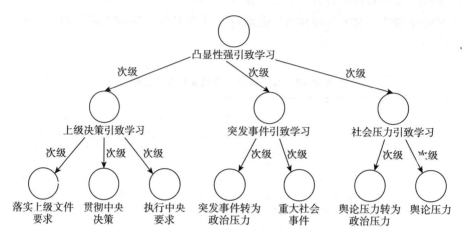

图 8 - 2   凸显性强引致学习编码节点关系

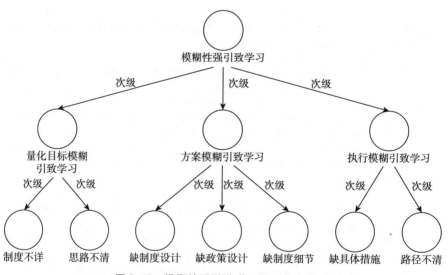

图 8 - 3   模糊性强引致学习编码节点关系

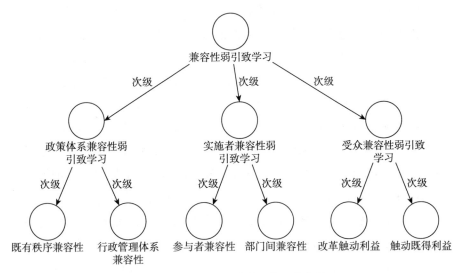

图 8 - 4 兼容性弱引致学习编码节点关系

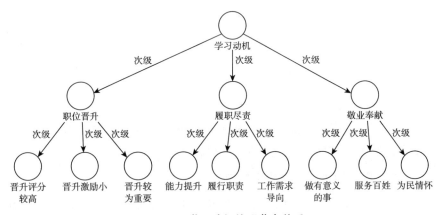

图 8 - 5 学习动机编码节点关系

三 政策导向学习触发机制选择性编码

本书对主轴编码进一步挖掘,建立故事链,从政策属性、激励约束机制以及政策导向学习的制度环境出发,分析政策导向学习如何触发。

(一) 学习缘由:政策属性

政策的模糊性、兼容性和凸显性是政策导向学习的缘由,其贯穿于试点实施及推广全过程。不同的政策属性在影响政策导向学习中的作用机制有所不同。

降低模糊性。模糊性影响政府领导干部学习时的知觉行为控制，即感知试点的难易程度。模糊性强时政府领导干部无法准确判断试点议题是否能够顺利推进并取得成功。模糊性对试点的影响作用呈现倒"U"形，即潜在议题过于模糊时很难转化为试点议题，试点议题过于模糊时亦不利于试点的实施和推广；而当议题或潜在议题模糊性非常弱时，决策者能够非常清晰地获知议题的目标、方案设计、风险等，也就失去了试点的必要性。在试点触发、实施和推广过程中，触发阶段模糊性最强，包括指导性目标和优先性目标等都存在较强的模糊性。随着试点的深入，模糊性逐渐减弱，直到推广阶段对议题有较为清晰的认知。

提高兼容性。面对试点议题，决策者与实施者、受众以及政策体系的兼容性影响相关参与者政策导向学习的态度。决策者与实施者的兼容性对试点触发、实施和推广有重要影响。试点议题的兼容性合并模糊性使之有很强的执行弹性，试点实施者有较大的裁量空间，当兼容性弱时实施者会采取消极对待的方式。上下级利益冲突、试点目标和方案认同是影响兼容性的主要因素。医保政策和医疗政策的兼容性是医药卫生政策体系兼容性的主要内容，特别是国家医保局成立后，全国医保管理体制改革使医保和医药的主要管理职能划归医保行政管理部门，因此三医联动可以认为是医保和卫生行政部门的联动。受众被动接受试点，其是否支持和拥护试点对试点能否顺利实施有重要影响。通过学习，可以提高试点议题的兼容性，进而推动试点顺利进行。

（二）学习动力：激励约束机制

试点参与者作为体制内人员有职位晋升、履职尽责、敬业奉献的意愿，其与试点议题凸显性和行政管理体系中的晋升锦标赛机制、声誉机制、干部被锁机制嵌合，形成试点参与者政策导向学习的内在动力。

凸显性。凸显性是政策议题在诸多议题中的显著性，主要包括上级压力、社会压力以及突发事件。三者相互影响，耦合中国行政管理体系的制度环境方能发挥对试点参与者的激励约束作用。制度环境是影响试点成功与否以及能否推广的重要因素（章文光、刘志鹏，2020；Furman，2002），行政首长负责制和上下级政府间纵向集权分权为政策导向学习进行制度授权（Qian and Barry，1997），晋升锦标赛机制、声誉机制、培养教育机制以及干部被锁机制对政策导向学习有激励约束作用（周黎安，

2007；徐贵宏，2009）。制度环境中的晋升锦标赛机制、声誉机制、培养教育机制使下级对上级压力、社会压力以及突发事件更为重视，潜在试点议题更有可能成为正式试点议题，在试点中获得更多的资源投入和参与者的重视。制度环境的激励约束机制将在下文呈现。

晋升锦标赛机制与职位晋升。政府工作人员颇为重视职位晋升，受访者对试点动机进行赋分时，职位晋升的赋分是最高的。受访者普遍表示，晋升不是试点的目的，不会为了晋升而试点，但对试点成功引致领导者的肯定和提拔是有预期的，因此晋升是政府工作人员工作的重要动力。由此，上级设置晋升锦标赛机制，即处于同一级别的政府工作人员为获得政治晋升而相互竞争，上级设置指标作为竞赛标准，获胜者晋升（周黎安，2017）。虽然在试点中无法用同一指标，但是上级可以设置试点的考核标准，如受上级表彰次数、领导积极批示次数、第三方满意度测评等，建立强激励模式。

干部被锁机制与履职尽责。干部被锁机制指，政府干部处于相对封闭的劳动力市场中，因缺乏在市场中获得与体制内对等或更好的工作机会的能力，所以大部分干部尽管缺少或已经失去晋升机会，也不愿离开体制，对既有工作岗位非常珍惜。该机制与上级对下级有任免和调换工作岗位权力相结合，形成上级对下级的优势，下级为保住自己的职位而对上级有相当高的遵从性。受访者 A2 说："在政府部门不干点事没意义。领导既然把工作交给你了，就尽力做好，这对自己是肯定，对社会有好处。"

声誉机制与敬业奉献。声誉是公众或组织基于行为主体过去的行为方式与结果而形成的认知与判断（徐贵宏，2009）。"人要脸，树要皮"和"要面子"等都反映出声誉的激励作用。通过人们对声誉的敏感，建立声誉机制。B3 在访谈中说："作为地方政务执行者，更重要的是执政为民、立党为公的情怀，以老百姓利益和事业发展为解决问题的出发点，这样试点才有生命力和可持续性。如果只是为了政绩或个人目的，则试点不会长久。"

（三）制度环境：行政发包

新中国成立后，政府构建了中央高度集权的行政和经济管理体制，地方自主性较小。改革开放后，中国从计划经济向市场经济转型，财政分权等地方分权措施有效增强了下级经济自主性，钱颖一等将其定义为中国特色的财政联邦主义（Qian and Barry，1997）。这一时期上级采取一些行政分权措施，如中央将原来的干部管理权限下管两级调整为下管一级等，但政治集权和分权共存（陈硕、高琳，2012）。在实践中，中央的医保和卫生行政部门对下级相应部门如医保局（办）、卫生健康委（局）有业务指导职能，但无行政管理、人事任免、财政管理等权限。上级部门向下级部门"行政发包"，即在一个统一的系统之中，上级和下级之间嵌入发包关系。上下级政府在政策开发与执行、行政管理等方面形成复杂互动关系：上级通过发包明确下级应完成上级设定的工作任务和职责要求，同时，为对下级有一定控制权力，有权对下级授权，进行指导，给予监督和否定性评价等；下级政府即承包方则有自由裁量权，可根据当地实际执行上级决定和文件精神，在权限内进行管理，开展创新，同时享有剩余索取权，即工作任务完成后剩余收益占有权（周黎安，2017）。下级相对自主性使上级在推行政策以及实施管理时对下级产生依赖，离开下级，上级决策难以实施，目标难以实现，虽然上级可以对下级施加压力，但是当下级明确反对时，上级也会相对谨慎。上下级间有张力，又有遵从，由此集权和分权并存，从而为政策试点提供制度空间。

第二节　政策导向学习路径

经前文分析可知，政策议题中议题模糊性、兼容性和凸显性是政策导向学习的驱动因素，模糊性影响参与者感知试点的可行性；凸显性反映议题的重要程度，其耦合中国行政管理体系的制度环境发挥激励约束作用；兼容性影响参与者政策导向学习态度。三者耦合制度环境共同发挥作用，引致试点决策者、发起者、实施者等进行政策导向学习。参与者通过各种学习途径进行多轮学习，引致信念体系变化，进而新政策得以被认同和采纳，试点不断推进。

一　政策导向学习路径三级编码

（一）政策导向学习路径开放式编码

对受访者谈及的政策导向学习路径进行开放式编码，得到 36 条原始语句及相应的初始概念，进一步对初始概念范畴化，初步得到接纳结果、检验可行性、探索框架、探索措施、探索执行等11个范畴（见表8-3）。

表8-3 政策导向学习路径开放式编码范畴化

范畴	初始概念	原始语句（简）
接纳结果	实践形成共识	B3：对于公立医院改革，我们提出从取消药品加成入手，有的部门提出从建立现代医院管理制度入手，先规范医疗服务行为再取消药品加成，或认为取消药品加成不是根本的解决办法等，部门间有不同意见。……我们就从试点入手，一开始选了17个试点城市，让其探索路径，总结经验，从而完善公立医院改革方案。现在看从取消药品加成入手是对的
	结果改变认知	B4：大部分地区基层卫生服务采用财政拨款的方式，而辽宁铁岭做财政购买服务，开始我们对铁岭并不看好，我陪着财政部和部里领导去现场看，改变了我们财政购买完全不行的想法
	事实说服上级	A1：上级认为能达到，我们认为达不到的试点任务，我们通常先推，尝试一下，走一步试试，过一段时间再反馈。如果就是推不下去，上级也就接受我们的意见了
	提前摸底	A1：上面一般不会突然提出试点任务，一般提前摸底、考察
检验可行性	检验方案适应性	B3：看一项政策在地方是不是适用，在试的基础上看能否上升为国家政策。中国这么大，很多工作不能一概而论，一条政策很难适应所有地区
	检验方案正确性	B4：我已经有倾向了，只是这个政策是否符合实际没有底儿，这样就有意向地去试点，以验证政策内容是否符合政策导向
	检验政策接纳性	C1：有些做法在局部是成功的，作为经验报上来，进行试点，看能否在全国推广，看看整个行政管理体系能否接受它
	检验结果	C1：检验政策效果能否达到预期
探索框架	政策不清	B1：对政策拿不准的时候，尽管面不广，也不深，但没有政策储备，需要试点
	思路不清晰	B5：没形成清晰思路，也提不出具体措施
	缺制度框架	B4：制度设计出台的政策，一般是定方向，制度的落地不一定会有成形的东西，需要从试点起步
	仅明确方向	B4：当只有方向时，选择有积极性的、愿意做试点的地区开展试点，这种试点以地方自愿为主

范畴	初始概念	原始语句（简）
探索措施	对制度实施缺乏信心	B5：要试点的内容是原来政策体系中欠缺的，这些内容可能有好的结果，也可能有不利的结果。尽管设计时进行全面的考虑，但在现实运用中可能存在问题，不能完全预测到
	缺制度细节	B4：制度已经明确了，需要细化具体操作的工作，这样就需要分析是否需要试点，就要看工作的复杂性，涉及的面、宽度以及业务的深度来确定其是否需要试点
探索执行	措施不清	C1：政策的框架有，但是对具体怎么做不清楚
	路径不清	B2：政策框架具备但具体措施步骤难以判断，需要细化的应试点
立足自身	结合自身学习	A5：肯定去看，结合实际，人家做得好，有什么可借鉴和补充的，要结合我们的实际情况
	注重自身实际	A1：以付费机制改革为例，我们也想把三明的经验拿过来，但是学不来，因为社保他们自己拿在手里，我们就等一等深圳的做法。自身情况很重要
多方共学	相关部门一起学	A3：谁做得好就跟谁学，我们刚出去学习了一圈，仅网上看别人的做法不行，要有关部门和人员都去学
	结果改变认知	B4：大部分地区基层卫生服务采用财政拨款的方式，而辽宁铁岭做财政购买服务，开始我们对铁岭并不看好，我陪着财政部和部里领导去现场看，改变了我们财政购买完全不行的想法
横向经验	尝试国外经验	A1：先进的理念和发展趋势，我们去试试，摸索一下，国外人家做得好效果好说明这件事可以办
	学习外地经验	A1：行内做得好的，我们马上去学习
	避免走弯路	A3：人家有好多好的方法，为什么要走弯路呢
	复制先进经验	A4：积极去学习，把他们改革成功的关键学过来，在本地复制，甚至做得更好
纵向经验	依赖下级线索	B2：中央没有线索就提出试点方案是不可能的，试点很少是在办公室凭空想出来的，只是线索大和小的区别、多和少的问题
	借鉴下级做法	B6：写文件过程中，总是先分析地方的很多做法，这些做法能对我们有很好的借鉴和启示意义，在这方面我们做了大量工作

续表

范畴	初始概念	原始语句（简）
纵向经验	依托地方经验	B6：根据地方针对改革的重点领域和关键环节统筹推进解决体制机制改革问题的思路、办法和措施，摸索切实有效的路径和做法
	文件来源于基层	B1：国家委托一批课题，某某市承担三个。该市围绕医改参与当年一系列政策研讨会，上级密集到该市调研。地方实践的经验对国家层面形成和完善政策很有意义，中央2009年改革文件可以看到很多该市的影子
	总结地方经验	B3：从地方经验和做法入手，看某项工作是否具备可行性，然后提炼总结上升为国家政策
下向沟通	解决基层困难	A1：有的县区推动不积极，如果是具体人员不想做，嫌麻烦，就一起想办法，他们做什么，我们做什么，路子怎么走，做做工作一般都会同意
	沟通技巧	B5：看具体情况，一般碰到这种情况的话，会跟地方谈，如果具备条件的地方积极性不高，就谈试点事项的意义，谈试点内容，只要地方上认识到试点意义，只要领导是干事的人，就会积极承接试点
	领导间沟通	A1：如果领导不同意则找对等的领导说一说，一般都会同意
	上级观点开放	B4：调研中，我们也会与他们探讨这样做的原因是什么，如果有道理，他们的改革还是在帮助我们呢
遵从上级	信任上级设计	A6：只要国家提出，肯定经过充分考虑，国家提出题目，怎么走就需要我们去尝试
	信任顶层设计	A3：我们相信国家顶层设计，国家认可这件事，我们肯定推，义无反顾
	贯彻领导者要求	A1：省长是新来的，对体改很重视，市长做了汇报，省长讲话几次提到要推广，让我们去试点

（二）政策导向学习路径主轴编码

在开放式编码的基础上，根据不同范畴的相互关系和逻辑次序进行归类，形成6个主范畴，即实践软化、验证性学习、探索性学习、经验学习形式、经验学习对象和上向学习（见表8-4）。

表 8 - 4　政策导向学习路径主轴编码范畴化

主范畴	对应范畴	对应范畴内涵
实践软化	接纳结果	试点参与者接受实践结果并随之改变认知
验证性学习	检验可行性	检验试点方案正确性、适应性、能否被行政管理体系接受等
探索性学习	探索框架	通过试点学习政策框架如何设计
	探索措施	通过试点学习政策措施如何设计
	探索执行	通过试点学习政策如何执行
经验学习形式	立足自身	从自身需求出发，注重自身现实基础，学习外部经验
	多方共学	不同认知的试点参与者共同学习，统一认知
经验学习对象	横向经验	试点参与者在制订试点方案、推进实施时学习外部经验
	纵向经验	试点发起者在制订试点方案时学习下级的探索经验
上向学习	下向沟通	试点中，上级通过与实施者沟通，解决其试点困难，改变其认知，调动其积极性
	遵从上级	试点实施者主动向试点发起者和上级领导者的信念体系靠拢，信任其做出的决策的正确性，积极执行上级决策

（三）政策导向学习路径选择性编码

通过对 6 个主范畴进行深入分析、比较和联系，将实践软化、验证性学习和探索性学习组合成"实践学习"编码，将经验学习形式和经验学习对象组合成"经验学习"编码，将上向学习提炼成"上向学习"编码，进而将实践学习、经验学习和上向学习抽象为政策导向学习路径，从而形成本书的"故事线"。试点参与者政策导向学习的路径有三个，即实践学习、经验学习和上向学习，其中实践学习是通过实践软化试点参与者的思想，具体包括验证性学习和探索性学习；经验学习是试点参与者向已经取得试点经验的地区学习，学习时会立足自身实际，相关参与者特别是不同认知的参与者共同学习，上向学习是试点中发起者下向沟通、实施者遵从和信任上级过程中的学习。下文通过案例研究、文献研究、逻辑推演等进一步丰富三条学习路径。

二　政策导向学习路径

(一)　上向学习

1. 影响因素

上级对下级的影响包括正式影响和非正式影响。①正式影响。如前所述，中国政府体制实行纵向集权分权机制和上级对下级的行政发包制。一方面，下级政府有一定的自由裁量权，可根据当地实际执行上级决定和文件精神，在权限内进行管理，开展创新。因此，上级一般不会强制要求下级开展政策探索。另一方面，上级对下级有支配性权力，对下级授权，做出决定，进行指导和监督，予以否定，实施问责，同时还进行预算管理等。当上级表达出推进试点的明确意愿时，下级基于上级影响的考虑，一般会遵从上级意见。②非正式影响。领导关系认同是领导者和被领导者对于是否存在领导—追随关系以及在多大程度上存在这种关系的认识。在这一认识过程中，双方对自身以及对方角色和作用进行定位，形成自我评价以及关于双方关系的归属感和承诺，这会进一步影响双方思维、情感、动机和行动（朱瑜等，2013）。中国行政体制中，上级组织对下级较强的控制能力、组织内部的行政首长负责制共同形成高层领导者的强大影响。加之中国数千年来形成的听命上级的官场文化，领导者在领导关系认同中处于很强地位。在试点中展现出信任和遵从领导的政策导向学习途径：领导者的观点对下属有很大的影响，下属会主动向领导者的信念体系靠拢；下属信任领导者做出决策的正确性，发自内心地积极贯彻上级意图，围绕领导者关注和支持的事项开展工作。

2. 学习模式

会议论坛。当存在制度化的组织学习机制，决策者之间能够就关键问题进行深入对话并开展共同思考时，更容易形成共同愿景并采取集体行动（杨宏山，2013）。中国较为缺乏萨巴蒂尔所称的专业论坛，但政府或学术机构举办的学术会议，政府组织的工作会、专家论证会和委托智库等进行专项研究并召开课题汇报会等形式，都会对政府领导干部的信念体系产生一定影响。当问及对学者参与试点有什么期望时，受访者A3回答："专家在提供理论支持、思想指导等长远作用和近期操作作用方面都不可或缺，但以往实践发现专家在长远方面的作用更大，和他们的思想碰撞会影响很多对工作的思考。"

案例 各种形式的会议促进国家各部门和各省市相关部门领导干部对是否启动以及如何推进新农合试点的政策导向学习。第一种类型是政府工作会议。从 2003 年到 2008 年，中央采取的策略是以试点建制度，6 年里国务院召开了 5 次全国新型农村合作医疗（试点）工作会议，卫生部、国家发改委、财政部、人事部、农业部等部门以及各省市领导干部、试点县（市）代表参加会议，副总理吴仪出席会议（陈竺、张茅主编，2013：24、29、30、33、38）。在会上，吴仪副总理提出下一步要求，有关部门报告各自工作，各省市进行经验交流。一方面，为如何推进工作提供信息交流的机会，有利于主动进行政策导向学习；另一方面，给工作欠缺的领导干部带来很强的政治压力，对领导干部是一种强制式政策导向学习。第二种类型是学术性会议。受访者 C3 说："2002 年之前，财政部不同意建立新农合，中央也下不了决心，我们联合全国 10 个医科大学研究了 10 年，一次次请各部门参加学术报告会，一点一点地攻，希望得到他们的支持。"

领导会晤。政策精英有较强的抽象能力，领导间通过有效沟通可以对信念体系起到软化作用。当上下级或平级间领导试点意愿不一致时，试点的牵头领导会主动沟通。沟通前全面了解情况，沟通的重点在于怎样帮助对方消除顾虑，怎样使对方认为试点意义重大，从而有强烈的推进试点积极性。上级领导会因为自身影响而给下级带来较大压力；下级在政策创新启动时沟通未果，会等待取得阶段性效果后再沟通，平级间有时也采用此策略。

案例 国家卫生部门的医改重点联系省制度通过建立稳定的领导会晤机制促进上下级间相互进行政策导向学习。新医改期间，国家卫生部门建立该制度，联系几个省份，定期考察交流，督促医改推进。该领导会晤机制促进了政策导向学习，原因为：改革推动取得效果关键在于领导重视，对现有部门间利益格局进行重新调整。国家卫生部门领导到联系的省份调研，地方都会由副省长接待，国家卫生部门领导将该省存在不足进行反馈和强调，能起到很好的督促作用。再如，2010 年，国务院医改办确定公立医院改革国家联系的试点城市名单中，有 16 家符合试点条件，后来国务院领导到北京调研，北京市市长提出来愿意做试点，国务院领导觉得直辖市能做更大范围的探索，而且对经济发达城市也有借鉴意义，就把北京市列入试点名单，所以最终确定了 17 个第一批试点联系城市。此案例中，仅是一次例行调研，就将一件常规需要反复沟通的事项决定下来，可见领导者间沟通效果之强。

（二）实践学习

试点实践是引致政策导向学习最主要的因素和路径，能够在很大程度上影响政策生成。实践学习包括两种学习模式，即探索性学习和验证性学习，其学习效果受到主观性、量化产出等影响。

1. 学习模式

①探索性学习。探索性学习是以探索如何设计试点方案、如何实施等为目的的政策导向学习，包括探索框架、探索措施、探索执行。探索可行道路和发现不妥之处都是解决问题之道（定明捷、张梁，2014），尤其是对失败的学习为政策生成积累负面经验（Boeckelman，1992），避免政策全面推广后造成难以恢复的不良局面。通过试点对政策思路、框架、细节、路径等不清晰的方案进行探索，从而明晰政策如何制定和推行。探索性学习包括：探索框架，很多政策议题转化为试点议题时，总的政策目标较为明确，但政策的主体框架不清晰；探索措施，当政策框架基本明确后，需进一步探索细化的政策才能将试点落到实处；探索执行，即通过试点学习执行政策的方法。为提高学习效果，试点实施者会成立组织，如领导小组、工作组等项目团队；建立学习机制，通过各种会议、调研等使参与者形成共同认知。②验证性学习。即决策者检验已获知的知识是否正确、适宜，并据此对政策做出采纳或不采纳的决定（Meseguer，2005）。包括检验政策正确性、适应性、能否被行政管理体系接受；意见不统一时，通过事实说服上级、下级或其他部门，形成共识。

案例　国家相关部门通过实践调研，探索如何推进"两江"试点。1994 年，在时任国务委员的彭珮云的带领下，国务院城镇职工医疗保险制度改革试点领导小组的同志多次下"两江"深入调研，听取意见、研究重大问题、直接参与方案设计（姚晓曦，2014）。每次一般前三天都搞调研，十几个同志分成三四个组，每组至少一位部级领导带队，分头下到有代表性或有特点的单位去。每个组都是白天出去，去不同的县区或企业、医院等单位座谈调研。晚上各组的同志根据白天调研情况汇总意见，提出问题，然后大家研究讨论。讨论时，民主气氛特别好，不论是部长、司长还是处长、普通工作人员，每位同志都有话语权，都可以发表意见，每位同志的意见都会得到尊重。调研三四天后开小结会，对地方上同志提出的问题给予回应或解释说明，前一天晚上的会就会集中讨论一些政策和措施，因为要得出定论性的说法，讨论、争辩就会相对激烈一些，这个会一般就要开到夜里 12 点、1 点。经过 8 个月反复协商讨论，逐步统一认识，使政策和方案比较符合实际，比较切实可行，保证了试点工作的顺利进行。此案例中，实践调研是观点冲突各方达成一致的主要手段。

2. 结果性反馈强化学习

试点产出有阶段性产出和结果性产出之分。对阶段性产出有利于证明自身观点正确的参与者来说，其会相信阶段性产出；而持相左意见的参与者会基于以下考虑减弱不利结果对自身信念体系的冲击：试点时间太短，许多问题没有显现出来；改革尚处于表面，深层矛盾和问题尚未触及；对试点过程与结果的因果关系存疑。而结果性产出是与政策试点初衷紧密相连的，与通过试点验证的政策设计有更近的因果关系。量化的结果性产出引致的学习效果更明显。量化产出在转化为参与者认知时主观空间较小，对各参与者的信念体系有更多的同向作用；而当缺乏量化时，不同参与者有更大自主性依据自身信念体系和知识结构解读试点产出，进而实现自我强化，减少达成共识的机会。量化形式有两种：数据，数据是量化产出的最主要表现形式，便于试点相关方对试点效果进行公开评价；试点政策延续性，当试点政策被废止时，参与者会得到强力信号——试点不成功。即便是量化产出，对参与者的作用也会受到产出信息公开性和科学性的影响：当试点过程开放性强，参与者可以便捷、即时获取试点产出信息时，参与者的信任感会明显增强；政策产出信息设计科学也会明显增加信息真实感。

案例　三明市医改结果得到福建省政府领导认同。面对职工医保基金赤字、群众就医需求得不到满足，2012 年 2 月三明市启动公立医院综合改革。2013 年出现了可喜的局面：三明市 22 家县级及以上公立医院全部取消药品加成；住院患者平均费用不增反降，县级及以上公立医院医务性收入同比增加 9684 万元，药品支出同比减少 7145 万元；职工医保基金出现结余。福建省政府主要领导不相信三明医改取得的成绩，派出了两个调查组到三明。经过深入调研核实，三明医改的成绩得到福建省政府的认同（王春晓，2017）。数据的真实性和说服力发挥了关键作用。

（三）经验学习

经验学习和实践学习影响参与者的路径在本质上是相同的，都是实践经验，但他人经验是间接经验，实践能获得直接经验。间接经验能否得到试点领导认可受到客观因素实践结果和主观因素试点领导评价的影响，即不同的领导依据不同的信念体系和标准对同一结果的判断可能会有明显差异，当结果越能被量化时，主观判断的空间越小。

1. 学习模式

试点参与者有两种学习模式，即下向学习和横向学习。一是下向学习。上级在制订试点方案，开展试点时，会研究下级探索过程，必要时到现场调研，总结提炼下级的成功经验。此外，上级还会通过委托下级研究特定课题的方法形成经验。受访者 B2 说："中央没有线索就提出试点方案是不可能的，试点很少是在办公室凭空想出来的，只是线索大和小的区别、多和少的问题。"二是横向学习。为避免走弯路，试点领导会积极向外地、外国学习先进经验，特别是本领域内的成功经验。受访者 A4 表示，应积极学习先进经验，把他人改革成功的关键学过来，在本地复制，甚至做得更好。在学习时不应盲从，而是应结合自身实际，考虑如何吸收借鉴先进经验。考察交流是推进试点任务最主要的横向学习方法。多部门联合考察效果会比单部门效果更好，重大、疑难试点任务还会有领导层面、实施层面等多次考察。

案例　中央进行公立医院改革借鉴下级经验。在被问及"从三明吸纳到国家政策里的有什么"时，受访者 B3 说："一开始我们关注的是他们公立医院改革的路径，即腾空间、调结构、保衔接，当然这个路径也是我们帮他们分析出来的。一是改政府，三医联动的政府管理体制后来也上升为国家经验，即党委政府主要领导同志要亲力亲为抓医改，分管同志要同时分管医疗、医保和医药，这就减少了管理层面的协调成本。

二是公立医院改革的腾笼换鸟，也就是腾空间、调结构、保衔接的路径，这是三明最大的贡献。三是药品两票制，从生产到流通，再到医院，中间只开两票，这就压出药品价格空间，压出的空间用来调价，这就实现了药品价格上涨、医务人员收入上涨，而医保和财政投入没有增加，老百姓负担没有增加，医院运行也没有受到影响，这就实现了多赢的局面。"在后来的国家文件中的确能看到很多三明的影子，可见基层经验是上级制定政策重要的参考和思路来源。

2. 学习策略

试点人员学习外部经验的方法为立足自身、多方共学。①立足自身实际进行学习。试点人员习得先进经验后，结合本单位实际，认为具备吸纳和运用先进经验的条件和可能时方能转化为行动。"以付费机制改革为例，我们也想把三明的经验拿过来，但是学不来，因为社保他们自己拿在手里，我们就等一等深圳的做法。自身情况很重要。"受访者 A1 的观点体现了虽重视外部先进经验，但会立足本地实际判断外部经验的有用性。②参与者集体讨论。认知不同的参与者共同学习，以形成共同认知。"大部分地区基层卫生服务采用财政拨款的方式，而辽宁铁岭做财政购买服务，开始我们对铁岭并不看好，我陪着财政部和部里领导去现场看，改变了我们财政购买完全不行的想法。"（B4）

案例　各地因条件不具备无法在本地复制三明医改经验。三明医改的成效得到从中央到地方医改相关领导的高度认可，但部分地区分管市长学完三明医改经验后，在推进医药卫生体制改革中出现了改不动的尴尬局面。

此外，虽然在试点中政府工作人员有以实践为依据、学习先进经验、参与者沟通交流、信任和遵从领导者等多种政策导向学习途径和方式，但参与者进行试点政策导向学习不能全知全能，即不能知道所有信息，相关外部事件具有不确定性，不能计算各种选择会产生的后果（西蒙，2002）。因此，政策导向学习并非在完全理性下进行，而是在赫伯特·西蒙所说的有限理性下进行，即参与者在学习过程中寻找的并非"最大"或"最优"的标准，而是"满意"的标准，是寻求一个令人满意的或足够好的行动程序（西蒙，1989）。在有限理性的假设下，参与者政策导向学习具有选择价值偏好多元性、智能活动有限性和追求满意性特征（王春福，2006），其政策导向学习也成为有限学习，即在信念体系影响下搜寻满意的信息，选择满意的学习对象，得出对试点产出自我满意的评价。学者 Meseguer 的研究成果也表明，政策决策者本身具有认知上的差别或倾向性，有限学习模型显然更符合真实的政策导向学习过程（Meseguer，2005）。在学习有限性影响下，政策参与者采用渐进式方式学习而非突进式方式（干咏昕，2010），依据信念体系采用聚合和过滤方法进行学习，将外界信息根据一定标准和逻辑关系整合起来，再依据一定标准将一些信息排除在聚合过程外。

三 案例分析

本书根据已经建立的分析框架运用 DRG 支付方式改革试点案例对上文三条学习路径进行验证。在国家开展 DRG 支付方式改革试点前，仅有北京、金华等少数几个城市在进行 DRG 支付方式的探索，国家医保局亦未在全国重点宣传和推广，各地医院管理者、医保部门和临床科室知之甚少。国家试点启动后，各地特别是试点地区的医保局、医院进行广泛的政策导向学习。2022 年上半年，研究团队对某市医保局工作人员、部分参加试点和未参加试点的医院管理者、临床医生进行访谈和调研，经分析发现，医院为应对 DRG 支付方式改革开展了大量的政策导向学习。

（一）上向学习

1. 影响因素：权力影响

为了向人民群众提供优质、高效、可及的医疗服务，国家设计了医疗服务制度，即医疗机构基础设施建设由政府投入，日常则由医保部门和居民根据医院提供的医疗服务进行支付，医疗机构从而获得运行和发展资金。在全民医保的情形下，公立医院收入的 80% 来自医保基金及居民报销后的自付，即医保部门的政策决定了医院能否正常运行，能否得以发展。虽然医保部门没有对医院人财物的管理权限，但是对医院有支配性优势。国家医保局的举措和宣传使各医院都认识到 DRG 支付方式改革是大势所趋，只有积极应对，医院才能生存发展下去。因此，医保部门对医院有正式权力，国家医保局的政策要求受到医院高度重视、认真贯彻。在医院内部，医院领导者在很大程度上决定了下级的职务晋升、职称晋升、发展平台等，对中层管理者、临床医生也有很强的影响。E医院临床医生 E4 认为领导者的观点对下级影响较大："医生们现在对DRG 都认识到了，我觉得这源于医院领导不停宣讲，我们科的医生基本都比较重视。"而地方医保部门遵从国家医保局的政策文件，"之前地方上可以制定自己的报销政策，现在国家局发布待遇清单，所有的待遇和报销都要执行国家局的规定"（A8）；"这次 DRG 支付方式改革试点是难得的改革机遇，我们很珍惜，在改革中严格按照国家部署和分组要求执行政策，不能跑快也不能跑慢"（A9）。

2. 学习模式

培训和会议是推进试点工作的重要工具，内部会议和外部会议都会发生上向学习。①内部会议学习。这是最为重要的学习模式，也是最受试点参与者关注的学习模式。有的内部会议学习上级文件，G 医院院长说："我们首先对 DRG 是啥进行学习，从国家文件上学，首先学疾病相关分组怎么来的，怎么计算，怎么进行病种设计，与 DIP 有什么区别。"（G1）有的内部会议学习领导者的认知和观点，DRG 支付方式改革试点中，领导者通过会议将其观点传达给试点实施者，使实施团队步调一致。"开会的时候院领导解读 DRG 付费改革，要求不能让临床医生们过度关注具体疾病能花多少钱，而是从路径入手，让大家在无感的状态下逐渐适应 DRG 规范。"（F3）②外部会议和培训学习。由于 DRG 的技术性要求高，国家医保局不断对试点地区医保局进行培训。"去年（2021 年）因为疫情，本来定在年初的培训会一直拖到下半年，虽然疫情影响还是存在，但是培训必须得搞，不然下面试点就走偏了。"（B7）"培训很重要，医保系统和医疗机构要熟练掌握 DRG，要把相关部门拉进来，使其了解 DRG，各部门要齐心协力。要建立讲师团，把各地的经验融会贯通，让试点城市和所在省都参与进来。"（B8）即使暂时不参加试点的医院，也认为今后会实行 DRG 支付方式，因此也积极学习 DRG 付费的思路。"我们积极参加医保局组织的 DRG 培训，包括网上培训，也要求各职能科室和临床医生参加。让大家思想上重视 DRG，科主任要去研究病组，如中西医区别是什么，提前做准备。"（H2）要重视一对一沟通。"上个周末市里医院管理协会搞了一个学术会，好几家医院都介绍了经验，其中一个经验是管理者开会强调对临床科室的效果不明显，如果想

获得临床科室重视，就得去科室一对一沟通。"（E2）

（二）实践学习

1. 学习模式：探索性学习

尽管早在 1983 年美国就将 DRG 应用于医保付费，但对中国来讲，DRG 支付方式是一个新生事物。青岛市启动试点以来，各医院特别是试点医院纷纷对 DRG 进行学习并探索如何在本医院应用，即医院在此阶段主要采用探索性学习模式。实践出真知的理念得到普遍认同，DRG 支付方式改革试点启动后，医院给既有的工作岗位增加了新的职能，同时增加了新的岗位，这都需要试点参与者尽快从实践中学习。受访者 D3 说："领导非常支持 DRG 工作，给我们新增配了编码员。编码员的工作需要有临床医学背景，还需要一定的工作经验。我们现在有五个编码员，一个是学病案管理的，两个是学计算机的，还有两个是学护理的。他们的医学背景相对来说比较薄弱，所以医学知识上面还需要再培训，需要多多接触病人，多多参与到实际工作当中，增加知识。"只有参与到实践中才能发现上级要求和临床一线执行之间的差距以及原因所在，也只有参与到实践中才有可能找到切实可行的办法。"针对出现的问题和下一步怎么办，大家一起讨论然后分工，根据分工开展工作，然后再开会一起沟通。我们将那些风险比较大的病例拿出来，开例会的时候各自部门分析一下情况，包括设备建设等。"（D2）

2. 建立学习机制

①部门分工协作机制。"在市政府清理很多领导小组的背景下保留了这个领导小组，因为涉及很多利益调整，所以副市长任组长，多部门参加，医保局内部也成立 5 个专班。"（A9）试点医院同样建立协作机制，如 D 医院医保办收到医保局的反馈数据后，先进行预判并报分管院长，运营科主要分析数据及影响，医务科根据数据的异常变化如高倍率、低倍率病例找到最适合医院的临床路径。然后开例会讨论，把数据发给相关科室，不断分析和研究，找出优势，其间医保办组织协调。经过比对和分析，各部门对如何更好地适应 DRG 加深了认知。②会议机制，各组汇报工作进展和困难，会上进行决策，使 DRG 支付方式改革试点不断深化。专题会和办公会是统一各部门和人员认知的重要途径，通过会议对错误认知进行纠偏，对模糊认知进行集中学习，从而使全院特别是主要

执行者思想统一、步调一致。③培训机制。"日常中，医务科通过业务培训提高病案质量，病案室定期到每个临床科室轮番培训，也提高了病案质量和病案首页填写准确度。"（F4）

3. 结果性反馈强化学习

DRG 支付方式通过医疗服务项目收费和入组将医疗服务的全过程进行量化，为医院管理者发现问题、进行学习提供了很好的工具。犯错成本较高是量化性结果引致学习的激励机制。"超过定额 3 倍的医保就不拨付。"（D1）"如果编码不对，如主诊选择和主要手术操作不一致，只有一次修改机会，我们讨论修改后正确入组，否则只能拿到组最低值。"（E2）在此激励机制下，通过集中讨论和单独反馈等形式学习 DRG 执行偏差所在。"我们今天下午还要开会研究高倍率病例。如果确是病人所需并且是合理诊疗，我们担负没问题。我担心的是常规治疗不需要花这么多钱，效果基本相同的两种药物不应该用贵的。还有可能是入组错误，则重新入组。"（D1）"针对医保局反馈的歧义组病例，我们都会和病案室分析其原因，然后向临床科室反馈。比如某心血管内科的病人住院期间做了胃镜，主要手术操作填写胃镜、内镜检查的话就进入歧义组，我们经过分析之后建议临床医生修改主诊断。"（F4）

（三）经验学习

1. 学习模式：横向学习

①学习如何设计制度。"我们学习了兄弟医院的绩效制度，比如咨询城阳区人民医院医保办主任医院的绩效如何和 DRG 挂钩，他说一是鼓励收治病人涵盖更多的病种组数，不鼓励收治单一疾病；二是根据科室的平均 CMI 值进行计算，不针对每个病例。"（E2）②学习管理模式。管理模式是推进 DRG 的结构性问题，集中式管理有利于 DRG 工作统筹协调，但因其需要医疗流程优化、病案审核功能强化等，不利于配套措施推进，分散式管理则反之。试点医院纷纷进行横向学习，结合自身实际确定管理模式。F 医院对国内的先进经验进行了学习："青医附院和无锡人民医院是国内 DRG 管理模式的两个极端，青医附院医保办范围太广了，包括病案室、收费员等，有 200 多人，无锡人民医院医保办仅有 8 个人，两个医院管理得都很好，都真正管起来了。"③学习如何实施 DRG。"青医附院的医保办主任跟我们分享了经验，他们 2019 年就已经开始购买分组器模拟运

行，使用国家医保局的权重设置，当时青岛市还没出权重，但是肯定不会和国家的差距太大，模拟运行之后就大体知道他们赔不赔钱。"（E2）④学习如何加强编码管理。"领导非常支持 DRG 工作，给我们新增配了编码员。去年（2021 年）常主任在济南办了一个培训班，一共 8 天，我们的编码员全程学习。""市立医院的病案室主任是位医生，做手术的同时管着 DRG，不脱离临床所以非常懂编码，主诊选择也很准，这样有利于医院的发展。"（D3）

2. 学习策略

①立足自身实际。F 医院对国内管理模式的先进经验进行学习，考虑到编码审核更多地依赖临床知识，其病案室专业能力有待提升，难以独立胜任工作，将病案室归为医务科的二级科室，由医务科做技术支撑和协调科室，医保部门总体协调。G1 是县域中医院的院长，在提及如何实施 DRG 时也强调应立足自身实际，"中西医的区别比较大，我们要中西医结合，每个科室有 1~2 个疾病入组，把 DRG 的优势先做出来，然后纳入信息系统管理"。②同行讨论。"碰到一些难办的事，我们会相互讨论。比如说病人有高血压，这次住院期间只是作为一个基础病，并没有进行治疗，卫健局要求我们有什么病就填什么，但是医保部门就说这个病没有治疗，在这次住院期间没有医疗花费，不需要填，这样就出现冲突。11 月各家医院的专家开会，我也咨询了他们，基本上都没有很好地解决这个问题。"（D3）E 医院医保办主任 E2 说："黄岛中心医院医保办主任是 DRG 专班的，他对 DRG 研究得很透彻，我不明白的就和他打电话请教。"

（四）学习效果

1. 软化思想

经过学习，参与者结合自身岗位对试点有了较为深刻的认知。院长更多地从医院总体发展的角度来认识，G 医院院长 G1 说："我觉得 DRG 最重要的是给医院带来变革，同时它是整个业务流程再造、成本管控、效率提升的重要手段，我们在逐步推进。"医务科从医疗行为的角度进行认知，D 医院医务科科长 D4 说："我觉得 DRG 的最终落脚点是规范诊疗行为，包括合理检查、合理用药等，当超出费用标准时，则通过 DRG 看是不是存在过度医疗的问题。"运营科从运行效率角度进行认知，D 医院运营科科长 D5 说："DRG 其实就是用最少的钱做最有效的事。"医生则从就医的角度进行认知，E 医院消化科主任 E3 说："我的理解是 DRG 用最少的钱来治最多的病，因此要制定统一的临床路径，降低药占比、耗占比。而且收治的病人不能单一化，得多样化，也要有一定的选择。"

2. 采取行动

对学习中发现的问题，参与者纷纷采取行动进行解决。"我们针对 DRG 进行了绩效管理方面的改革，对那些附加值高即 CMI 高的，赋予高权重，以此来引导大家提高自己的水平，降低成本。"（G1）"前期我们运行得不是太理想，我觉得原因一是我们的编码员太少了，二是医生对 DRG 的理解尤其是主诊的选择还是不透彻不到位。我们增加了编码员，也让医务科进行了进一步的培训。"（E1）G 医院院长还对 DRG 的实施提出建议："我觉得应该专门针对中医院做一个专题调研，因为中医和西医的治疗理念不同，同一病种在中医治疗和西医治疗的支付标准应该是不一样的。"（G1）

第三节　政策导向学习下的参与者信念体系

萨巴蒂尔假设决策者的信念体系和政策制定具有一致性，即信念体系变化会引起政策制定时决策的变化。经过多年检验和发展，该假设依然得到学界认可和接受，本书在研究政策导向学习机制时采用该假设。在此假设下，分析参与者特别是重要参与者的信念体系对解开政策深层机制的"神秘面纱"具有重要意义。本节重点分析参与者信念体系结构及其外延、信念体系稳定性等特征。

一　参与者信念体系开放式编码

对访谈数据进行开放式编码，得到 24 条原始语句及相应的初始概念。进一步对初始概念范畴化，初步得到经验借鉴、接纳结果、事实为准、遵从规律、方向正确、合法合规等 10 个范畴（见表 8 - 5）。

表8－5 参与者信念体系开放式编码范畴化

范畴	初始概念	原始语句（简）
经验借鉴	接受国外经验	A1：先进的理念和发展趋势，我们去试试，摸索一下，国外人家做得好效果好说明这件事可以办
	借鉴别人经验	A3：人家有好多好的方法，为什么要走弯路呢
	学习先进经验	A4：积极去学习，把他们改革成功的关键学过来，在本地复制，甚至做得更好
接纳结果	改良方案	B4：如果真的没有效果，也是反向证明，今后就明确哪些不能做，要推试点应该满足什么条件
	接受实践结果	B4：大部分地区基层卫生服务采用财政拨款的方式，而辽宁铁岭做财政购买服务，开始我们对铁岭并不看好，我陪着财政部和部里领导现场看，改变了我们财政购买完全不行的想法
事实为准	事实说服上级	A1：上级认为能达到，我们认为达不到的试点任务，我们通常先推，尝试一下，走一步试试，过一段时间再反馈。如果就是推不下去，上级也就接受我们的意见了
	统一思想	C1：试点也是说服行政管理体系的方法
	检验政策	C1：检验政策效果能否达到预期
遵从规律	遵从规律	B3：工作应符合事业发展规律，如公立医院股份制、PPP、把公立医院卖给社会资本，这些创新与卫生事业发展规律相违背，会坚决制止和纠正
	决策符合规律	C1：当下级创新与国家总体政策有很大冲突时，上级会反对，如宿迁卖公立医院违反医疗服务公益性，就遭到强烈反对
方向正确	遵守大政方针	B5：试点最重要的是不能与党中央、国务院的大政方针相违背
	遵从宗旨	B4：如果有悖于国家政策的宗旨，就反对、谈话和干预
	顶层设计	B1：是不是符合顶层设计
	符合改革方向	B2：最根本标准是是否符合改革方向
	价值观一致	C1：詹积富搞二次议价，国家卫生部门是很反对的，但为什么国家卫生部门又在抬三明，是因为三明把医保分出来，所有的职能都统一起来，三明大一统的做法与国家卫生部门的价值观一致

范畴	初始概念	原始语句（简）
合法合规	符合法律	B1：是不是合法合规
	不违背法律	B2：与现行法律法规是否有特别严重的违背
服务人民	使人民受益	B5：第二重要的是为人民服务，老百姓要受益，没有受益，很难支持
改革稳定平衡	单位稳定	B5：如果对单位职工利益有很大伤害也不行
政府市场边界	市场作用更大	C2：最初支持三明的不是卫生部门，而是财政部门，因为詹积富把财政给解脱出来了，不用财政部门兜底了
	政府和市场手段均可	B4：大部分地区基层卫生服务采用财政拨款的方式，而辽宁铁岭做财政购买服务，开始我们对铁岭并不看好，我陪着财政部和部里领导去现场看，改变了我们财政购买完全不行的想法
	政府作用更大	C1：当下级创新与国家总体政策有很大冲突时，上级会反对，如宿迁卖公立医院违反医疗服务公益性，就遭到强烈反对
平等效率取舍	效率优先	B4：大部分地区基层卫生服务采用财政拨款的方式，而辽宁铁岭做财政购买服务，开始我们对铁岭并不看好，我陪着财政部和部里领导去现场看，改变了我们财政购买完全不行的想法
	平等优先	B3：公立医院股份制、PPP、把公立医院卖给社会资本，这些创新与卫生事业发展规律相违背，会坚决制止和纠正

二 参与者信念体系主轴编码

在开放式编码的基础上，根据不同范畴的相互关系和逻辑次序进行归类，形成 6 个主范畴，即实践为准、合法性、人民受益、改革与稳定、政府与市场、平等与效率。表 8-6 对主范畴和对应范畴的关系及对应范畴的内涵进行了归纳。

表 8-6　参与者信念体系主轴编码范畴化

主范畴	对应范畴	对应范畴内涵
实践为准	经验借鉴	接纳外部的成功经验并应用
	接纳结果	依据结果改变认知
	事实为准	以试点结果检验政策和统一思想

续表

主范畴	对应范畴	对应范畴内涵
合法性	遵从规律	按照发展规律做出认知、判断和决策
	方向正确	认知和决策符合国家大政方针、顶层设计、改革方向等
	合法合规	认知和决策符合国家法律法规特别是基本的法律
人民受益	服务人民	将老百姓切实受益作为认知和决策的出发点
改革与稳定	改革稳定平衡	改革以稳定为前提，不能导致社会、组织等不稳定
政府与市场	政府市场边界	政府和市场在不同政策议题中如何划分边界
平等与效率	平等效率取舍	不同政策议题中效率和平等孰轻孰重

三　参与者信念体系选择性编码

通过对 6 个主范畴进行深入分析、比较和联系，将实践为准、合法性和人民受益组合成"深层核心"编码，将改革与稳定、政府与市场、平等与效率组合成"政策核心"编码，进而纳入萨巴蒂尔政策精英信念体系结构模型，形成本书的"故事线"：实践为准、合法性和人民受益构成了试点参与者信念体系的深层核心，改革与稳定、政府与市场、平等与效率构成了试点参与者信念体系的政策核心。

下文通过案例研究、文献研究、逻辑推演等进一步丰富试点参与者信念体系。

（一）深层核心

深层核心是根本性的、规范性的、公理性的信念，是个人基本价值观的一部分，适用于所有政策领域，非常稳定，几乎难以变化。试点中的深层核心有以下几个。

1. 实践为准

中国共产党建立以来就将实践作为检验真理的标准，并将其作为意识形态的基础（萧功秦，2006），邓小平曾通俗地提出"黄猫、黑猫，只要捉住老鼠就是好猫"（邓小平，1994：323），生动展示了中国共产党和政府对政策正确性的判断标准。实践标准、实事求是已经成为政策精英信念体系的深层核心，也被社会公众普遍接受。作为试点方案正确性判断标准的实践结果分为自我实践得出的直接经验和他人实践得出的间接经验。通过试点得出的结论即使与政策预期不符也会得到参与者的接纳，"如果真的没有效果，也是反向证明，今后就明确哪些不能做，要推试点应该满足什么条件"（B4）。学习借鉴国外经验和先进地市经验是试点参与者推进试点的重要工具，"先进的理念和发展趋势，我们去试试，摸索一下，国外人家做得好效果好说明这件事可以办"（A1），"人家有好多好的方法，为什么要走弯路呢"（A3）。

2. 合法性

合法性深植试点参与者的内心，非常稳定，对其认知和决策起到规范作用。合法性主要包括以下几点。①符合法律法规要求。即试点方案设计、实施要符合相关法律法规特别是基本法的规定和行业主要法律的要求。随着依法治国理念在行政体制内逐渐被接受和贯彻，基本法律及宗旨成为政府工作人员行为的基本准则和理念。当然很多试点议题与法律是冲突的，试点的目的正是探索如何进一步完善和修改法律法规，因此，针对此类情形相关部门会进行法律授权。②符合国家方针政策、改革总方向和顶层设计。在我国，中央大政方针是各级政府和部门行动依据和指南，自觉遵从国家方针政策已经内化到政府工作人员信念体系中，对管理体系有很强的约束力。受访者 B5 说："试点最重要的是不能与党中央、国务院的大政方针相违背。"③遵从事业发展规律和共同价值判断。医改领域有一些共同的价值判断，如医疗健康服务的公益性等，"工作应符合事业发展规律，如公立医院股份制、PPP、把公立医院卖给社会资本，这些创新与卫生事业发展规律相违背，会坚决制止和纠正"（B3）。④遵从领导者。中国儒家思想和文官制度造就了下级服从领导者的文化认同，政府现行机制也体现出对领导的维护和尊崇。遵从领导这一信心深植于各级政府工作人员内心，下级会主动向领导者的信念体系靠拢，信任领导者做出决策的正确性，围绕领导者关注和支持的事项开展工作，积极贯彻上级意图。

3. 人民受益

全心全意为人民服务是中国共产党的宗旨，医改政策的使命在于保障人民群众健康权益，因此试点议题的设立、试点方案的设计和实施过程中，参与者都会将人民受益作为决策的重要依据。人民受益与实践为准、合法性有内生性：人民受益会得到人民的拥护，试点成功的可能性会更大，即更能经得起实践的检验；人民受益原则贯穿于国家方针政策，符合人民受益原则相应也会符合国家大政方针。当然，在实践中资源是有限的，将资源投放给特定人群的同时就会减少对其他人群的投入，因此，评价和把握人民受益原则需要具体问题具体分析。

（二）政策核心

政策核心是根本的政策立场，涉及政策试点相关的政策领域，其比较稳定，但如果有明显证据或受到持续冲击，可能会变化。试点中参与者特别是发起者和实施者的政策核心的表现形式有以下几个。①政府与市场。医改政策目标是为人民群众提供优质、高效、可及的卫生健康服务，通过补供方还是补需方实现该目标是新医改以来不同政府部门的关注点和争论点。"大部分地区基层卫生服务采用财政拨款的方式，而辽宁铁岭做财政购买服务，开始我们对铁岭并不看好，我陪着财政部和部里领导去现场看，改变了我们财政购买完全不行的想法"，受访者 B4 对基层卫生服务支付方式的谈话体现出发挥政府作用和发挥市场作用的取舍。②改革与稳定。改革与稳定既相辅也相斥，改革成功会带来长久的稳定，经济社会稳定为改革提供环境保障；同时，改革会引起既有利益格局的调整，带来不稳定因素，若调控不得当会影响改革进程和改革目标实现。改革试点会在确保改革环境较为稳定的限度内实施。③平等与效率。平等是均等和无差异，效率是对资源的有效利用程度。平等和效率是一对矛盾，在医改制度中既要解决平等的问题，也要解决效率的问题。医疗救助和基本医疗保障更偏向平等，商业医疗等则更偏向效率。

（三）次要方面

次要方面是为实现政策核心进行的工具性决策和信息认知，涉及政策试点针对的政策领域，其不太稳定，较为容易发生变化。试点中的表现形式有政策具体条款如实体性条款和程序性条款，信息及证据代表的含义及严重程度，试点步骤、路径、分工责任、保障措施，政策工具选择，政策优先关照群体，上下级参与试点深度等。

总之，政府领导者等试点参与者的信念体系与萨巴蒂尔所确定的联盟成员信念体系有相通之处，更有自身特点。深层核心、政策核心和次要方面稳定性递减，当参与者信念体系发生变化时，其认知和行为将随之改变，对试点及政策的决策也会改变。政策试点参与者信念体系结构见表 8 - 7。

表 8 - 7　政策试点参与者信念体系结构

分类	深层核心	政策核心	次要方面
基本特征	根本性的、规范性的、公理性的信念	根本的政策立场	为实现政策核心进行的工具性决策和信息认知
涉及范围	个人基本价值观的一部分，适用于所有政策领域	政策试点相关的政策领域	政策试点针对的政策领域
稳定性	非常稳定，几乎难以变化	比较稳定，但如果有明显证据或受到持续冲击，可能会变化	不太稳定，较为容易发生变化
表现形式	实践为准 合法性 人民受益	改革与稳定 政府与市场 平等与效率	政策具体条款如实体性条款和程序性条款，信息及证据代表的含义及严重程度，试点步骤、路径、分工责任、保障措施，政策工具选择，政策优先关照群体，上下级参与试点深度等

注：表格中的基本特征、涉及范围和稳定性参考了萨巴蒂尔提出的政策精英信念体系的结构。

四　案例分析

《人民日报》卫生政策领域知名记者白剑峰并非政府工作人员，但其长期从事卫生政策报道和分析，属政策精英，有稳定的信念体系，也有较高的代表性。下文以白剑峰从 2006 年至 2016 年涉及评价医生管理政策改革的评论为例，分析参与者信念体系及变化特征。

（一）深层核心保持不变

医生治病救人、服务患者是白剑峰的信念体系的深层核心，11 年间，无论是关注医生如何提高职业素养，还是提出患者应维护医生尊严，抑或分析过度医疗、医患冲突的原因及提出政策建议，都体现了医生应该为患者服务以及努力建言以实现这一目的的初衷。此外，医改实践结果使白剑峰的政策观点不断演进，这也说明了实践标准作为深层核心的强大力量。

（二）政策核心逐渐变化

政府与市场的边界是卫生政策领域政府工作人员和学者争论的焦点问题，也是政策参与者的政策核心。"市场派"从经济学领域知识出发，认为将医疗服务提供交给市场能明显提高医疗资源配置效率和医疗服务技术效率，政府主要发挥购买服务和监管作用；"政府派"则提出由于医疗服务的特殊性，市场机制在很大程度上是失灵的，政府应提供医疗服务。从白剑峰的评论看，其起初支持政府提供医疗服务，认为应该在框架下改革，如增加医院投入，提高医保报销水平。从2014年起，他提出运用市场规律推动服务价格改革，医生应从事业单位走出来，逐步从多点执业过渡到自由执业等，带有明显的"市场派"观点特征。可见，在11年的时间里白剑峰的政策核心发生了变化。

（三）次要方面明显变化

此段时间里，白剑峰的观点在问题所在以及政策实施重点、切入点和路径等方面有明显变化（见表8-8）。2006年到2009年全国启动新一轮医药卫生体制改革前，更多地强调医生应提高职业素养，如多体谅病人，要有仁心，不该收红包，收入低不是医生收红包的理由等。从2010年起，开始分析医生不端行为、医患矛盾的原因，认为医生是过度医疗、医患不信任的主要原因，但是体制是根源性原因，同时，提出建立医生与社会激励相容的机制，如完善公立医院补偿机制，提高医保水平，改革医保支付方式。从2012年起，提出改革不合理的医疗价格体系，提升医疗服务定价水平，并将废除医生职称制度，实行多点执业作为体现市场价值的路径。从2014年起，提出运用市场规律推动服务价格改革，规范多点执业，逐步从多点执业过渡到自由执业，让不同身份的医生平等竞争。

总之，在11年间，白剑峰的信念体系不同结构的稳定性呈现明显差异：深层核心保持不变；政策核心逐渐变化，从更多地持有"政府派"观点变为更多地持有"市场派"观点；次要方面的变化更为明显，提出了泾渭分明甚至是截然相反的政策建议。此案例中，深层核心的稳定性最强，政策核心次之，次要方面的稳定性最弱。分析其原因，白剑峰长期密切关注医改进展和各地改革和试点效果，并以此调整和完善自身信念体系的次要方面和政策核心。

表 8 - 8　记者白剑峰在《人民日报》发表医生管理政策改革评论一览

发表时间	篇名	观点提炼	范畴化
2006 年 4 月	潜规则是医学之耻	医生不该收红包	医生需提高职业素养
2006 年 6 月	当医生成为病人	医生应体谅病人	医生需提高职业素养
2006 年 9 月	天使为何要逃离	国家投入低导致医生收入少	现象的制度原因分析
2006 年 11 月	公立医院不可缺少公益心	医生不能因为收入低就放弃职业要求	医生需提高职业素养
2007 年 1 月	医生卸下钢盔之后	医生应提高技术，富有情感	医生需提高职业素养
2007 年 2 月	让手术刀温暖起来	医生应该有仁心	医生需提高职业素养
2007 年 9 月	医生为什么伤心	患者应维护医生尊严	患者需提高素养
2008 年 3 月	医生最看重什么	医生需要患者尊敬	患者需提高素养
2010 年 3 月	医生子女为何不学医	医疗体制问题导致医生子女不学医	现象的制度原因分析
2010 年 4 月	好医生的标准	医生应善待病人	医生需提高职业素养
2010 年 6 月	医生被刺的反思	医护人员代"体制"受过，医生是矛盾激化的主要原因	现象的制度原因分析
2010 年 10 月	医患何以两头害怕	根除医患信任危机，需让医生靠技术吃饭	制度改革建议：建立医生与社会激励相容机制
2011 年 1 月	当打针成为往事	输液泛滥，体制问题是根源，医生诱导是主因	现象的制度原因分析
2011 年 1 月	医生越干越心寒	医患冲突根源在于医疗制度不完善	现象的制度原因分析
2011 年 2 月	消除医患经济对立	医患信任解体根源在于错误的医院创收机制和医生激励机制，应完善公立医院补偿机制，提高医保水平，改革医保支付方式	制度改革建议：建立科学的激励约束机制

续表

发表时间	篇名	观点提炼	范畴化
2011 年 4 月	用制度管住医生的手	激励相容医疗制度才能管住医生趋利	制度改革建议：建立激励相容医疗制度
2011 年 5 月	医生公信力何以滑坡	大幅提高劳务技术价值	制度改革建议：提高劳务技术价值
2011 年 9 月	让医疗制度不再冷血	医疗制度冷血导致贫弱者受伤	现象的制度原因分析
2011 年 9 月	医生为何总被质疑	铲除过度医疗制度土壤，让医生走出信任危机	制度改革建议：建立收入补偿机制
2012 年 4 月	为大医院医生减减压	推行社区首诊，使医院医生有时间与患者沟通	制度改革建议：推行社区首诊
2012 年 5 月	让医生成为阳光职业	改革不合理的医疗价格体系，才能让医生回归阳光职业	制度改革建议：改革医疗价格体系
2012 年 6 月	冷漠比误诊更可怕	医生应该有温情	医生需提高职业素养
2013 年 8 月	打破束缚医生的枷锁	医生只有离开事业单位才能体现市场价值，拿到高薪	制度改革建议：让医生离开事业单位
2013 年 10 月	暴力伤医折射体制积弊	不合理的医疗价格体系使医生"不仁不义"	制度改革建议：改革医疗价格体系
2014 年 4 月	医生荒背后是体制梗阻	放开医生自由执业，废除职称评定制度	制度改革建议：放开自由执业
2014 年 5 月	让扭曲的价格回归本位	运用市场规律推动服务价格改革	制度改革建议：运用市场规律改革服务价格
2014 年 6 月	让医疗价格体现医生尊严	不合理的医疗价格体系导致以药养医	制度改革建议：改革医疗价格体系
2014 年 11 月	医生请歇歇吧	劳务技术价值偏低导致医生狂拼体力	制度改革建议：提高劳务技术价值
2014 年 12 月	静水深流看医改	推进和规范医师多点执业	制度改革建议：推进和规范医师多点执业
2015 年 3 月	医生该不该写论文	改革职称评定制度	制度改革建议：改革职称评定制度

续表

发表时间	篇名	观点提炼	范畴化
2015 年 12 月	一根鱼刺的价值	不合理的医疗价格催生不合理的医疗行为	制度改革建议：改革医疗价格体系
2016 年 1 月	假如李冰冰没有上协和	应逐步从医师多点执业过渡到自由执业	制度改革建议：放开自由执业
2016 年 11 月	半夜生病愁煞人	建立正向激励机制，让不同身份的医生平等竞争	制度改革建议：建立正向激励机制
2016 年 11 月	莫让一块纱布挡住医患信任	重建医患信任需要法治保障	制度改革建议：保护医生

第四节　本章小结

政策试点的政策导向学习机制为：在行政发包的制度环境下，政策议题的政策属性耦合激励机制引致试点发起者和实施者进行政策导向学习，其通过实践学习、经验学习、上向学习等方式进行学习，信念体系的政策核心和次要方面发生变化，引致试点发展和政策创新。该过程贯穿试点触发、实施和推广全过程，推动了政策议题发展。

一是政策属性。凸显性是政策议题在诸多议题中的显著性，其耦合中国行政管理体系中的晋升锦标赛机制、干部被锁机制和声誉机制方能发挥对试点参与者的激励约束作用。模糊性影响参与者学习时的知觉行为控制，即感知到执行某特定行为容易或困难的程度。试点议题与实施者、受众以及政策体系的兼容性影响参与者进行政策导向学习时的态度。三者在行政发包这一制度环境下共同发挥作用。

二是激励约束机制。激励约束机制是政府领导干部进行政策导向学习的推动力，其中，政府首长负责制和上下级机构有效集权分权为政府领导干部进行学习提供了制度授权，晋升锦标赛机制、干部被锁机制、声誉机制和培养教育机制则为政府领导干部政策导向学习提供了激励约束机制。

三是政策导向学习。政策导向学习改变参与者信念体系，其机制主要有三。①实践学习。通过试点实践，参与者可明晰政策框架和路径，验证政策可行性，接受与信念不一致的事实，从而信念体系得到加强或修正。②经验学习。当试点参与者认可先进经验，并认为具备吸纳先进经验的条件时，会主动学习先进经验。学习主要有下向学习和横向学习两种。③上向学习。当上级能包容不同观点时，下级向上级的沟通更有效果；当上级影响力大时，上级向下级沟通更有效果。领导会晤和会议论坛是沟通的主要方式。上述三种学习途径中，实践学习对参与者信念体系影响最大。

四是参与者信念体系。试点参与者的信念体系决定政策创新，信念体系根据其结构可分为深层核心、政策核心和次要方面。医改试点情境下，深层核心包括实践为准、合法性和人民受益；政策核心包括改革与稳定、政府与市场、平等与效率；次要方面包括政策具体条款如实体性条款和程序性条款，信息及证据代表的含义及严重程度，试点步骤、路径、分工责任、保障措施，政策工具选择，政策优先关照群体，上下级参与试点深度等。信念体系三方面稳定性递减，次要方面最容易发生变化。

根据本章分析，形成以下三个命题。

命题八（政策导向学习触发机制）：在制度环境中，凸显性耦合晋升锦标赛机制、干部被锁机制和声誉机制对参与者产生激励约束作用，兼容性影响其学习态度，模糊性影响其试点认知，上述因素引发政策导向学习。

命题九（政策导向学习路径）：政策导向学习路径包括实践学习、经验学习和上向学习，通过学习，参与者信念体系中的政策核心可能变化，次要方面更易变化，进而做出决策和行动影响试点进程。

命题十（信念体系深层核心）：实践为准、合法性、人民受益构成医改政策试点参与者信念体系的深层核心。

第九章　实践中如何发起、实施和推广政策试点

政策改革措施如何设计充满了模糊性，即制定政策过程中，政策目标、对象、措施（Matland，1995）、时限、外部评估等内容缺乏明确的规定（Jung，2014）。试点是经过实践证明和学者认同的推进政策创新和政策扩散的政策工具。本章分析实践中如何发起、实施和推广政策试点。

第一节　试点发起

决策者启动政策试点并非偶然所致，从触发阶段进行干预能更好地发挥试点这一政策工具的优势。试点启动前需对政策问题进行遴选，建立试点议题的优先顺序，对优先议题投入更多的资源，储备试点知识，创造和把握好试点时机触发试点。

一　遴选优先议题

试点议题确定过程中，决策者往往面临模糊性。模糊性一方面增加了试点议题选择的空间，另一方面也可能导致试点议题偏离组织目标和组织使命。模糊性包括决策目标、决策工具（陈宇、孙枭坤，2020）和决策环境模糊等。当面临模糊性时，决策者最关心的是如何有效管理时间而不是管理任务，参与者也不能选准他们所关心的问题，而是更关心如何处理外部强加的问题。因此，决策者应对此情形有充分认知，在模糊情境中遴选、甄别、判断试点议题。可经过议题初选、议题遴选等环节确定优先议题。

（一）议题初选

应建立政策备选议题库，依据标准进行议题初选。全面性、广覆盖

性是议题初选的工作指向，建立备选议题库，重点考量政治必要性、可行性等维度，将尽可能多的问题纳入其中。建议纳入标准为：该问题在组织目标和使命范围内，上级领导者、专家学者或社会公众关注该问题，该问题有解决可能性，解决该问题能取得积极的社会效益和经济效益。当同时具备上述四项要求时可纳入备选议题库管理。

议题初选可采用多种方式。①决策者主动获取。决策者主动获取是议题初选的主要方式，获取来源有正式方式，如文件要求、工作部署、会议精神；也有非正式方式，如沟通交流。当领导者认为某问题模糊性强时，往往采用非正式方式提出政策意向。决策者依据相关信息主动搜寻待解决的问题也是实践中经常用到的初选方式。②人大、政协等传递。人大代表和政协委员通过议案和提案将议题传递给政府决策者，政府对议案和提案的面复率、满意率等制度性要求提高了此类问题在决策者议事中的重要性。③专家参与。专家通过政策建议、研究报告等形式向决策者提出其所关注的问题，或者通过媒体阐述对此问题的观点，决策者选择其中一部分接纳。④社会公众诉求。社会公众会通过自媒体以及政府设置的诉求渠道如信访、政府信箱、政府热线电话、网上问政等形式表达诉求，从而使决策者获取信息。

相关问题通过上述议题初选方式涌向决策者，决策者需要运用政策问题建构能力将其转换为备选议题，其核心是对问题的认知。帕森斯分析街头露宿的思路是，问题——露宿街头的人们⇒问题的性质——无家可归⇒政策——提供住房。然而他又指出："如果我们将露宿街头的人看成是一个流浪问题，那么有关的政策反应可能是运用法律手段，动用警察。"（黑尧，2004：98）可见，认知不同，政策会有天壤之别。

（二）议题遴选

初选阶段建立了尽量多的备选议题库，但由于政策资源的有限性，需对一小部分议题进行重点资源投入。领导者以及决策者对某一问题的关注，是该问题进入决策程序、列入决策议程的必要条件。现有研究发现，决策主体对问题的关注具有较强选择性，即决策主体总是选择性地去感知那些他们期望和愿意看到的事物（武晗、王国华，2021）。本书试图建立一种议题遴选的方法来从众多的备选议题中科学地选择有价值、有可行性的议题，从而尽量避免决策者选择优先议题的随意性。

1. 研究方法

首先查阅文献，进行专家访谈，初步建立议题遴选标准。专家的选择综合考虑中央和地方、卫生和医保、研究机构学者和政府学者型干部等多因素。然后，优化评价标准。为确保专家独立判断，避免相互影响，运用德尔菲法由上述专家对评价标准进行修改和完善。评价专家信息如表 9 - 1 所示。

表 9 - 1　评价专家基本信息

编号	健康部门	职务	性别
A5	地市卫生健康委	副主任	男
B2	国务院原医改办	处长	女
B5	国家卫生健康委	副司长	女
B7	国家医疗保障局	处长	男
C1	人社部研究机构	研究员	男
C2	中国人民大学	教授	女
C3	国家卫生健康委研究机构	研究员	男

2. 议题遴选标准

经过专家三轮打分，对标准细则进行完善，对赋分进行优化和调整，提出议题遴选标准。该标准主要有议题政治必要性、政策工具不确定性和社会网络兼容性等三个维度（见表 9 - 2）。在议题政治必要性维度，上级和本级领导者关注程度最为重要，议题的经济和社会产出是否有意义、有多大的产出也是评价的重要指标。在政策工具不确定性维度，政策实施风险的不确定性、政策实施路径是否清晰是遴选议题时需要重要考量的，这也是关系到下一步试点能否成功的关键因素。而在社会网络兼容性维度，潜在试点承接方对政策的需求强度和接纳度对于试点能否成功关系重大，因此赋分偏高；试点与既有政策系统的协调性和适应性会影响试点能否长期推行和推广。

表9－2　试点议题遴选标准

维度	操作标准
议题政治必要性	议题与组织目标和使命关系的密切程度 上级和本级领导者关注程度 社会公众关注和期望程度 是否有替代性方案 议题的经济和社会产出
政策工具不确定性	政策实施风险的不确定性 政策实施路径是否清晰 政策实施预期效果
社会网络兼容性	潜在试点承接方对政策的需求强度和接纳度 政策对象与政策的兼容性 试点与既有政策系统的协调性和适应性

在实践操作中，可由决策者、专家、相关政府领导干部等分别打分，综合各方意见形成最终评分，从而评选出优先议题。

二　储备试点知识

（一）提升决策者政策素养

决策者即试点发起者是政策试点中最为重要的角色。决策者的有限理性且拥有政策资源配置权，政策选择评估的滞后性，社会政策需求的理想性、无限性和多元性等，可能会无意识地造成政策供给偏差（倪咸林，2016）。因此，提高决策者政策素养包括政策问题建构能力尤为重要。由于时间和资源的有限性，决策者很难对所有的备选议题的知识都详尽获悉，应重在学习如下能力和知识。①政策目标获取和政策价值导向评析能力。这有助于在日后决策时秉持正确的价值观，包括经济社会发展客观规律、增进和维护公共利益、立党为公执政为民的理念等（黄健荣、钟裕民，2011）。②对问题的分析研判能力。运用互联网、高校等智力资源，加强政治理论、管理理论学习，深入工作实践和基层一线，注重总结分析，不断提高宏观研究和微观分析能力。对本岗位政策领域的国内外发展史和发展趋势有深刻认知，能够运用科学的研究方法分析问题。③优先议题。优先议题是经过科学评判的备选议题并投入了政策资源，最有可能成为试点议题，因此要重点学习优先议题。

（二）委托智库研究

智库是国家治理的思想利器，特别是试点议题有模糊性的特点，运用智库研判议题可行性，探究推进路径，设计试点方案，能明显降低试点的不确定性。目前政府机构委托的智库主要有体制内研究机构，如党校、社科院、部门属机构；高校长期从事本领域研究的机构；国际国内的社会智库，如美国兰德公司。决策者可采用直接委托、招标等方式将优先议题交由智库研究，选择智库时应从重视智库影响力转变至侧重智库能力评价，尽量细化委托要求，进行阶段性评估和结题评估，通过专家评估、建立智库业绩档案等方式提高智库研究质量。注重智库成果吸收转化，特别是优先议题的实施前提和假设、实施路径、经济和社会产出、实施风险等。此外，可鼓励学者、智库等自主研究。由于资金投入的有限性，仅有少数智库能够获得资助进行研究。为引导学者、智库围绕决策者关心的议题开展研究，可将优先议题向社会公布并将相关数据、信息、场景开放给智库机构，由智库自主开展研究。畅通智库研究成果传送机制，如以公开电子信箱或召开座谈会形式获取专家和智库的研究成果。也可改变委托方式，由智库自主选择研究议题开展研究，待研究结束后提交研究报告，决策者对研究报告进行评估并根据评估结果给予奖补，此举可避免专家和智库重申报轻研究的情况。

（三）允许下级政府探索

我们党长期以来将"实践是检验真理的唯一标准""实践出真知"固化为工作理念和工作方法。在访谈中，受访者 B4 提出，"中央启动试点工作前，已经有地方政府自主进行探索，正是基于部分地区的探索经验，中央在启动试点时才有底气"。受访者 B5 也表达了类似的观点。发挥下级政府探索在试点知识储备中的作用需做好以下几点。①下级政府就某议题自主探索。此系上级决策者推进模糊性强的工作时规避风险的最优选择。下级探索的备选议题大多与现有政策环境存在张力，需对现有政策有所突破，可以在风险可控的前提下允许下级循序渐进开展探索。对敏感重大政策的突破需要进行评估，可采用变通方式，如搭建模拟环境，下级在模拟环境下试错。如建立单独险种是长期护理保险改革的核心议题，但2006年青岛市进行长期护理保险探索时并未触及筹资体制改革，而是从现有基金下划拨资金对长期护理保险提供的服务进行探索。②畅通信息交流渠道。交流内容方面，做到全量交流。下级自主探索通常会"报喜不报忧"，即如果取得成效通常会通过政务专报、邀请视察等方式寻求上级肯定，如果探索失败则保持沉默。而对上级而言，失败的原因和教训同样重要，因此，要消除下级受责罚的顾虑，要求其将采取的措施、结果、原因分析等一并上报，肯定其成绩，帮助其分析失败原因。交流方式方面可采用正式方式，如政务专报、会议发言、上级视察、专题汇报等，也可采用非正式方式，如电话沟通、转发新闻媒体报道等。信息交流频率可根据工作推进情况确定，重要节点时及时交流。③引导智库和专家关注。在下级自主探索时，上级不宜过多参与，可借助专家和智库力量，由专家发挥专业特长，帮助下级科学探索。

三　发掘时机触发试点

实践中有诸多潜在试点议题摆在决策者案头，兼容性强、模糊性弱、凸显性强的潜在议题更有可能成为正式议题，当议题的凸显性明显增强时，试点之窗开启。不可预测之窗和可预测之窗都是政策之窗的表现形式，政策之窗启动时优先议题被提上议事日程。

（一）不可预测之窗开启

不可预测的试点之窗是试点决策者不能预测（Zahariadis，1996）、无法预期的变化，包括偶然事件、上位政策调整和上级指令等。此类事件"可遇不可求"，因此决策者需准备好试点议题，随时准备启动。①偶然事件。偶然事件如公共卫生事件发生后，对其有管理职能、救援职责的政府部门决策者若工作未达到领导者及社会公众的预期，将面临很大的政治压力。同时决策者获得了改进此项工作的绝好时机，如上级关注，公众和舆论支持，资金、政策等资源投入。决策者可将已经准备好的与此事件相关的优先议题提上决策议程，寻求资源投入，启动试点。②上位政策调整。政策既有稳定性又有变动性，特别是涉及体制机制、人事制度、财政制度等方面的政策是备选议题启动试点的关键。当涉及备选议题的上位政策发生调整时，依此启动试点。③上级指令。上级指令主要指上级部门的正式指令，如文件、通知、会议部署、工作谈话等。

当上级决策者更换或决策者工作认知发生变化时，通常会发出新的指令，此时可启动相应试点。

（二）可预测之窗开启

决策者预测到事件的发生，或主动采取直接或间接方式促使事件发生，从而成为政策之窗。①人大代表议案和政协委员提案。近年来人大代表代表人民行使权力以及政协委员参政议政逐渐从重形式向重实质转变，发挥作用愈发明显，决策者可借助人大、政协的作用，由其提出问题和建议，从而触发试点。人大代表联名议案和政协委员联名提案更有可能触发试点，其被列为重点议题后，会由对应政府主要领导进行答复，触发力度更强。②政府承诺事项。近年来很多城市建立了由市长年初决定本年度民生项目并全力保障实现的市办实事制度，这也是可预测的政策窗口。决策者可事前准备好优先议题及试点方案，与负责市办实事的上级决策者进行有效沟通，将其列入政府承诺事项中，如此有关部门会全力支持此项试点。③学者上书。实践中学者就某些问题向决策者上书，同时决策者可以利用学者的第三方角色提出既定的问题，引导社会舆论，增强民众对试点的认同，实现对试点的共同认知，从而启动试点。

试点之窗只有短暂的开启期，随着偶然事件影响力弱化，试点议题在既定时间内未获得上级认可，人大代表议案和政协委员提案被有关部门空转，专家上书未达到预期效果等，试点之窗旋即关上，决策者则失去此次启动试点的机会，再次获得时机需要长时间等待。因此，当试点之窗开启时，决策者要集中尽量多的资源，运用此次时机促使议题建立并启动试点。

四　总体目标定位

试点议题的总体目标决定其具体目标指标设定、方案设计、试点单位选择等。总体目标定位是重要的决策过程，关系到试点能否取得成功，试点投入的政策资源、行政资源、人力资源以及经济资源能否获得回报。因此，对总体目标应采取科学的评价方法。

（一）目标评价方法

根据前文的研究成果，可从政策工具模糊性和政策兼容性两个维度设定评价标准。政策工具模糊性可细化为政策实施的风险可控性、试点路径的清晰度、试点目标实现的可预期性；政策兼容性可细化为试点实施单位对试点的需求强度、政策对象与政策的兼容性、试点与既有政策系统的协调性（见表 9－3）。邀请 7～9 位试点经验丰富的专家进行评分，其组成为：试点决策者、多次主持或参与试点的政府决策者和指导评估试点的专家、潜在的试点实施人员。可采用公开讨论后评分或直接匿名评分的办法，确保评分是专家的真实意思表示。在评价标准两个维度内，任何一项评价内容明显不足都将导致该维度的政策含义总体水平低，进而影响目标定位，因此采用加权平均数的数据处理方法，即单项评分低会明显拉低总体评分。此举可避免某项的低分评价被其他高分评价掩盖，导致决策失误的情况。为提高专家评价能力和准确度，政府可建立试点数据库，将既往试点案例的资料和数据统一管理，专家在评分时可参考既往试点的评分。

表 9－3　试点目标评价标准

评价维度	评价标准
政策工具模糊性	政策实施的风险可控性
	试点路径的清晰度
	试点目标实现的可预期性
政策兼容性	试点实施单位对试点的需求强度
	政策对象与政策的兼容性
	试点与既有政策系统的协调性

（二）试点策略选择

针对某项试点议题，依据专家赋分加权平均后的得分对政策工具模糊性和政策兼容性进行定性评价，决策者可以在 7～8 分的范围设定标准值，超过该值则定义为政策工具模糊性弱、政策兼容性强，低于该值则定义为政策工具模糊性强、政策兼容性弱。根据前文的研究成果，将评价结果与试点策略对应，形成四种不同目标定位的试点策略。①探索型试点。目标为：通过循序渐进的探索，摸清全域改革的路径，探索试点导致风险程度，观察预期目标能否实现，观察试点实施单位对试点的需求和接纳程度，观察试点实施对象对试点的接纳程度，研究试点与目前政策系统的协调程度。②验证型试点。目标为：通过对已有的试点方案和路径进行验证，证明试点的可行性以及与目前政策系统的协调相容性，进而提高潜在试点实施主体和试点对象对试点的接纳度，使各方逐步形成共识。③比较型试点。目标为：通过试点多种方案或在多个地区试点尽快摸清改革路径，降低试点实施的风险，提高试点目标的可预期性。④推广型试点。目标为：对于方案可操作性强、风险可控、目标可预期且接纳度高的试点，尽快推广，此类型实为政策快速扩散过程。四种类型的试点并非完全独立，大多试点议题因其复杂性和模糊性的特点，经历了从探索型试点到比较型试点和验证型试点，再到推广型试点的过程。此过程并非线性关系，实践中会根据试点进程和环境变化而跨越某些类型或发生反复。

五　试点目标和方案设计

（一）试点目标设计

政策试点应根据实践设定单一目标或多元目标。探索型试点、比较型试点更适合设定单一目标。目标单一时试点更加聚焦，任务更明确，可避免多目标时发生目标替代现象，即忽略原本要实现的目标，而更多关注容易测量的、显性的目标，或是将手段作为目标，导致偏离组织最初目标（刘焕等，2016）。探索型试点政策执行更具有模糊性特点，若试点目标多元，试点单位在试点过程中大多会选择"那些自以为最可能成功的，但却不一定是最需要的"试点任务（李允杰、邱昌泰，2008），将工作成果归集为某个目标，导致试点虚假繁荣（陈廷柱、肖乃涛，2020），因此单一目标设定更可取。比较型试点目的在于寻求试点路径，目标过多会导致路径有效性无法验证。验证型试点和推广型试点更适合设定多元目标。验证型试点目的在于通过验证试点的有效性得到各方认同，为全面推广做准备，而多元目标下的试点成功更有说服力。推广型试点是政策全域推开前的过渡，追求多个政策目标支撑下的整体政策效果，更适合设定多元目标。

试点目标要具有可测量性。目标清晰是试点得以有效执行的前提（吴怡频、陆简，2018），目标越清晰的政策试点越有可能成功并扩散开来（张克，2015）。决策者在试点之初就应以可测量性为目标设定原则，设定科学合理的测量标准、测量频度、测量方法等。测量标准要可量化，数据和信息要容易获得；测量频度要适度，对试点的重要节点都进行测量；测量方法要简便易行，要降低测量成本，通过信息化手段测量会明显提高试点实施单位对试点的配合度。另外，测量结果要确保精确，避免结果不精确误导试点评估，影响决策的情形；要以客观性测量为主，尽量避免主观性测量。可发挥专家作用，由专家参与目标设定，同时查阅既往试点案例，确定目标测量方案。

（二）试点方案设计

试点具有可执行性、内容合理是其成功执行的关键条件（陈季修主编，2011），一份适宜的实施方案能为试点实施者提供行动指南并清晰地划分试点发起者和实施者的权利和义务（吴怡频、陆简，2018）。试点方案设计至关重要，应根据不同试点目标设计试点方案（见表9－4）。①探索型试点的方案设计策略：目标导向下的自主摸索。由于探索型试点的路径清晰度、风险可控性以及目标实现的可预期性都较低，试点方案并非在试点之初就设计完成，而是具有很强的灵活性和创造性，鼓励试点单位探索试点路径，同时与执行缠绕在一起，形成"在执行中设计，以设计推动执行"的非线性模式（陈宇、孙枭坤，2020），即在试点执行过程中细化和完善方案，方案又为政策的进一步实施提供正确指引。②比较型试点的方案设计策略：规定动作加自选举措。比较型试点意在面临多种试点方案和路径探索最为有效的试点路径，或在同一试点方案下探索不同单位试点效果差异，进而获知试点成败的关键影响因素。因此，在设计此类试点的方案时，规定试点的目标原则、基本框架、主要内容、进度安排、保障措施、考核评估等，同时允许试点单位在试点大框架下自主采取部分措施。③验证型试点的方案设计策略：规规矩矩严格执行。验证型试点目的在于验证试点方案的可行性，因此应制定详尽的试点方案，除了目标原则、基本框架外，还要设计详细的试点内容、具体的实施步骤、明确的时间节点等。④推广型试点的方案设计策略：照单全收。推广型试点是在前三种试点成功的基础上进行全域推广的过程，因此应更加注重试验方案的配套性、整体性和协调性，从而更加有效地推进全域改革进程（黄秀兰，2000）。上述四种试点类型的方案设计各有不同，也有共同点，即都围绕如何促进试点成功，都以实践为根本遵循，都有动态调整机制，会根据试点进程不断修正不足。

表 9 - 4　不同类型试点方案设计策略

试点类型	试点方案设计策略	政策含义
探索型试点	目标导向下的自主摸索	试点发起者规定目标，不规定试点路径、政策细节
比较型试点	规定动作加自选举措	发起者规定试点的目标原则、基本框架、主要内容、进度安排、保障措施、考核评估等，同时允许试点单位在试点大框架下自主采取部分措施
验证型试点	规规矩矩严格执行	发起者制定详尽的试点方案，包括目标原则、基本框架、试点内容、具体的实施步骤、明确的时间节点等
推广型试点	照单全收	试点单位所有试点行为都由上级的试点方案规定

试点方案制定过程明显影响试点方案科学合理性。试点特别是探索型试点面临诸多模糊因素，在方案设计之初可委托智库对关键政策进行研究。委托研究时要做到以下几点。①写明研究需求。特别是模糊性强又影响试点效果的政策盲区、潜在试点实施单位存疑之处，研究需求越明确，成果的贡献性越大。②科学评价智库。若采用竞标方式则需科学设计评价标准，评价标准可包括：既往业绩，特别是同类研究成果，对其成果着重考察对实践的指导效果；研究团队构成，课题负责人和业务骨干都应受到关注，避免出现课题负责人凭借威望获得课题然后交由水平不足人员研究的情形；对该课题的前期积累，重点是理论和实践的结合，避免出现研究成果"中看不中用"的情形。③有效管控研究过程和结果。智库承接课题时由团队全体成员进行研究承诺，通过声誉机制激励研究人员有效工作；严格考核标准，进行过程考核的同时更加注重成果对实践的指导效果，尽管课题经费需及时给付，但可通过试点之后的表彰等方式进行长效激励。委托智库研究的同时，决策者应与基层深入互动，采用实地调研、座谈会、非正式沟通等形式与潜在试点单位、前期开展探索实践的基层单位、政策对象、政策相关人员进行深入交流，研究试点议题的可行性、风险可控性等。实地调研、座谈会等应注重实效，避免

形式主义走过场。在方案设计的全过程都贯穿上述互动。

　　方案设计通常由负有职责的决策者草拟初稿，相关部门决策者会签然后发布。根据萨巴蒂尔的倡议联盟理论，深层核心很难改变，政策核心较难改变（Sabatier and Jenkins-Smith，1993），而试点试图变革的大多是政策核心，因此模糊性强的试点议题往往在部门间较难达成一致。参与决策的同级部门越多，共识越难达成，利益冲突的部门可能在政策制定过程中讨价还价，导致政策方案模糊和笼统，可操作性较低，执行难度较大，影响政策结果和质量。因此，部门间的政策导向学习尤为重要，可多次召开协调部门不同层级人员如工作人员、中层领导者、部门领导者的协调会，会签部门也应征求专家、智库意见。经过多轮协商，对技术性条款相互让步，达成一致。对难以协商一致的核心条款可报共同上级决策。上级部门有时会决策，有时会压而不定等待合适时机决策，或退回并要求进一步协商。决策者也可采用以退为进的策略遵从对方意见，通过评估试点效果改变会签部门决策者的信念体系，进而推进下一步试点。

六　试点单位选取

（一）试点单位的代表性

　　试点单位是否具有代表性是试点能否在全域推广的决定性因素。既往案例显示，如果试点经验具有强烈的地域属性，便不具有复制推广可能性（张克，2019）。因此，中央为筛选出最佳政策工具都会选取有代表性的地方作为政策试点单位并给予支持（Zhu，2013）。试点单位代表性的含义是在试点议题方面试点单位特征与总体特征的一致性，如果试点议题经试点单位实施取得成功，则在总体中其他个体试点也会取得成功，即建立起特征导致试点成败的因果关系。参照文献和访谈数据，决策者可重点考虑如下因素。①地域因素。社会环境、政府文化、民众观念等有明显的地域特征，中国地域广阔，同一议题在不同地域的政策效果可能差距明显。决策者可尽量加大地域跨度，从国家东中西部、南方和北方选取试点单位是既往中央发起试点时针对地域因素的设计方案。②城乡因素。尽管政府在积极推进城乡融合，实现公共服务均等化，但中国目前还是城乡二元管理体制和运行逻辑，城乡间在经济、文化、社会等方面有明显差别，在实施政策试点时可分别从城市、城乡接合部、农村选取试点单位。③经济因素，主要是政府财力和社会收入水平。在选择试点单位时可将政府财政收入、人均财政收入、社会平均工资等作为经济因素的参数，选取不同情形的地区。④城市规模。不同规模城市的资源动员能力、社会运行机制等有明显区别，拟全国推广的试点要选取大中小型不同规模的城市开展试点。⑤试点实施者和政策对象特征。上文所述的因素是通常情形下应考虑的因素，而试点实施者和试点对象特征则是每个试点应给予分析的特异性因素。今后，也可依据大样本和相关理论建立模型库，对既往试点进行数据分类，精准提炼影响因素，找出试点因素和结果的逻辑关系，科学指导试点。

试点不同类型以及不同阶段对代表性的要求不同。探索型试点意在面对复杂情形探究如何设计政策工具，所以应尽量选取行政执行力强、政策资源丰富、政府财力强的单位进行试点，以提高试点成功率，同时兼顾代表性，避免出现"盆景试点"的现象，失去试点的意义。试点成功也将引致相关部门以及其他地区政策导向学习，改变其信念体系，从而推动试点推广。对其他三种类型的试点来说，以试点单位的代表性为主要选择标准（刘军强等，2018）。验证型试点在于通过试点的成功提高试点接纳度使各方形成共识，如果代表性不足会引起质疑。比较型试点意在通过实践探清何种情形的试点能取得成功，因此每种试点类型应有高强度的代表性。推广型试点是政策兼容性高、政策工具模糊性低时采取的措施，是政策扩散过程，代表性已是题中应有之义。

（二）不同类型的试点单位选取

根据上级部门推动力度和下级单位竞争强度，试点单位选取可以分为争取、指定、追认（周望，2013a）等三种机制。每种选取机制都有其优缺点，争取的试点单位有积极性，更容易成功，但经验特殊性有余、普适性不足，推广效果值得商榷。追认模式基于内在改革动力，信度较高，但面对复杂社会议题，缺乏政策和资金支持较难成功。指定模式的外部效度较高，但是存在试点单位积极性不足的情况。应综合各种模式的特点，对不同试点类型采用不同的选取策略（见表9-5）。①探索型试点：竞赛辅以追认。探索型试点面临强模糊性，试点单位的积极性尤为重要，因此采用竞争性申报的方式筛选出意愿强烈的单位，决策者也要做好试点的准入管理，基于申请单位竞争表现进行筛选，真正实现为试点单位提供预先行为激励的效果（朱旭峰、张超，2020）。既要防止有些单位为了经费和"帽子"盲目争取试点（姚连营，2019），又要避免出现"盆景试点"的现象（朱旭峰、张超，2020）。同时，允许其他单位自主开展试点，但不给予资金、政策等资源配给，通过与授权试点单位比较，可分析资金、政策等在试点中的效应。②比较型试点：竞赛为主、指定为补充。由决策者和社会实验方法专家参照代表性影响因素，确定该试点议题的影响因素，据此对符合试点条件的单位进行分组。优先采用申请审批方式确定试点单位，确保每个组和方案都有试点单位执行试点，空缺的由决策者指定试点单位承接。条件允许时每种类型不少于2个试点单位，以进行平行和对照研究，降低选择性偏误对试点效果的影响（刘军强等，2018）。③验证型试点：随机选取。按照比较型试点对单位进行分组，运用分层抽样的方法从每组中随机选取一定数量的单位开展试点。随机选取是试点起到验证作用的关键。④推广型试点：竞赛指定兼有。推广型试点实为通过逐步试点的方式实现政策扩散，在此过程中既要发挥下级单位的积极性，又要面对推行中的阻力采取强制性的手段。因此，对申请试点的单位予以鼓励，同时根据计划指定其他单位一并开展试点。此外，建立试点单位登记备案制度，在选取试点单位时要事先查询登记备案数据库，同一单位不得同时承担多项试点工作（刘军强等，2018）。

表 9-5 不同试点类型的试点单位选取策略

试点类型	试点单位选取策略	政策含义
探索型试点	竞赛辅以追认	主要基于申请单位竞争表现进行筛选，同时允许其他单位自主试点，但不给予资金、政策等资源配给
比较型试点	竞赛为主、指定为补充	根据社会实验方法分组，审核提交申请的试点单位时与分组对应，空缺的进行指定
验证型试点	随机选取	根据社会实验方法分组，运用分层抽样从每组中随机选取试点单位
推广型试点	竞赛指定兼有	鼓励下级单位申请试点，同时根据计划指定其他单位一并试点

（三）试点单位数量确定

试点单位数量和规模是启动试点的重要内容，在确定特定试点议题的试点单位数量时应综合考虑如下因素。①统计学要求。统计学对样本数量如何设置才有较好的代表性有明确要求，其受到抽样误差、置信区间等变量影响。在选择时应避免选择性偏误，即比较的对象在某些方面存在显著的不同，这些不同会干扰解释变量和结果变量的关系（刘军强等，2018）。要研究主动申报的试点单位和其他单位在解释变量方面的异同以及对结果变量的影响。②不同试点类型对试点数量的内在要求。探索型试点因为路径不明、风险不可控等，以选取少量单位为宜；比较型试点意在探究不同政策工具的有效性，较之探索型试点可适量增加试点单位数量；验证型试点意在观测试点的可复制性和可推广性，适合较多的试点单位；而推广型试点意在政策扩散，应能试尽试，安排尽量多的试点单位。③决策者对政策创新和扩散速度的要求。若决策者对尽快推动政策创新和扩散的意愿强烈，可增加试点数量，从而更多地获知试点的实践反馈。因此，决策者需综合上述三方面因素，科学设置试点单位数量，积极稳妥有序地推进试点工作。

试点方案设计完成、试点实施单位确定后，可直接开始试点，亦可举行启动仪式，增加实施单位的工作积极性。如下措施可增强试点的推进力度。①邀请双方领导出席启动仪式。领导出席增加了试点单位的工作动力，起到试点单位公开承诺的作用，即试点单位领导对试点单位今后的工作进行背书。②签署任务书。试点决策者和实施者就试点议题签署任务书，明确规定双方权利和义务、责任和奖惩，增强试点的约束性。③召开发布会。其作用有：向社会公布试点议题，引导政策对象支持试点；引致其他单位关注试点，发挥政策导向学习的作用；通过公众监督进一步增强对试点单位的约束。此外，在试点启动前对试点目标进行基线测量，便于日后评估。

第二节　试点实施

一　试点过程控制策略选择

做好试点过程控制是实现试点目标和使命的重要保证。试点过程控制亦可理解为发起者主导性与实施者自主性如何结合。全程全面全方位控制和完全放任是试点发起者对实施者控制强度的两个极点，发起者应在两个极点间选择合适的点位，即控制方式。控制强度高可称为刚性控制，其中强度偏高称为弱刚性，强度很高称为强刚性；控制强度低可称为柔性控制。控制方式应与试点目标以及试点类型相一致（见表9-6）。①探索型试点：柔性控制。在此阶段试点发起者对如何设计政策方案较为模糊，对实践细节掌握不充分，实施者需要"摸着石头过河"，若管控过多可能引致试点单位依赖情绪，导致其改革主动性和积极性减弱。应给试点单位较大的空间，依靠其主动探索，对其采取的改革举措采用备案制而非审核制，尽量减少管理型监督，避免下级对试点歪曲执行（白桂花、朱旭峰，2020）。试点发起者主要职责是为其提供政策、资金、专家等资源支持。②比较型试点：弱刚性控制。在此阶段试点发起者对试点改革有了一定的认知，但不同试点路径孰优孰劣尚无定论，试点能否在全域推广尚不确定，因此试点单位需严格围绕待厘清的试点模式、方案、路径开展试点，亦可在试点方案外自主创新和探索。试点发起者主要职责是监督试点单位执行试点方案，对其自主试点内容进行备案、减少干预，同时提供政策、资金、专家等资源支持。③验证型试点：强刚性控制。验证试点方案和路径的有效性和可推广性是此类试点的使命，因此试点单位应严格按照试点方案执行。试点发起者主要职责是全方位监督试点单位执行方案情况，同时提供政策、资金、专家等资源支持。④推广型试点：强刚性控制。此时试点路径已经清晰，下级单位只需严格按照试点方案实施即可，试点发起者可比照正式科层体制下政策议题自上而下扩散模式推广试点，对下级单位明确任务和进度，严格管理。

表9-6　不同类型试点过程控制策略

试点类型	控制策略	政策含义
探索型试点	柔性控制	上级提出试点目标，鼓励下级探索，对下级进行备案管理，提供政策、资金、专家等资源支持；下级自主探索
比较型试点	弱刚性控制	上级确定试点方案，允许下级自主探索，提供政策、资金、专家等资源支持；下级严格执行，同时自主探索

试点类型	控制策略	政策含义
验证型试点	强刚性控制	上级确定试点方案及细节，全面管控试点过程，提供政策、资金、专家等资源支持；下级严格执行
推广型试点	强刚性控制	上级确定试点方案及细节，全面管控试点过程；下级严格执行

二　政策工具

（一）资金支持

试点这一政策工具的使命在于通过探索新的制度、政策工具等，改革既有的制度缺陷，实现组织目标和使命。研究发现，资金因素对政治领域、经济领域的改革试点成效影响不显著，但对社会文化领域和生态领域的改革试点成效影响显著，资金不仅是试点运行的物质保障，而且对试点实施者的意愿和行为产生重要影响（吴怡频、陆简，2018），因此，应根据议题属性科学运用资金配置方式。在资金因素影响显著的政策领域，要确定以下三点。①确保资金按时足额配置到位。避免出现"中央请客、地方买单"的情形，导致试点实施者消极延搁或变通应对试点任务。同时甄别单纯为了获取资金的假试点。有的下级单位将试点任务作为获取资金的途径，当资金配给不足时或已经获得资金后，消极推进试点，延误试点时机。试点发起者应在试点前加强评估和甄别，建立启动后的退出机制。②资金额度标准。投入资金额应科学测算，避免试点实施者投入大量资金打造试点"盆景"（姚连营，2019），但后续资金不足或试点推广时其他单位资金不足会导致可复制性低，失去试点意义。可对被选定的试点实施者进行分组，各组给予不同资金投入标准，组内相同标准，从而为评估资金在试点中的效应提供研究数据。③资金给付方式。主要有启动时发放和试点结束后奖补两种方式。前一种方式有利于尽快发起和推进试点，后一种方式能将单纯为了获取资金的假试点甄别出来。

（二）政策支持

政策障碍是实现试点目标的拦路虎，在试点之初应深入调研，梳理影响试点进程的政策障碍，给予试点单位充分的政策支持。在实践中，试点往往突破现有法律规定，需要处理好政策支持与遵守法律的关系，通过合法途径对政策予以授权（张克，2019）。此外，要分析特定议题政策授权的有效性，既往经验表明政策授权不是实现政策目标的主要因素（黄秀兰，2000），如果试点仅依靠特殊政策支持，则可能难以充分发挥试点单位主动性和内在优势。

（三）加强引导和学习

萨巴蒂尔（2004）认为，具有不同信念体系的人在开放的语言环境下，相互交流，表达观点，论证自己的主张，经过争辩，参与者信念体系的政策核心和次要方面可能发生变化。因此，试点发起者可以通过座谈会、经验交流会、专家指导、舆论等方式引导试点参与者认同试点目标，共同推进试点。可采取如下措施加强对试点单位的引导。①选派专家全程参与试点。发挥专家在理论引领、各地经验总结方面的优势，同时保护实施单位试点积极性，避免上下级张力过大。②组织到试点先进单位召开现场会和进行调研。可要求试点单位分管领导参加，由试点实施者交流经验、实地观摩，起到模范引领作用。③加强信息披露，主动公开试点方案、实施过程、有关数据等，发挥媒体、公众、第三方专家的监督作用。

三　试点单位机制保障

（一）嵌套解套机制

不同类型试点的运行机制不同，如验证型试点的逻辑核心是验证，比较型试点的逻辑核心是通过比较进行探究，推广型试点的逻辑核心是政策扩散，而探索型试点的逻辑核心是在模糊情形下通过下级的自主探索探究政策改革路径，降低风险，即发起者将风险转移给试点单位，此时如果试点单位在本领域、本区域内一举改革，则可能导致极高风险，给正常工作造成不可逆的损失。对此，试点单位会在试点区域内部选取局部地区进行试点，形成试点当中有试点的嵌套模式，该模式在减少政策模糊带来的政策执行风险的同时，还可增强执行主体创新性执行政策的积极性，弱化和钝化政策执行的阻力（陈宇、孙枭坤，2020）。发起试点和实施试点的单位行政级别越高，覆盖面越广，嵌套的层级会越多。实践中，探索型试点应更多地采用多重嵌套的方法进行试点。但此情境下的试点推广将受到质疑，因此试点取得成效后应及时解套。在时间充分的条件下，解套应自下而上逐级进行，这样可降低改革的风险和不确定性。

（二）　双轨互补机制

中国行政体制具有科层体制特征，清晰性是其运行的前提条件，在科层体制下，问题转化为政策议题并得以解决，行政管理体系以及社会网络对政策可预期。而试点议题的产生和存在主要基于政策模糊性，如目标模糊、对象模糊、工具模糊、评价模糊等，既有的科层体制与具有模糊性特征的试点议题产生很强的张力，若按照常规政策议题的解决路径和工作流程，将无法处置试点议题，推进试点工作。由此形成了常规执行机制与非常规执行机制双轨并行的执行保障机制，常规执行机制是推进政策执行的重要制度保障，也是非常规执行机制发挥作用的基础（陈宇、孙枭坤，2020）。

在试点过程中，应发挥两种机制各自优势，使其相互补位，随着试点进展逐步降低模糊性，最终成为清晰的政策而纳入常规执行机制。①激发试点单位主动性。试点议题产生于政策模糊情境下的"行政发包"制，特别是在探索型试点中，应充分发挥试点单位的主动性和积极性。优化干部激励机制，通过晋升、表彰、正面批示、经验推广等手段引导试点单位执行者推进试点取得成效。建立健全容错机制，对积极改革、勇于探索但工作失误的情形不予追究。②在科层制下嵌入非常规执行机制。建立扁平化、综合性执行组织，试点单位应成立试点领导机构，由高级别领导者任组长，相关部门领导者任成员，同时成立主要部门业务骨干组成的执行机构。领导机构和执行机构应定期召开会议，畅通信息交流渠道，协调工作障碍，同时建立会议议定事项跟踪落实机制。

四　试点评估

试点评估是试点参与者特别是发起者获知试点成败和进展的主要途径，科学规范全面地评估试点全过程对做出修正、调整、补充、推广或终止试点的决策有重要意义。

（一）评估主体

试点过程中，试点发起者、实施者、专家、民众等作为试点的不同角色都应参与到评估中。①试点发起者直接评估。可采取调研、督导检查、听取汇报、审阅汇报材料和由实施者上报数据等方式获取数据和信息。②发起者委托专家评估。专家包括高校、政府属研究机构、第三方等的专家，也包括有试点经验的专家型领导者。采用的方式有实地查验、查阅资料、听取报告、双向沟通等，绩效报告双向匿名评审作为欧盟试验主义治理的成熟做法可尝试使用。试点参与者特别是发起者应避免对专家评估产生影响，以保持评估的中立性。③试点实施者自我评估。实施者对试点过程最为了解，应将试点过程、成效和不足认真评估。④民众提供评估意见。民众参与到评估中，能更加真实全面地反映试点真实情况，可借助新媒体等方式接纳网民、政策对象等参与评估。互联网全网数据获取技术已逐渐成熟，重大政策的网民态度倾向性分析、重大政策的网民核心观点和政策诉求自动识别（魏航等，2016）等对受众人数多的试点评估有积极作用，但大数据技术应用于公共政策评估可能还面临数据失真、数据主权壁垒和过度拟合等突出难题（陈家刚，2019）。

（二）评估方法

目标实现程度是试点评估的第一要义，同时应识别并协调试点中利益相关者的诉求和主张以优化试点。可综合运用理性主义和建构主义的评估理念（鄢益奋，2019）进行评估，既要开展规范分析又要开展实证分析（彭忠益、石玉，2019），既要有定量研究又要有定性研究（宁骚主编，2003）。可借鉴吸收国外主流的政策评估方法——社会实验方法，如随机对照实验、双重差分法、回归间断设计方法、工具变量方法（李帆等，2018）等，通过分离政策效果的方式如建立应用离散选择模型（陈宇、闫倩倩，2019）等对政策进行评估。评估过程中要关注如下问题。①兼顾正向型评价和反向型评价（陈廷柱、肖乃涛，2020）。一方面要考察试点后的进步与成就，另一方面要基于完善试点方案的考量分析试点目标完成现状与目标之间的差距。②试点启动及全过程翔实刻画试点全貌。应做好基线调查，真实记录尝试与探索的全过程，为评估提供素材。③努力营造较为"纯净"的试点实施环境。确保试点成效归因于试点政策工具而非来自试点单位内部（刘军强等，2018）。在评估时尽量避免选择性偏误、信息性偏误及混杂偏误等。

（三）评估内容

从多维度对试点全过程进行全面科学的评估是试点推广的关键环节，试点评估与公共政策评估有许多相通之处，也有自身特色，其不仅要注重试点成功经验的总结和推广，也要注重对试点失败原因的分析（刘军强等，2018）。可从技术可行性、政治可行性、经济和财政可行性及行政可操作性（帕顿、沙维奇，2001）等维度评价试点的效果、效率、充足性、公平性、回应性、适宜性（邓恩，2002）以及可扩散性。具体而言，评估可从试点前、试点中和试点后三个时机介入：试点前评估主要内容为试点可行性，包括试点目标设立、方案设计和试点单位等；试点中评估即在试点过程中开展的评估，可在试点阶段性工作结束后或一定时间段如半年、全年进行评估，其目的是总结成效，使模糊的政策清晰化，优化政策中的不足，纠正试点中的跑偏现象；试点后评估则是试点结束后对试点进行的全面总结和评价，其目的是为决策者提供参考，辅助其做出政策扩散、继续试点、终止试点等决策。本研究借鉴既有研究成果（宋健峰、袁汝华，2006；和经纬，2008；赵莉晓，2014），从试点目标方案、试点实施和试点绩效等三个维度设定试点评估指标体系（见表9-7）。

表9-7　试点评估指标体系

评估维度	一级指标	二级指标	含义	评估方法
试点目标方案	目标设定	与问题相关性	试点目标完成对解决该问题的贡献度	规范研究，进行价值评估；实证研究，以定性研究为主
		可行性	试点目标在价值、政治、行政、经济与财政、技术等方面的可行性	定性研究辅以定量研究
		可测量性	目标是否明确、具体、容易产生歧义，技术目标是否被量化、容易获得	定量研究为主，进行技术评估
		风险性评估	对试点议题进行"收益—风险"评估	定量研究辅以定性研究

续表

评估维度	一级指标	二级指标	含义	评估方法
试点目标方案	方案设计	与目标相关性	若方案得以实施对目标实现的贡献度	定量研究为主，进行技术评估
		可行性	方案在价值、政治、行政、经济与财政等方面的可行性	定性研究辅以定量研究；规范研究
		与政策系统协调性	政策工具适宜性、与其他政策的协调性	定性研究辅以定量研究；规范研究
		预期效果和影响	方案对目标群体、社会网络的收益和损失的影响	定性研究辅以定量研究；规范研究
		形式合法性	试点方案从模糊到清晰并逐步细化的过程是否经过科学决策程序，与理论、实践的呼应性	定性研究辅以定量研究
		合规性审查	重大改革试点方案与现行法律法规是否违背	规范研究
试点实施	执行过程	执行过程科学合规	试点执行过程是否经过科学决策程序，与实践的呼应性	定性研究辅以定量研究
	执行对象	试点对象认同度	试点对象对试点认同、理解、支持的程度以及有关反馈	定性研究与定量研究相结合
	执行主体	执行能力	成立扁平化小组推进试点的能力，包括专业知识、风险防范和化解、统筹协调、奋斗精神等	规范研究、定性研究
		系统性	试点各要素间是否建立有效配合机制，如推进机制、信息传递机制、监督机制、反馈机制等	规范研究、定性研究
试点绩效	目标实现	技术目标实现情况	试点是否达到预设的技术目标	实证研究方法，如准实验研究
		政策目标实现情况	试点是否达到预设的政策目标，试点议题是否解决了问题。考虑多元群体的利益诉求	实证研究方法，如准实验研究

评估维度	一级指标	二级指标	含义	评估方法
试点绩效	目标实现	效率分析	政策、资金、行政资源、社会资源等投入产出分析	规范研究；定量研究与定性研究相结合
	试点扩散	试点方案	试点方案设计的适宜性，经验和教训总结，如何完善方案	统计分析和逻辑分析
		扩散性	将试点模式在其他单位推广的可行性、难度、进度等	逻辑分析和理论分析

第三节　试点推广

试点推广属于政策扩散范畴，是我国最为典型和普遍的政策扩散形式（冯锋、周霞，2018）。本书从试点发起者目标角度对试点推广进行界定，即试点议题的政策方案已经基本清晰，主要参与者、利益相关者基本认同后，试点发起者进行的大范围的政策扩散。政策议题的凸显性和模糊性是影响决策者推广模式选择的重要因素，决策者选定推广模式后采取适宜举措实施推广。

一　推广模式选择

（一）复制强推模式

行政指令是常见的政策干预手段，自上而下的行政指令的下达和贯彻执行对政策试点扩散有重要作用（李欢欢、顾丽梅，2020）。复制强推情境下，政策试点推广者对政策议题如何设计有较为清晰的认知，感受到的上级压力和社会压力较大，推广中可采取如下举措：①强行政指令（冯锋、周霞，2018）方式，如"依照执行"；②将政策方案以正式文件方式印发至实施单位，明确规定目标任务、实施内容、责任单位、时间节点、保障措施、责任落实等，从而将试点任务嵌入实施单位的政策推广中；③通过向实施单位派驻观察员、联系人、指导专家等形式直接介入政策推广（王浦劬、赖先进，2013）；④将前期试点成功的单位作为标杆，采用召开现场会、经验交流、进行培训等方式要求各地向试点单位学习，请高层领导甚至国家领导人到试点成功单位视察和调研发挥垂范作用。实施单位应根据上级实施方案逐行政层级制定本级的实施方案，如国家卫健委就全科医生执业方式进行试点，确定武汉市为试点单位，因社区医生归属区县卫健局管理，则武汉市及其下属区县都应结合本区域实际制定实施方案。在严格执行推广方案的同时，实施者可根据本地实际，在方案的授权空间内进行实施细节的微调，但不得与上级方案的目标、制度框架、时间进度等相冲突。

（二）立项深推模式

在此情境下，政策试点推广者对议题的制度框架如何设计有较为清晰的认知，但部分制度较为模糊，尚有社会问题未进行试点；感受到的上级压力和社会压力较大。推广者可采取如下举措。①对已经明晰的政策设计采取强行政指令方式，要求下级必须严格执行；对模糊性较强的制度设计采取弱行政指令方式，给予下级探索空间，实施单位在落实强指令要求的同时，与本地区实际及自身优势相结合细化方案。②以很强的推动力推进试点推广。采取的方式有制发文件，督促落实；召开工作会，进行经验交流；进行媒体宣传，传播工作信息；等等。③在推广过程中对复杂性、模糊性以及事关政策议题推广的子议题进行试点，通过试点形成成熟经验和做法后纳入推广方案中。立项深推时，应明晰顶层设计与实施主体间的权责边界，避免权责脱节、改革任务模糊化的情况。此外，上级对政策试点进行推广时，下级更可能耦合或依附于"合法性"制度环境，不再考虑自身能力和需求，而是成为模仿者和跟风者，在政策形式与创新力度上积极响应中央指令（林雪霏，2015），导致盲目的跟风和资源的浪费，因此上级在推广试点时应要求下级根据自身实际科学贯彻落实。

（三）立项缓推模式

在此情境下，政策试点推广者对议题如何设计有较清晰的认知，感受到的上级压力和社会压力较小。推广者可采取如下举措。①柔性推广，可提出导向性目标，较少提及测量性目标；推出宽泛的推广方案，较少涉及时间步骤；因上级压力较小，以鼓励各地推进为主，较少问责。

②缓慢推进。采取"小步慢挪"如制发文件、进一步试点、召开座谈会、进行调研等方式，缓慢推进试点。③增强受众兼容性，成功整合相关者利益的政策试点更容易得到推广和采纳（凡志强，2020），因此，设计方案时，在确保政策目标实现的前提下，尽量不损害实施者、其他参与者、实施对象的既有利益，特别是发挥关键作用的职能部门的利益。政策推广可分批进行，前期选择积极性高、需求迫切的单位先行推广，使实践与方案充分结合，进一步修正调适方案，从而使更多的实施单位取得成效和成功。待形成规模后会对实施单位形成较强的竞争压力，然后实现全域推广。

此外，应加强政策体系和管理机制兼容性。条块之间、条条之间有效的联系机制是当前中国政策推广的重要因素（吕芳，2019），条条块块冲突则提升了试点的复杂性和政策采纳风险（杨正喜、曲霞，2020），应建立权责清晰、协同推进的机制以消除条条之间、条块之间的冲突。政策推广特别是复杂政策推广大多需要多部门联合推进，在制定推广方案时就应充分沟通，明确各部门职责，明确每项任务的具体内容、牵头部门、参与部门，建立沟通协调机构，对政策推行中的问题及时商定，避免部门间推诿扯皮，切实增强改革的系统性、整体性、协同性。同时，做好推广政策的法律衔接，按照《立法法》、全国人大及其常委会授权改革试点的相关法律要求，消解推广政策与法律间的冲突和张力，确保推广的政策合法合规。

二　政策导向学习

萨巴蒂尔等认为，政策导向学习是由经验引发的思想和行为取向比较持久的变化（萨巴蒂尔、詹金斯－史密斯，2011）。各政策子系统特别是政策制定者和主要执行者为实现战略目标或诉求，努力掌握新信息，不断积累经验，导致参与者认识、想法、思想等发生变化，引致其目标、政策诉求、行为改变，最终导致新政策推广。当存在较低程度的冲突、问题可分析性强以及存在专业论坛时，更易发生政策导向学习。为使试点方案顺利推广，可采取以下举措。①组织实施单位主要执行者和参与者学习试点方案，重点学习方案的必要性和背景、目标如何定义和测量、方案如何设计、时间进度如何要求、配套政策、保障措施、有何责任、如何奖惩等，意在使实施单位充分理解政策方案，避免因理解不足而推广受阻的情形。②宣传推广试点单位经验做法。通过经验宣讲、实地考察、召开现场会、印发先进经验材料等方式，使实施单位认同和接受新的政策。试点单位重点介绍如何开展试点工作、取得的实效、创设的突破性举措、风险如何管理、多方利益如何协调，特别是试点中发现的不足和教训对实施单位有重要的借鉴意义。试点过程中对潜在实施单位开放试点过程、数据等，对试点推广更加有益。同时，实施单位需谨慎比较自身与先行试点地区在资源、观念和沟通等方面的差异，设计适宜的改革方案（韩月，2019）。③政策推广过程中树立典型。贝瑞夫妇认为，某个地区的政策制定者审视邻近地区的政策决定时，会推动地区决策者采纳邻近地区的政策（Berry, F. S. and W. D. Berry, 2014）。政策推广者可采用定期通报的方式，通报实施单位的工作进度、先进单位的做法等，建立实施单位间的学习、竞争和模仿机制，如果将信息通报给实施单位的高层领导者效果会更明显。④引导公众参与。扩大公众参与对试点推广的社会参与度提升有积极意义，研究表明，社会舆论压力越强，政府的推力就越足（李欢欢、顾丽梅，2020），而且社会公众的广泛参与可增加其对试点推广的认知，增强实施单位的公信力，从而降低推广风险。因此，试点推广应由政府主导型逐渐转变为社会参与型，实施单位建立吸纳社会公众参与试点推广的制度通道，通过听证会、新闻发布会、公开征求意见、网络问政等形式，在政策推广全过程增加社会参与环节，增强公众对政策实施的支持以及幸福感。

三　全面评估与有效激励

（一）科学全面评估

科学全面评估是强行政指令发挥作用的保障措施，评估工作可将强行政指令执行情况进行量化，为下一步的督导、追责、奖励等提供依据，从而使强行政指令落到实处。为确保试点政策有效推广需进行评估，试点推广阶段和试点阶段的评估有相通之处亦有差异：试点评估重在通过规范和实证研究评价进而优化试点方案可行性，同时判断试点是否适合推广、何时推广、如何推广等；试点推广阶段的评估重在观测和评价实施单位是否按照政策方案实施，执行是否到位，实施效果如何及其原因。

从评估主体视角可将评估分为实施单位自评估和推广单位评估，两者皆可针对实施任务在推广前、推广中和推广后三个阶段进行评估。实施单位自评估重点评价如下内容。①推广前评估，评估针对政策目标和实施方案，包括政策关切问题的严重性、目标可行性及如何测量，方案在本区域的可行性、与既有政策系统协调性、风险可控性等，以及本层级制定的方案的可行性、系统协调性、风险性以及形式合法性。②推广过程评估，评估本层级制定的方案执行情况、执行主体的执行能力和系统性、执行过程形式合法性等。③推广绩效评估，包括阶段性评估和总结评估，主要评估技术目标和政策目标的实现情况、投入产出情况。通过上述评估，实施单位可清晰获知政策实施情况以及原因何在。推广单位则主要进行推广绩效评估，研判政策目标是否实现，存在问题及原因何在，是否需优化政策方案。两者评估时应根据评估内容采用规范研究或实证研究的方法，具体方法可参见试点评估指标体系。引入专家、第三方评估机构（张克，2019）对推广情况进行客观独立评价能够提升评估的科学性。

（二）建立和完善激励机制

解决问题的欲望是政策推广者推进政策扩散的强大动机（刘荣飞、刘金松，2020），优化激励机制则是激发实施者欲望的最主要途径，其与强行政指令、科学全面评估构成政策执行的闭环管理，环环相扣实现政策推广。从发挥作用的机制可将激励措施分为正激励措施和负激励措施。①正激励措施。可进一步分为个人激励和组织激励：个人激励方面，应激发实施单位主要领导的积极性，将推广任务的实施情况作为实施单位干部选拔任用的重要考核内容，对实施效果好的单位主要实施者进行表彰，邀请其在经验交流会上进行经验介绍；组织激励方面，可对其进行表彰，如召开现场会、高层领导调研等。②负激励措施。加强对推进较慢地区的督导，对主要执行者问责，督促其改变"不出事"的治理逻辑、"不作为"的行事风格（刘荣飞、刘金松，2020）。约谈是实践中应用广泛的负激励措施，其既具有较强的引导作用，又可以降低问责成本，能有效消解上下级间沟通张力。

同时，应建立容错机制。容错机制从激励效果视角分析属于正激励措施，但有其特殊性。对在政策推广中因经验不足、情况复杂出现负面效果的政策执行者要给予支持鼓励，对因触动既有利益格局而遭到诬告的决策者和执行者应及时澄清正名。应形成允许改革有失误，但不允许不改革的社会共识（张克，2019）。完善激励与约束机制能够调动各方在政策推广中的积极性、主动性和创造性，其与强行政指令有效配合能使试点政策以"爆炸"态势迅速在全域铺开（冯锋、周霞，2018）。

第四节　专家参与

在试点全过程中，由于政策方案的模糊性、试点过程的复杂性以及试点时间跨度大，仅依赖决策者难以对全程进行有效管理，需发挥专家在试点实施和推广中的积极作用。长期从事专业领域研究的专家对科学知识的掌握更有明显的优势，经科学选拔的专家成员更能充分获悉该专业领域的前沿知识、理论支持、发展前景等，视野更为开阔（张慧颖等，2015）。实践中专家有决策正当化、风险防御、利益平衡以及民主控权等功能（张忠，2013），但由于体制机制、社会分工等（张慧颖等，2015），专家和决策者在动机意愿、信息获取、行动逻辑等方面张力较大，实践中专家参与被形式化、荣誉化，其优势未能充分发挥出来。为实现政策推广的目标，应从制度和机制层面建立专家参与试点的新范式。

一　科学遴选专家

为充分发挥专家在试点中的作用，需科学遴选专家。专家可来源于现有资源，也可针对试点类政策议题建立专家库：建立满足试点要求的专家库，专家库成员应熟悉管理理论与实践、法律知识、行政体系运行规律和规则、试点规律和实践、试点议题的专业知识等。专家库成员可以是个人身份，如高校教授、第三方专家、政府属研究机构专家、有丰富经验的政府人员等，也可以是团体身份，如高校、社会智库等。也可充分发掘现有专家资源，如政府办、大学办和社会办智库等，对其内部专家不进行审核，而由单位对专家的能力、业绩和工作进行背书。

遴选专家应建立遴选标准和程序，克服主观性，避免人为干预。设定专家遴选标准，对专家从专业能力、业绩、职业精神等维度赋分（见

表9-8），赋分高的优先考虑，同时兼顾专业优势，确保上述每个维度都有专家被纳入。

表9-8　专家遴选标准

维度	细化标准	含义	评价方法
专业能力	管理理论与实践	对经典和前沿管理理论的熟悉程度、参与管理实践频率	研究成果实践案例
	法律知识	对国家法律体系知晓程度、对试点领域法规规章制度的熟悉程度	面对面沟通
	行政体系运行规律和规则	对我国政府的运行逻辑、议题领域政府运行规则的熟悉程度	研究成果面对面沟通
	试点规律和实践	对试点这一政策工具的认识程度、参加试点实践的频率和深度	研究成果面对面沟通
	试点议题的专业知识	对试点议题涉及的专业知识的熟悉程度	研究成果面对面沟通
业绩	专家参与试点业绩和其他政府治理、行政管理的业绩		实践案例
职业精神	专家参与试点的敬业精神、时间投入		既往案例

可采用三种专家选择方式：邀请方式，即参照既往试点和工作经历或经推荐邀请专家参与试点，在邀请前依据遴选标准进行评价，确保受邀专家符合要求；申请竞争方式，向潜在参与专家发出需求意向，对申请的专家进行评价，遴选合格专家；随机抽取方式，即从专家库里随机抽取专家。三种方式各有优势：邀请方式能够选取经实践检验对试点发挥积极作用的专家；申请竞争方式能极大调动专家参与试点的积极性；随机抽取方式能减少遴选的主观性，避免受决策者政策偏好的影响。

二　向专家开放试点全过程

为有效地将专家及其专业知识嵌入整体的试点过程中，而不仅仅是将其作为决策中的一个参考，决策者应把专家参与作为一个法定程序，建立开放渠道（姜晓萍、范逢春，2005），特别是针对决策咨询专家建立一套专门的决策信息开放渠道（肖滨、费久浩，2020），使专家参与到试点全过程。根据专家参与试点及推广的深度分为如下形式：将专家作为决策者之一，吸纳到领导小组或工作组中全程参与，其自动获取所有数据和信息；邀请专家参与方案制定、总结评估等特定环节，向其提供相关信息，主要方式有委托课题、购买服务、专家论证会等；向未受邀请参与到政策过程的专家提供其提出的数据和信息需求，为此决策者应依据政务公开条例主动公开相关信息和联络方式。三种开放形式中，第一种更能发挥专家作用，在互动合作的基础上实现议程设置的规范化和高效化（胡志强等，2018），将专家参与方式从决策与咨询逐渐转变为专家参与决策的新范式。无论何种开放形式，都需使专家对试点的背景和目的、决策者的需求、前期试点成果和不足、试点方案设计解读、进展各阶段的数据等有准确全面的认知，特别是能够获得第一手资料，能够与参与者进行无障碍访谈交流，只有这样，专家参与方能提高决策的科学性。

专家全程参与应注意几个问题。一是提前进行知识储备，针对试点中重要节点进行前瞻性研究、回顾性研究等，避免临时应对性研究，决策者应对专家的研究进行评价。二是对专家的作用应有理性定位和思考，试点改革从一定程度上讲是利益重新分配的过程（程佳旭等，2020），不应将试点的成败归因于专家的行为，更不能将专家虚化为决策者的代言人。三是努力将专家在参与之前的学术－科学话语转译为政策－行动话语（肖滨、费久浩，2020），为避免决策者和专家在两个话语体系里各说各话，专家应深入学习中国行政体制的特点，深入了解试点所处的社会网络，深入洞悉试点的规律性和实践特征。四是积极构建制度化的专家参与和表达机制，降低专家意见采纳的随机性，决策主体应对专家各种意思表达建立回应机制，专家的意思表达应全部回应，回应内容应包括采纳意见、原因和依据等。

三　建立激励机制

建立声誉激励机制。专家作为高级知识分子对声誉的重视程度较高，可通过设立专家承诺和声明制度等措施逐步建立声誉激励机制。承诺和声明内容可包括：业务能力声明，即专家认为以自身的业务知识和能力能够满足试点过程中决策者对其预期即提供实践过程中知识的需求；利

害关系声明，即专家与参与的试点工作以及主要的执行者之间不存在利
害关系（张忠，2013）；工作承诺，即专家需承诺在参与试点过程中会
尽自身所学和试点所需的时间、精力开展相关工作，推进试点。专家声
明应与评估、奖惩、责任追究等挂钩。

及时评估和动态管理。实施专家评估可有效调动专家积极性，提高
专家绩效，可从参与过程和绩效结果两个维度进行评估。参与过程评估
主要评估专家参与时间、参与工作量、提出的建议被采纳情况等；绩效
结果评估主要评估专家在试点及推广取得成效中的作用，以及对试点方
案及实施中的风险和问题的预判等。评估合格的专家可继续参与试点，
同时完善退出机制，评估不合格的及时退出，拨付资金予以追回。

建立责任追究机制。专家受到知识构成、风险规避、利益诱导等因
素的影响，在参与试点时有造成试点延迟或重大失误的风险，当专家明
晰其行为将受到追责时，会提高工作积极性。因此，在专家参与前签订
合同文件，对追责明确界定，可采用经济赔偿和处罚、要求公开道歉、
拉入黑名单、社会公示（钱再见、李金霞，2006）等措施。

第五节　试点实践的不足与建议

试点是中国政策实施的重要工具，在实践中发挥了积极作用，同时
也暴露出一些不足，包括试点作为政策工具的不足和试点参与者导致的
不足等。

一　政策试点作为政策工具的不足与建议

（一）试点周期长

试点周期长有两个原因。①试点过程复杂。触发阶段，需要试点议
案酝酿，议案确立，试点数量、承接组织以及试点方案确定。实施阶段
需要层层部署，组织实施，上级对试点方案进行解读，承接单位需要根
据上级文件制定自己的试点方案，很多试点又需要多部门会签，部门间
多次沟通才能形成一致意见，有的则需要高层领导者多次协调，上级也
会组织推进会、专项督导，调整试点方案等。试点结束时则会全面细致
地评估，总结经验和不足，完善政策。整个过程至少需要3年，很多重

大疑难政策调整则需要多轮试点，时间会更长。如城市公立医院改革经过四批次试点，长达 7 年时间才在全国推开。若政策制定时间要求紧，则会给试点决策者和实施者较大压力。②政策效果一段时间后方能显现。由于政策深嵌在庞杂的政策体系中，新政策与原有政策体系的互动效果需要一定的时间方能显现，同时有些政策效果有滞后性，短时间内难以全面展现出来。

对于比较紧迫的政策项目，可以运用技术手段缩短试点时间：试点前科学论证，提高试点方案合理性和适应性；增加试点单位数量，提高试点代表性；上级运用推进会、协调会、督导会等手段提高下级领导者重视程度，增强试点过程协调性；上下级领导干部加强政策导向学习。对于时间非常紧迫的政策项目，不适合使用试点这一政策工具，只能科学论证，并在实践中边推行边完善。

（二）试点方案与下级探索间的张力

试点方案可以为实施者提供蓝本、依据和统一框架，防止下级走偏和发散，以实现试点目标。若缺乏政策框架，不同的试点单位会呈现不同过程、不同方向，试点成功的影响因素也可能不同，如领导重视程度不同、突发事件、当地政府财政状况不同等，经验难以总结和推广，也就背离了试点的初衷，失去了试点的意义。试点方案在实现试点目的的同时，也限制了下级探索的空间和自主性。下级政府直接面对实践，深知问题所在和政策方法的优劣，能为上级政府完善和修改试点方案提供实践经验。明确、严格的试点方案会束缚下级发掘有效实现试点目的的政策方法。因此，上级政府在发起试点时需注意以下几个问题。①把握采用探索型试点和验证型试点的时机，即当对政策方向、框架、措施不明确时，进行探索型试点，激发下级积极性，探索出有效路径；当为了检验方案科学性、与既有行政体制的融合度以及统一不同部门领导干部信念体系时，宜采用验证型试点，对试点内容进行较为明确细致的规定。②界定下级自主探索的空间和权责关系。明确下级可以开展哪些类别、哪些性质的探索，加强信念体系深层核心的一致性学习。③及时提炼经验。下级自我提炼和上级帮助提炼相结合，通过提炼经验，提供政策参考，实现试点目标。

二　试点参与者试点方法运用的不足与建议

（一）开放性论坛作用发挥不足

试点引致政策创新的主要政策导向学习路径是实践学习，开放性论坛在中国政策试点实践中发展不足，原因有三。①试点事项相对封闭。包括试点文件不对外公开，只有参与试点的人员才能知晓试点过程、获取试点效果相关数据等，因此局外人难以参与进来。②政府领导干部对实践的接受程度远远高于理论。实践为准作为深层核心对政府领导干部影响较大，以至于影响其对理论的接受。③中国行政体制及文化影响。上级意志的特征在试点中表现明显，当不同部门意见有分歧时，更有可能谋求共同领导从中协调和决策，而非相互沟通达成共识。随着中国政治体制改革深化，决策机制会随之变化，试点事项公开度也会增强，因此，开放性论坛的作用将逐渐显现。政府领导干部在发起或参与试点时，应主动公开试点方案、实施过程、有关数据等；培养沟通交流的工作意识和素养；加强理论学习和应用，培育共同的话语体系。

（二）样本选择代表性差

试点单位充分代表总体，即具有样本代表性，是访谈中得到受访者一致认同的试点单位选择标准。试点单位的选择关系到政策在试点后能否有效推广。中央政府领导干部在选择试点单位时，首先考虑地域代表性，即东中西部、南方和北方；然后考虑城乡差异、政府财政情况；此外，还要考虑具体政策特点。这是较为稳定的政策代表性分类。但不同政策的分类依据有很大区别，如公务员职级制改革工作，影响因素可能跟地域、当地财政关系都不大，公务员的认知及政绩观可能是较为重要的影响因素。因此，需要对认知进行研究、分类，从而有效取样，确保试点的外部效度。下一步，也可依据大样本和相关理论建立模型库，对政策进行分类，归纳影响因素，为不同政策试点提供参考和借鉴。

三　试点参与者的不足与建议

（一）试点发起者动机偏移

试点能有效探索政策框架、路径等，检验新政策的科学性和适应性。

政府领导干部以此为目的开展试点时，会遵守试点规律和要求，试点也更能发挥其作为政策工具的作用。但在试点实践中，有的试点动机和目的并非探索和检验，而是证明试点方案的正确性，或者把试点仅作为必经程序而非政策工具，更有可能采取以下行为。①选择最能实现目的的组织承接试点，即样本缺乏代表性，导致政策在试点阶段取得较好效果，但全域推广时却出现很多问题。②试点过程中浮于形式走过场，对出现的问题视而不见，大事化小，小事化了。端正试点动机是上述问题的解决之道，加强领导干部教育，完善正负激励机制是引导和约束领导干部试点动机的方法。

（二）试点实施者的不足

报喜不报忧。试点单位承接试点后，负责的领导干部兼有动力和压力，若试点取得好的效果，会增进与上级组织良好交流，有利于今后获得更多机会和资源；自身能力也获得肯定，增加今后晋升机会；也会实现社会价值和自我价值。而试点失败则反之。面对如此情形，有的领导干部更多地报告成绩，较少报告问题，夸大成绩，弱化问题，导致上级对试点政策误判。而此情况成为常态后，上级会形成思维定式，即成效远没有呈现出来的那样好，导致试点在检验政策有效性和适宜性及通过实践统一不同领导干部思想等方面的作用逐渐减弱。科学的评估标准、严谨的评价过程、严格的追责机制是应对这一问题的有效方法。

假试点。有的组织并非真正对试点项目感兴趣，而是想获得试点荣誉称号和试点经费。当承接试点后发现没有经费，并且要配套投入，其试点积极性会降低，导致试点空转，最终延误政策出台时间。上级部门可加强试点前甄别和试点中追责。

（三）其他参与者作用未有效发挥

试点中，政府工作人员特别是领导者发挥支配性作用；专家很少主动参与其中，而是在政府需要的时候提供政策咨询和建议；舆论可能是试点触发的重要因素，但在试点启动后作用淡化，媒体更多地报道试点取得的成效，欠缺独立思考和发声能力。上级政府过强的话语权导致有的试点事项可能失去平衡，走向非理性，如上级为证明政策正确而试点，下级却报喜不报忧、假试点等。促进各种角色的参与者参与其中，是试点有序推进的有效手段。

四　基层创新的不足与建议

几乎所有试点方案都源于下级实践经验积累，只是依赖程度不同，因此，给予下级创新空间对新政策出台有很大意义。特别是最高领导者重视的下级自主创新，受到行业政策条条框框约束少，灵活性强，当处理好利益格局、决策科学合理时，会取得很好效果。但是，下级创新容易带有盲目性，容易被地方利益、长官意志影响，因此需要有制度保障，避免下级探索造成难以挽回的局面。

第六节　本章小结

试点的使命在于寻求解决政策议题的有效路径，一般会经过发起、实施和推广环节。试点应遵循实践为检验标准、因势利导，专家全过程参与、决策者和专家联动发力，实施全流程评估、及时总结经验的原则。试点发起阶段是试点议题酝酿到试点启动的时间段，在此阶段需遴选出优先试点议题，针对该议题储备试点知识，等待或创造时机触发试点。该时机称为试点之窗，试点之窗分为可预测之窗和不可预测之窗。试点启动时需明确目标定位，科学设计试点方案，选取试点单位。试点启动后进入实施环节，试点发起者运用资金、政策、专家等政策工具，采取适宜的管理策略推进试点。评估是试点前、中、后必不可少的环节，应扩大评估主体，规范评估方法，建立评估指标体系，从而进行科学评估。经评估可推广的试点可采取强行政指令的方式进行推广，同时授权下级因地制宜地选择执行策略，对推广结果及时评估并采取相应激励措施。此外，专家在试点中有重要作用，应科学遴选专家，向专家开放试点全过程，建立激励机制。

根据本章分析，形成以下命题。

命题十一（试点评估）：评估是试点前、中、后必不可少的环节，扩大评估主体、规范评估方法、建立评估指标体系、进行科学评估等是试点顺利实施和推广的重要政策工具。

命题十二（专家参与）：科学遴选专家，向专家开放试点全过程，建立专家评估、声誉激励和追责机制等，能够更好地发挥专家作用，推进试点实施和扩散。

第十章　总结与展望

本章意在总结第一章到第九章的研究成果，梳理政策试点机制（见图 10-1）；阐述本书在前人研究基础上拓展的研究发现；评析政策试点实践中的不足并提出政策建议；分析本研究不足，提出今后研究方向。

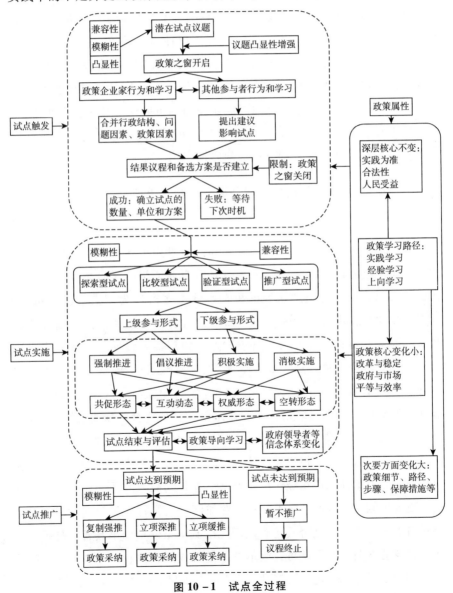

图 10-1　试点全过程

第一节 研究发现

试点过程中试点议题的模糊性、兼容性和凸显性对试点决策者、发起者、推广者和实施者有明显影响。模糊性是政策试点及推广过程中所表现出来的试点参与者特别是发起者与实施者对试点议题不同认知的状态。其包括目标模糊性、方案模糊性、执行模糊性和结果模糊性。兼容性指政策的试点议题与试点地区、单位价值体系、政策系统，以及与试点实施者、试点对象过去经验、需求相一致的程度。其包括政策体系兼容性、试点实施者兼容性、政策受众兼容性。凸显性是试点议题在诸多备选议题中的重要性、显著性以及脱颖而出的可能性。其包括上级压力、社会压力和突发事件。在试点触发、实施和推广过程中，有时三者共同发挥作用，有时其中两者耦合在一起发挥作用。

一 试点触发过程及机制："凸显—触发"模型

本书基于多源流理论分析政策试点触发的动力机制，提出"凸显—触发"模型，即兼容性强、模糊性弱和凸显性强的潜在试点议题更有可能脱颖而出成为试点议题，当议题凸显性明显增强时试点之窗开启，潜在试点议题获得转为正式议题的机会。试点之窗作为试点触发的机会，具有主观性与客观性、稀缺性、可预期性等特征。引致试点之窗开启的凸显性因素主要有：上级压力引致试点，如落实上级文件要求、中央决策等；社会压力引致试点，如舆论压力、舆论媒体影响等；突发事件引致试点，如重大社会事件、公共卫生事件等。上述开启因素很多时候并非独立发挥作用，而是多因素共同作用，并且最终会转变为上级压力。

试点触发后，进入试点议程建立阶段，决策者进行问题和政策建议的学习。重要的数据、危机以及与决策者有关的经验都有很强的说服力，在议题建立时可单独发挥积极作用，当这三者共同载入问题中时，议题建立就有更大可能性。政府领导干部对问题如何解决进行政策导向学习时，会递进考虑三个问题：是否具备解决问题的基础条件？如果具备，是否认可政策建议的方向？如果认可，改革方案是否成熟或比较成熟？当三个问题都得到肯定或基本肯定的回答时，建立试点议程的概率会明显增大。

试点议程建立后，发起试点的部门会确定试点方案，主要包括承接试点单位的数量和具体单位以及实施细节等。当试点政策模糊时，上级部门更有可能选择少量试点单位，更加注重试点单位的积极性，以激发其活力和动力，探索出有效路径；当政策比较清晰时，则有可能选择更多的试点单位，更关注试点单位的客观条件，以检验政策在不同类型下的适应性。方案形成一般经过主导部门领导者对试点主要因素进行决策、形成初稿、反复协商和会签等程序。

二　试点实施过程及机制

政策试点实施过程包括策略选择过程和实施互动过程，即首先由发起者选择采取何种策略实施试点，然后发起者和实施者互动推进试点实施。与之相对应，试点实施机制包括两个子机制，即试点策略选择机制和试点实施互动机制。两者既有逻辑和时间上的顺承，也有各自内在逻辑，两者都受到政策属性的影响，共同构成试点实施阶段的运行机制。

（一）试点策略选择机制："模糊—兼容"模型

本书基于计划行为理论分析决策者在试点实施前如何选择试点类型，提出"模糊—兼容"模型，即决策者的试点策略选择受到模糊性和兼容性影响明显，两种属性的不同情境两两组合形成决策者多种策略选择。试点实施中的模糊性是政策试点实施过程中所表现出来的试点参与者特别是发起者与实施者对试点议题不同认知的状态。兼容性是试点政策在实施中被认同、接受、遵守、协同的程度，既有政策的不同价值导向、试点参与者的价值观、政策利益博弈以及政策信息阻隔等都会影响试点的兼容性。基于上述影响因素，提出试点发起者在试点过程中的四种策略选择：模糊性强、兼容性弱时选择探索型试点，模糊性强、兼容性强时选择比较型试点，模糊性弱、兼容性弱时选择验证型试点，模糊性弱、兼容性强时选择推广型试点。在复杂试点议题中，会根据试点不同阶段采用不同的策略。一个复杂的试点议题大致经过探索型试点、比较型试点、验证型试点、推广型试点的先后过程。当然，并不是每项试点都会呈现这四种策略，其顺序也并不固定，试点发起者会根据试点实践灵活运用。

（二）试点实施互动机制："行为双选"模型

本书基于计划行为理论分析试点发起者和实施者如何行为，从而试点如何实施，提出"行为双选"模型，即发起者和实施者基于试点议题模糊性、兼容性和凸显性分别受其知觉行为控制、行为态度和主观规范的影响采取不同行为，双方多种行为选择两两组合形成多种试点形态。上级政府作为试点的发起者和主导者，参与试点的方式主要有倡议推进和强制推进两种，下级政府作为试点承接者参与试点的方式主要有积极实施和消极实施两种。试点形态指特定时间空间下由试点发起者推进试点的方式和实施者承接试点的方式共同生成的试点的状态。有四种试点形态：共促形态，即上级强制推进、下级积极实施；互动形态，即上级倡议推进、下级积极实施；权威形态，即上级强制推进、下级消极实施；空转形态，即上级倡议推进、下级消极实施。试点过程中受试点议题属性变化影响，试点形态会发生转换。当总体政策导向变化、领导者关注度变化、领导者调整、试点对实施者的工作相关性变化、利益集团行为变化、突发事件发生时，议题凸显性随之变化；当试点任务时间限制变化、相关领域改革的上级政策清晰化时，议题模糊性随之变化；当试点方案的不足逐渐显现、实施者对试点的认知加深时，议题兼容性随之变化。试点结束后经评估一般有两种可能的结果，即结果与预期相符，实现政策创新；结果与预期不符，试点失败。试点成功后试点进入推广阶段。

三 试点推广过程及机制："模糊—凸显"模型

本书基于计划行为理论分析决策者在试点推广时如何选择试点推广策略，提出"模糊—凸显"模型，即决策者的推广策略选择受模糊性和凸显性影响明显，两种属性的不同情境两两组合形成决策者多种策略选择。试点推广中的模糊性是政策试点推广过程中所表现出来的试点参与者特别是推广者与实施者对试点议题不同认知的状态。试点推广中的凸显性是拟推广议题在诸多备选议题中的显著性、重要性以及脱颖而出的可能性。在议题凸显性和模糊性双重作用下，决策者选择适宜的试点推广模式，即议题凸显性强、模糊性弱情境下的复制强推模式，议题凸显性强、模糊性中度情境下的立项深推模式，议题凸显性弱、模糊性弱情境下的立项缓推模式，议题凸显性弱、模糊性中度情境下的暂不推广。

推广者在影响凸显性和模糊性的变量下确定采用何种推广策略。当策略选定后，推广者制定试点目标与之相对应，试点方案的详尽程度、周全程度与之相一致，时间进度要求、问责规定等都一以贯之。面对选定的策略以及确定的试点目标、方案、进程等，试点推广者和实施者分别采取行动，从而试点得以推广。

四　试点学习机制："属性—学习"模型

本书基于萨巴蒂尔的倡议联盟理论，从政策属性视角分析试点内在机制，提出"属性—学习"模型，即政策的模糊性、兼容性和凸显性是政策导向学习的驱动因素，而政策导向学习能引发试点参与者特别是政府领导干部信念体系变化，进而影响试点实施、推广以及政策制定。不同的政策属性在影响政策导向学习中的作用机制是不同的：模糊性影响参与者感知到试点的难易程度及试点可行性；凸显性反映政策议题在诸多议题中的重要程度，其耦合中国行政管理体系的制度环境发挥对试点参与者政策导向学习的激励约束作用；兼容性影响发起者和实施者对政策导向学习的态度。

在政策属性的影响和驱动下，政策导向学习首先探索如何设计政策，对多个试点方案进行分析比较，验证已有政策的正确性和适应性，继而通过扩大试点为试点推广做准备。政策导向学习路径主要有实践学习、经验学习和上向学习，通过此三条路径，试点发起者和实施者信念体系发生改变，其中实践学习的影响最大。试点逐渐推进，试点承接者循序渐进进行政策导向学习，使其与该政策相关的信念体系逐渐完善和成熟，体现在政策上则是对政策方向、框架、主要内容、细节等逐渐清晰，最终形成完整的政策并发布实施。由此，试点结束，政策创新完成。该过程贯穿于试点实施及推广全过程，成为推动试点发生、发展和推广的深层逻辑。

第二节　研究贡献

本书意在解释政策试点触发、实施和推广的机制以及贯通各阶段的内在机制，在既往研究基础上进行了拓展。

一 研究发现与贡献

本书将政策属性与试点这一政策工具进行对话，发现政策属性是解释试点触发、实施及推广过程机制的非常有效的视域。

（一）提出对试点机制影响显著的三个政策属性

本书通过扎根理论提出试点议题的模糊性、兼容性和凸显性贯穿试点及推广全过程，是影响试点机制的重要因素。但在试点不同阶段，不同属性的重要性不同：在试点全程政策导向学习及试点触发阶段，三个属性同时发挥明显作用；在试点实施的策略选择上，模糊性和兼容性发挥明显作用；在试点实施形态选择上，三个属性同时发挥明显作用；在试点推广阶段，模糊性和凸显性发挥明显作用。

（二）构建试点主要环节机制模型

本书以试点发展为脉络，围绕试点触发、实施和推广等三个主要阶段，构建其运行机制。①试点触发机制："凸显—触发"模型。基于多源流理论分析政策试点触发的动力机制，提出"凸显—触发"模型，即兼容性强、模糊性弱和凸显性强的潜在试点议题更有可能脱颖而出成为试点议题，当议题凸显性明显增强时试点之窗开启，潜在试点议题获得转为正式议题的机会。②试点实施阶段的试点策略选择机制："模糊—兼容"模型。基于计划行为理论分析决策者在试点实施前如何选择试点类型，提出"模糊—兼容"模型，即决策者的试点策略选择受到模糊性和兼容性影响明显，两种属性的不同情境两两组合形成决策者多种策略选择。③试点实施阶段的试点实施互动机制："行为双选"模型。基于计划行为理论分析试点发起者和实施者如何行为，从而试点如何实施，提出"行为双选"模型，即发起者和实施者基于试点议题模糊性、兼容性和凸显性分别对其知觉行为控制、行为态度和主观规范的影响采取不同行为，双方多种行为选择两两组合形成多种试点形态。④试点推广机制："模糊—凸显"模型。基于计划行为理论分析决策者在试点推广时如何选择试点推广策略，提出"模糊—凸显"模型，即决策者的推广策略选择受模糊性和凸显性影响明显，两种属性的不同情境两两组合形成决策者多种策略选择。

（三）分析试点全过程及动力机制："属性—学习"模型

既往研究对试点过程进行分析，提出了两阶段、三阶段和四阶段说等，但是鲜有研究者对试点从触发、实施到推广的全过程进行细致系统的研究。本书以政策属性为视角，以试点决策者、发起者、推广者、实施者的行为选择为分析切入点，以试点发展为脉络，将试点全过程串接成一体，将主要环节的运行机制融入其中，向读者展示试点从起始到终止的生动完整的图像。特别是对试点发生、发展和结束的内在动力机制进行深度分析，提出"属性—学习"模型。即凸显性耦合中国行政管理体系中的制度环境发挥对试点参与者的激励约束作用，模糊性影响参与者学习时的知觉行为控制，兼容性影响参与者政策导向学习时的态度，三者共同引致试点发起者和实施者进行政策导向学习，其通过总结实践、学习先进经验、沟通会晤等方式进行学习，使信念体系的政策核心和次要方面发生变化，引致试点发展和政策创新。该过程贯穿试点触发、实施和推广全过程，推动了政策议题的发展。

（四）丰富研究方法

本研究综合运用多种方法，提升了研究的有效性和可信性。首次运用扎根理论对试点机制进行全面系统的研究，通过程序化扎根理论实现试点各阶段运行机制及深层机制的自然涌现。选取近年来医疗、医保和医药政策试点的代表性案例进行深度分析，加深了对试点触发、实施和推广阶段的机制以及试点发起者和实施者的行为策略的认知。对试点各种实施类型和推广类型运用不同案例进行比较研究，增强了研究的外延型和可信性，提高了理论的解释力。

（五）对试点实践提出建议

试点是领导者面对艰巨复杂任务时高频率使用的政策工具，运用这一政策工具收到了很多成效，同时也存在政策工具运用不适当影响试点效果的情形。如拟启动某项议题时发现政策知识储备不充分、选择的试点单位的代表性不足、选择试点策略不适当、推广时机不适宜等，影响了改革进程。针对上述情形，本书从决策者的视角进行研究，对实践中发起、实施和推广试点工作提出建议：①试点发起阶段，发起者应科学评价并遴选优先议题，通过建立智库、鼓励下级探索等储备试点知识，发掘触发时机，利用好试点之窗。基于政策属性设计试点目标和方案，选取试点单位。②试点实施阶段，选择试点策略，有效使用资金、政策等管理工具，建立推进机制，全程进行评估。③试点推广阶段，基于议题属性选择推广策略，实施评估和有效激励。同时，应发挥专家作用，包括科学遴选专家、向专家开放试点全过程、建立激励机制等。本书还将上述研究成果进行凝练，提出《政策试点实施指南》供试点决策者参考。

二　命题清单

本书一共形成 12 个命题，具体如下。

命题一（政策属性）：在政策属性视角下，政策议题的模糊性、兼容性和凸显性能够影响试点触发、实施和推广。

命题二（试点之窗开启）：模糊性弱、兼容性强的政策议题更有可能转化为试点议题。当议题凸显性增强时，试点之窗开启，具备适宜模糊性和兼容性的潜在试点议题获得转为正式议题的机会。

命题三（试点遴选）：试点发起者根据议题兼容性，采取引导型策略或竞争型策略遴选试点实施者。遴选实施者时主要考量其试点执行积极性、试点执行能力和试点执行环境，同时关注实施者在地域特征、城乡区别、经济水平、城市规模和功能等方面的代表性。

命题四（试点策略选择）：受议题模糊性和兼容性影响，形成四种试点策略：探索型试点（模糊性强兼容性弱）、比较型试点（模糊性强兼容性强）、验证型试点（模糊性弱兼容性弱）、推广型试点（模糊性弱兼容性强）。

命题五（试点双方行动）：试点发起者在试点议题模糊性和兼容性的影响下采取倡议推进和强制推进两种行动，实施者在试点赋能模糊性、职位影响力凸显性和试点议题兼容性的影响下采取积极实施和消极实施两种行动。

命题六（试点形态）：基于试点发起者和实施者的行动，形成四种试点形态：共促形态（上级强制推进、下级积极实施情境下）、互动形态（上级倡议推进、下级积极实施情境下）、权威形态（上级强制推进、下级消极实施情境下）、空转形态（上级倡议推进、下级消极实施情境下）。

命题七（试点推广）：受议题模糊性和凸显性影响，形成推广者四种推广策略：复制强推（议题凸显性强、模糊性弱情境下）、立项深推（议题凸显性强、模糊性中度情境下）、立项缓推（议题凸显性弱、模糊性弱情境下）、暂不推广（议题凸显性弱、模糊性中度情境下）。

命题八（政策导向学习触发机制）：在制度环境中，凸显性耦合晋升锦标赛机制、干部被锁机制和声誉机制对参与者产生激励约束作用，兼容性影响其学习态度，模糊性影响其试点认知，上述因素引发政策导向学习。

命题九（政策导向学习路径）：政策导向学习路径包括实践学习、经验学习和上向学习，通过学习，参与者信念体系中的政策核心可能变化，次要方面更易变化，进而做出决策和行动影响试点进程。

命题十（信念体系深层核心）：实践为准、合法性、人民受益构成医改政策试点参与者信念体系的深层核心。

命题十一（试点评估）：评估是试点前、中、后必不可少的环节，扩大评估主体、规范评估方法、建立评估指标体系、进行科学评估等是试点顺利实施和推广的重要政策工具。

命题十二（专家参与）：科学遴选专家，向专家开放试点全过程，建立专家评估、声誉激励和追责机制等，能够更好地发挥专家作用，推进试点实施和扩散。

第三节　研究不足与展望

一　研究不足

研究视角。政策属性是本书开展研究的主要视角，通过该视角可以对医药卫生政策试点过程及机制进行有效分析，展现出较强的解释力。同时，应该看到，政策导向学习只是考察试点机制议题的众多视角之一，而本书对其他视角如普遍存在的政府领导者权力博弈关注较少，也未将政策过程中参与者纷繁复杂的网络关系纳入研究，在解释力和操作上有一定局限。

研究方法。扎根理论适合探索性研究，数据来源多样、内涵丰富，同时，扎根理论更加依赖研究者本人经验与知识积累，具有一定的主观性。研究过程中收集数据停止的标准是理论饱和，但该标准难以量化也较难操作。可能访谈 20 人后，基本不再获得新的数据，但第 30 位受访者会增加数据信息，但如果访谈到 28 人时发现理论饱和就不再访谈，会损失数据。

二　研究展望

丰富研究方法。因为本书意在探索生成试点引致政策创新的理论，因此主要开展质性研究，构建理论和模型。下一步，可运用定量研究方法，一方面验证发现的理论、模型和命题的正确性，另一方面研究变量间影响的作用以及哪些是主要的影响因素。

深入研究子领域。本书对试点到政策创新全过程的理论进行构建，属中观研究，很多子领域的研究深度不够，下一步可针对子领域开展研究，使中国政策试点领域理论更加丰富翔实。

扩展样本和案例选择。今后研究可将更多的试点失败案例纳入选择范围。分析失败的试点案例中的机制，进而与成功案例的机制进行比对，有利于更加清晰地把握试点成功的关键机制。

扩展研究视角。在继续运用政策属性视角深化研究的同时，扩展研究视角，运用社会网络分析、政治学分析等视角研究试点引致政策创新过程，然后比较分析几种研究进路的异同和关系，从而呈现出多维立体的研究景象。

附　录　政策试点实施指南

一　总则

（一）编制目的

试点是我国政府针对重大、复杂问题时制定政策普遍使用且行之有效的政策工具。实践中，试点方案设计、实施、评估、推广等环节尚存在不足之处。为帮助决策者科学实施试点，将试点经验顺利推广，充分发挥试点这一政策工具的优势，编制本实施指南。

（二）定义

试点是政府在正式出台新政策或新法规前，筹备、测试和调整新政策与新法规所采用的由点到面的工作方法。试点内容包括试点发起、试点实施、试点推广等。

（三）适用范围

试点适用于政策模糊性强、兼容性弱、凸显性强的情境，具体而言可应用于如下情境：决策者对如何设计政策不明确；部门之间对如何设计政策有明显不同意见或对政策是否可行持不同意见；政策实施的风险可控性低；政策实施达到目标的可预期性低；下级单位对政策需求度低，有明显排斥倾向或顾虑；政策对象对政策的接纳度低，存在疑虑或排斥倾向；试点与既有政策系统的兼容性弱；等等。

（四）基本原则

◆ 以实践为检验标准，因势利导。通过试点将拟推行政策投放到现实场景中，用实践结果回答政策方案的可行性。经试点验证后在推广过程中亦以实践结果为评价标准。充分尊重试点单位因地探索。

◆ 专家全过程参与，决策者和专家联动发力。充分发挥专家理论指导、实践参与、评估考核等工作的优势，使专家参与试点全过程，参与方式应从决策与咨询转变为参与决策的新范式。加强决策者对试点的领导和控制，确保试点按既定路径推进。

◆ 实施全流程评估，及时总结经验。评估贯穿于试点及推广全过程，应充分反映现实情形，围绕政策目标进行全方位评估。评估结果应与激励机制相结合，形成试点方案优化的闭环管理。

二　试点发起

试点发起阶段是试点议题酝酿到试点启动前的时间段，在此阶段需遴选出优先试点议题，针对该议题储备试点知识，等待或创造时机触发试点。

（一）遴选优先议题

决策者需要在政策目标、对象、措施、外部环境等具有模糊性的情境下遴选、甄别、判断试点议题，可经过议题初选、议题遴选等环节确定优先议题。

1. 议题初选

决策者可建立备选议题库，进行试点议题初选。同时符合下列四项标准的社会问题可纳入备选议题库：该社会问题在组织的目标和使命范围内；上级和本级领导者、专家学者或社会公众关注该社会问题；该社会问题有解决可能性；问题解决后有积极的经济社会效益。

议题初选可采用多种方式：决策者主动获取，人大、政协等传递，专家参与，社会公众诉求。

2. 议题遴选

由于政策资源的有限性，需遴选出一小部分议题进行资源投入和知识储备。可从议题政治必要性、政策工具不确定性和社会网络兼容性等三个维度进行评价。根据决策者所处环境予以调整，由决策者、专家、相关政府领导干部等分别打分，综合各方意见形成最终评分，从而评价出优先议题。

（二）储备试点知识

可通过提升决策者政策素养、委托智库研究、允许下级政府探索等方式针对遴选出的试点议题储备知识。

1. 提升决策者政策素养

决策者即试点发起者是试点工作中最为重要的角色。应重在学习如下能力和知识：政策目标获取和政策价值导向评析能力；对问题的分析研判能力；优先议题。

2. 委托智库研究

决策者可采用直接委托、招标等方式将优先议题交由智库研究，选择智库时应从重视智库影响力转变至侧重智库能力评价，尽量细化委托要求，进行阶段性评估和结题评估。可鼓励专家智库等进行自主研究，决策者进行评估并给予奖补。

3. 允许下级政府探索

发挥下级政府探索在试点知识储备中的作用：当推进模糊性强的工作时，为探索政策如何设计并规避风险，应放由下级政府就某项议题进行自主探索；畅通与下级政府信息交流渠道，要求下级报喜更要报忧；借助专家和智库力量，帮助下级政府科学探索。

（三）触发试点

当选定试点议题并完成知识储备后，需等待或创造时机触发试点，该时机称为试点之窗。试点之窗分为可预测之窗和不可预测之窗。

◆ 可预测之窗开启，即引致试点触发的可预测的时机到来，可预测之窗有人大代表议案和政协委员提案、政府承诺事项、学者上书等。

◆ 不可预测之窗开启，即引致试点触发的无法预测的时机到来，通常不可预测之窗有偶然事件发生、上位政策调整、上级指令等。

试点之窗只有短暂的开启期，当试点之窗开启时，决策者要集中尽量多的资源，促使政策源流、问题源流和政治源流合流一处，从而启动试点。

（四）总体目标定位

总体目标定位显著影响具体目标指标设定、方案设计、试点单位选择等，是重要的决策过程，关系到试点能否取得成功，因此应对目标进行科学定位。

1. 目标评价方法

可从政策工具模糊性和政策兼容性两个维度设定评价标准对目标进行评价。邀请7~9位试点经验丰富的专家进行评分，其组成为：试点决策者、多次主持或参与试点的政府决策者和指导评估试点的专家、潜在的试点实施人员。可采用加权平均数的数据处理方法以避免某项的低分评价被其他高分评价掩盖，导致决策失误的情况。

2. 试点策略选择

对政策议题的政策工具模糊性和政策兼容性进行评价，可采用两种方法：专家打分法，即依据专家赋分加权平均后的得分对政策工具模糊性和政策兼容性进行评价；通过搜寻文本文件、访谈等对政策工具模糊性和政策兼容性进行判断。政策工具模糊性评价和政策兼容性评价两两组合形成四种不同目标定位的试点策略。

◆ 探索型试点，即通过循序渐进的探索，摸清全域改革的路径，探索试点导致风险程度，观察预期目标能否实现，观察试点实施单位对试点的需求和接纳程度，观察试点实施对象对试点的接纳程度，研究试点与目前政策系统的协调程度。

◆ 验证型试点，即通过对已有的试点方案和路径进行验证，证明试点的可行性以及与目前政策系统协调相容，进而提高潜在试点实施主体和试点对象对试点的接纳度，使各方逐步形成共识。

◆ 比较型试点，即通过试点多种方案或在多个地区试点尽快摸清改革路径，降低试点实施的风险，提高试点目标的可预期性。

◆ 推广型试点，即针对方案可操作性强、风险可控、目标可预期且接纳度高的试点，尽快推广，此类型实为政策快速扩散过程。

四种类型的试点并非完全独立，大多试点议题因其复杂性和模糊性的特点，经历了从探索型试点到比较型试点和验证型试点，再到推广型试点的过程。此过程并非线性关系，实践中会根据试点进程和环境变化而跨越某些类型或发生反复。

（五）试点目标和方案设计

1. 试点目标设计

根据实践设定单一目标或多元目标。探索型试点、比较型试点更适合设定单一目标。目标单一时试点更加聚焦，任务更明确，可避免多目标时发生目标替代现象。验证型试点和推广型试点更适合设定多元目标，通过多元目标验证试点的有效性及整体政策效果，得到各方认同，为试点全面推广和政策全域推进做准备。

试点目标要具有可测量性，设定科学合理的测量标准、测量频度、测量方法等。

2. 试点方案设计

探索型试点采用目标导向下的自主摸索策略，即试点发起者规定目标，不规定试点路径、政策细节；比较型试点采用规定动作加自选举措策略，即发起者规定试点的目标原则、基本框架、主要内容、进度安排、保障措施、考核评估等，同时允许试点单位在试点大框架下自主采取部分措施；验证型试点采用下级规规矩矩严格执行策略，即发起者制定详尽的试点方案，包括目标原则、基本框架、试点内容、具体的实施步骤、明确的时间节点等；推广型试点采用照单全收策略，即试点单位所有试点行为都由上级的试点方案规定。

在方案设计之初可委托智库对关键政策进行研究。委托研究时应写明研究需求，科学评价智库，有效管控研究过程和结果。

模糊性强的试点议题往往在部门间较难达成一致，导致政策方案模糊和笼统，可操作性较低，执行难度大。可高频率召开协调会、培训会、座谈会，进行调研等推动部门间政策导向学习。也可采用以退为进的策略遵从对方意见，通过评估试点效果改变相关部门决策者的信念体系，进而推进试点。

（六）试点单位选取

1. 试点单位的代表性

试点单位是否具有代表性是试点能否在全域推广的决定性因素，决策者可重点考虑地域因素、城乡因素、经济因素、城市规模以及试点实施者和政策对象特征，也可对既往试点进行数据分类，精准提炼影响因素。

2. 不同类型的试点单位选取

◆ 探索型试点采用竞赛辅以追认的策略，即主要基于申请单位竞争表现进行筛选，同时允许其他单位自主试点，但不给予资金、政策等资源配给，此时试点单位较少。

◆ 比较型试点采用竞赛为主、指定为补充的策略，即根据社会实验方法分组，审核提交申请的试点单位时与分组对应，空缺的进行指定，此时可增加试点数量。

◆ 验证型试点采用随机选取的策略，即根据社会实验方法分组，运用分层抽样从每组中随机选取试点单位，此时进一步增加试点单位数量。

◆ 推广型试点采用竞赛指定兼有的策略，即鼓励下级单位申请试点，同时根据计划指定其他单位一并试点，此时试点单位应尽量多。

3. 试点单位数量确定

确定特定试点议题的试点单位数量时除考虑统计学要求外，还应考虑如下因素。

不同试点类型对试点数量的内在要求。探索型试点因为路径不明、风险不可控等，以选取少量单位为宜；比较型试点意在探究不同政策工具的有效性，较之探索型试点可适量增加试点单位数量；验证型试点意在观测试点的可复制性和可推广性，适合较多的试点单位；而推广型试点意在政策扩散，应能试尽试，安排尽量多的单位试点。

决策者对政策创新和扩散速度的要求。若决策者对尽快推动政策创新和扩散的意愿强烈，可增加试点数量，从而更多地获知试点的实践反馈。

（七）启动仪式

适宜的启动仪式能增加试点单位的工作积极性，增强试点推进力度：邀请双方领导出席启动仪式、签署任务书、召开发布会。

三　试点实施

（一）试点过程控制

1. 控制策略

全方位控制和完全放任是对试点单位控制强度的两个极点，控制强度高可称为刚性控制，强度低可称为柔性控制。

◆ 探索型试点采用柔性控制策略，即上级提出试点目标，鼓励下级探索，对下级进行备案管理，提供政策、资金、专家等资源支持；下级自主探索。

◆ 比较型试点采用弱刚性控制策略，即上级确定试点方案，允许下级自主探索，提供政策、资金、专家等资源支持；下级严格执行，同时自主探索。

◆ 验证型试点采用强刚性控制策略，即上级确定试点方案及细节，全面管控试点过程，提供政策、资金、专家等资源支持；下级严格执行。

◆ 推广型试点采用强刚性控制策略，即上级确定试点方案及细节，全面管控试点过程；下级严格执行。

2. 政策工具

实施过程中可综合运用如下政策工具，对试点议题和单位进行控制，确保试点取得成效。

◆ 资金支持。资金因素对政治领域、经济领域的改革试点成效影响不显著，但对社会文化领域和生态领域的改革试点成效影响显著。应确保资金按时足额配置到位；投入资金额应科学测算，避免打造试点"盆景"；资金给付有启动时发放和试点结束后奖补两种方式。

◆ 政策支持。应深入调研梳理影响试点进程的政策障碍，给予试点单位充分的政策支持，同时通过合法途径对政策支持予以授权。

◆ 加强引导和学习。可选派专家全程参与试点，组织到试点先进单位召开现场会和进行调研，加强信息披露。

（二）试点单位机制保障

试点单位应充分发挥嵌套解套机制和双轨互补机制的作用，积极推行试点工作。

1. 嵌套解套机制

嵌套即试点当中有试点的模式。当进行探索型试点时试点单位可选取局部地区进行试点，以降低执行风险，弱化和钝化执行阻力，增强积极性。试点取得成效后应自下而上逐级解套，以提高试点代表性。

2. 双轨互补机制

双轨即科层体制下的常规执行机制与试点时的非常规执行机制。在科层制下嵌入非常规执行机制，如建立扁平化综合性执行机构、建立便捷信息交流渠道等，实现两种运行机制相互补位。

（三）试点评估

试点评估是获知试点成败和进展的主要途径，科学规范全面地评估试点全过程对做出决策推进试点有重要意义。

1. 评估主体

试点过程中，试点发起者、实施者、专家、民众等作为试点的不同角色都应参与到评估中。

2. 评估方法

评估时应规范分析和实证分析相结合、定量研究和定性研究相结合，兼顾正向型评价和反向型评价。为确保评估客观公正，试点启动及全过程应翔实刻画试点全貌，努力营造较为"纯净"的试点实施环境。

3. 评估内容

分为试点目标方案评估、试点实施评估和试点绩效评估，对不同指标采用适宜的评估方法，如表1所示。

表1　试点评估指标体系

评估维度	一级指标	二级指标	含义	评估方法
试点目标方案	目标设定	与问题相关性	试点目标完成对解决该问题的贡献度	规范研究，进行价值评估；实证研究，以定性研究为主
		可行性	试点目标在价值、政治、行政、经济与财政、技术等方面的可行性	定性研究辅以定量研究
		可测量性	目标是否明确、具体、容易产生歧义，技术目标是否被量化、容易获得	定量研究为主，进行技术评估
		风险性评估	对试点议题进行"收益—风险"评估	定量研究辅以定性研究
	方案设计	与目标相关性	若方案得以实施对目标实现的贡献度	定量研究为主，进行技术评估
		可行性	方案在价值、政治、行政、经济与财政等方面的可行性	定性研究辅以定量研究；规范研究
		与政策系统协调性	政策工具适宜性、与其他政策的协调性	定性研究辅以定量研究；规范研究
		预期效果和影响	方案对目标群体、社会网络的收益和损失的影响	定性研究辅以定量研究；规范研究
		形式合法性	试点方案从模糊到清晰并逐步细化的过程是否经过科学决策程序，与理论、实践呼应性	定性研究辅以定量研究
		合规性审查	重大改革试点方案与现行法律法规是否违背	规范研究

续表

评估维度	一级指标	二级指标	含义	评估方法
试点实施	执行过程	执行过程科学合规	试点执行过程是否经过科学决策程序，与实践的呼应性	定性研究辅以定量研究
	执行对象	试点对象认同度	试点对象对试点的认同、理解、支持的程度以及有关反馈	定性研究与定量研究相结合
	执行主体	执行能力	成立扁平化小组推进试点的能力，包括专业知识、风险防范和化解、统筹协调、奋斗精神等	规范研究、定性研究
		系统性	试点各要素间是否建立有效配合机制，如推进机制、信息传递机制、监督机制、反馈机制等	规范研究、定性研究
试点绩效	目标实现	技术目标实现情况	试点是否达到预设的技术目标	实证研究方法，如准实验研究
		政策目标实现情况	试点是否达到预设的政策目标，试点议题是否解决了问题。考虑多元群体的利益诉求	实证研究方法，如准实验研究
		效率分析	政策、资金、行政资源、社会资源等投入产出分析	规范研究；定量研究与定性研究相结合
	试点扩散	试点方案	试点方案设计的适宜性，经验和教训总结，如何完善方案	统计分析和逻辑分析
		扩散性	将试点模式在其他单位推广的可行性、难度、进度等	逻辑分析和理论分析

四　试点推广

当试点议题政策方案已经基本清晰，主要参与者、利益相关者基本认同后，可进行大范围政策推广。

（一）推广模式选择

政策议题的模糊性和凸显性评价两两组合形成不同的试点推广模式。

◆ 复制强推模式，即采取强行政指令方式，将政策试点方案以正式文件方式印发至实施单位，明确规定目标任务、实施内容、责任单位、时间节点、保障措施、责任落实等。设立试点标杆和范本，供下级学习和模仿。向实施单位派驻观察员、联系人、指导专家等，直接介入政策推广。下级应严格按照试点方案贯彻执行，复刻标杆经验，仅可在局部进行微调。

◆ 立项深推模式，即采取强行政指令方式，将政策试点方案以正式文件方式印发至实施单位；对模糊性较强的制度采取弱行政指令方式给予下级探索空间，允许其在落实强行政指令要求的同时与本地区实际及自身优势相结合细化方案。

◆ 立项缓推模式，即采取弱行政指令方式，提出导向性目标，设置较宽松的时间进度，增强试点议题的兼容性。

（二）沟通与授权

制订推广方案时建立沟通协调机构，对政策推行中的问题及时商定，避免部门间推诿扯皮。做好推广政策与法律衔接。在明确政策任务的同时允许下级因地制宜选择执行策略。

（三）政策导向学习

主要策略有：组织实施单位主要执行者和参与者学习试点方案；宣传推广试点单位经验做法，可采用经验宣讲、实地考察、召开现场会、印发先进经验材料等方式；政策推广过程中树立典型，可采用定期通报的方式建立单位间学习、竞争和模仿机制；引导公众参与，可采用听证会、新闻发布会、公开征求意见、网络问政等方式。

（四）全面评估与有效激励

1. 科学全面评估

评估重点为观测和评价实施单位是否按照政策方案实施，执行是否到位，实施效果如何及其原因。

◆ 推广前评估，评估针对政策目标和实施方案，包括政策关切问题的严重性、目标可行性及如何测量，方案在本区域的可行性、与既有政策系统兼容性、风险可控性等，本层级制定的方案的可行性、系统协调性、风险性以及形式合法性。

◆ 推广过程评估，评估本层级制定的方案执行情况、执行主体的执行能力和系统性、执行过程形式合法性等。

◆ 推广绩效评估，包括阶段性评估和总结评估，主要评估技术目标和政策目标的实现情况、投入产出情况。

2. 建立和完善激励机制

◆ 正激励措施。激发实施单位主要领导和主要执行者的积极性最为重要，职务晋升、表彰、现场会、经验介绍等都能起到正激励作用。

◆ 负激励措施。加强对推进较慢地区的督导，对主要执行者问责。约谈既有较强引导作用，又能降低问责成本，消解上下级间沟通张力。

应建立容错机制。对在政策推广中因经验不足、情况复杂出现负面效果的执行者给予支持鼓励。

五　发挥专家作用

专家长期关注本专业领域，充分知悉前沿知识、理论支撑、发展前景等，在实践中专家有决策正当化、风险防御、利益平衡以及民主控权等功能，因此试点及推广全程应有效发挥专家作用。

（一）科学遴选专家

可采用邀请、申请竞争和随机抽取等三种方式遴选专家：邀请方式能够选取经实践检验对试点发挥积极作用的专家；申请竞争方式能极大调动专家参与试点的积极性；随机抽取方式能减少遴选的主观性。可从专业能力、业绩和职业精神等维度对专家进行评价，详见表2。

表 2　专家遴选标准

维度	细化标准	含义	评价方法
专业能力	管理理论与实践	对经典和前沿管理理论的熟悉程度、参与管理实践频率	研究成果 实践案例
	法律知识	对国家法律体系知晓程度、对试点领域法规规章制度的熟悉程度	面对面沟通
	行政体系运行规律和规则	对我国政府的运行逻辑、议题领域政府运行规则的熟悉程度	研究成果 面对面沟通
	试点规律和实践	对试点这一政策工具的认识程度、参加试点实践的频率和深度	研究成果 面对面沟通
	试点议题的专业知识	对试点议题涉及的专业知识的熟悉程度	研究成果 面对面沟通

维度	细化标准	含义	评价方法
业绩	专家参与试点业绩和其他政府治理、行政管理的业绩		实践案例
职业精神	专家参与试点的敬业精神、时间投入		既往案例

（二）向专家开放试点全过程

可采用三种方式向专家开放：将专家作为决策者之一，吸纳到领导小组或工作组中全程参与，其自动获取所有数据和信息；邀请专家参与特定环节，主要方式有委托课题、购买服务、专家论证会等；向未受邀请参与到政策过程的专家提供其提出的数据和信息需求。

应将专家参与方式从决策与咨询逐渐转变为专家参与决策的新范式。

（三）建立激励机制

◆ 建立声誉激励机制。可设立专家承诺和声明制度等，内容包括业务能力声明、利害关系声明和工作承诺等，专家声明应与评估、奖惩、责任追究等挂钩。

◆ 及时评估和动态管理。参与过程评估主要评估专家参与时间、参与工作量、提出的建议被采纳情况等；绩效结果评估主要评估专家与试点成效间的因果关系，以及对试点方案及实施中的风险和问题的预判等。

◆ 建立责任追究机制。在专家参与前签订合同文件，对追责明确界定，可采用经济赔偿和处罚、要求公开道歉、拉入黑名单、社会公示等措施。

参考文献

一 中文文献

艾利森，格雷厄姆、菲利普·泽利科，2015，《决策的本质：还原古巴导弹危机的真相》，王伟光等译，商务印书馆。

安德森，詹姆斯·E.，2009，《公共政策制定》，谢明等译，中国人民大学出版社。

奥尔森，曼瑟尔，2014，《集体行动的逻辑》，陈郁等译，格致出版社、上海三联书店、上海人民出版社。

奥斯特罗姆，埃莉诺等，2011，《规则、博弈与公共池塘资源》，王巧玲等译，陕西人民出版社。

奥斯特罗姆，埃莉诺，2012，《公共事物的治理之道：集体行动制度的演进》，余逊达等译，上海译文出版社。

巴比，艾尔，2009，《社会研究方法》，邱泽奇译，华夏出版社。

白桂花、朱旭峰，2020，《政策模糊性、内外部监督与试点初期执行：基于"新农合"的比较研究》，《学海》第 2 期。

白新杰、常征，2017，《政策试验如何触发——兼析中关村人才特区建设的启动》，《行政论坛》第 1 期。

柏必成，2010，《改革开放以来我国住房政策变迁的动力分析——以多源流理论为视角》，《公共管理学报》第 4 期。

毕亮亮，2007，《"多源流框架"对中国政策过程的解释力——以江浙跨行政区水污染防治合作的政策过程为例》，《公共管理学报》第 2 期。

陈玲、李丹，2017，《PPP 政策变迁与政策学习模式：1980 至 2015 年 PPP 中央政策文本分析》，《中国行政管理》第 2 期。

陈芳，2013，《政策扩散、政策转移和政策趋同——基于概念、类型与发生机制的比较》，《厦门大学学报》（哲学社会科学版）第 6 期。

陈季修主编，2011，《公共政策学导引与案例》，中国人民大学出版社。

陈家刚，2019，《大数据时代的公共政策评估研究：挑战、反思与应对策略》，《河南社会科学》第8期。

陈靖、洪伟，2020，《试验还是实验？试点与实验主义治理的比较》，《科学学研究》第9期。

陈琳，2010，《关于政策学习的理论探索》，《学习月刊》第30期。

陈玲、赵静、薛澜，2010，《择优还是折衷？——转型期中国政策过程的一个解释框架和共识决策模型》，《管理世界》第8期。

陈那波、蔡荣，2017，《"试点"何以失败？——A市生活垃圾"计量收费"政策试行过程研究》，《社会学研究》第2期。

陈庆云主编，2006，《公共政策分析》，北京大学出版社。

陈水生，2012，《中国公共政策模式的变迁——基于利益集团的分析视角》，《社会科学》第8期。

陈硕、高琳，2012，《央地关系：财政分权度量及作用机制再评估》，《管理世界》第6期。

陈潭、李义科，2020，《公共政策创新扩散的影响因素——基于31个省级居住证制度的数据分析》，《中南大学学报》（社会科学版）第5期。

陈廷柱、肖乃涛，2020，《试点改革如何才能推进高等教育体制机制创新——基于国家试点学院兴衰成败的案例反思》，《江苏高教》第10期。

陈向明，2015，《扎根理论在中国教育研究中的运用探索》，《北京大学教育评论》第1期。

陈向明，2000，《质的研究方法与社会科学研究》，教育科学出版社。

陈宇、孙枭坤，2020，《综述：政策模糊视阈下试点政策执行机制研究——基于低碳城市试点政策的案例分析》，《求实》第2期。

陈宇、闫倩倩，2019，《"中国式"政策试点结果差异的影响因素研究——基于30个案例的多值定性比较分析》，《北京社会科学》第6期。

陈竺、张茅主编，2013，《中国新型农村合作医疗发展报告（2002—2012年)》，人民卫生出版社。

程佳旭、祝哲、彭宗超，2020，《重大决策中专家是中立的吗？——对京津冀协同发展中专家社会稳定风险感知的分析》，《公共行政评论》

第 3 期。

戴卫东，2022，《中国社会保障试点政策的落地逻辑》，《社会保障评论》第 1 期。

德罗尔，叶海卡，1996，《逆境中的政策制定》，王满传等译，上海远东出版社。

邓恩，威廉·N.，2002，《公共政策分析导论》，谢明等译，中国人民大学出版社。

邓小平，1994，《邓小平文选》（第一卷），人民出版社。

迪安，哈特利，2015，《社会政策学十讲》，岳经纶等译，格致出版社、上海人民出版社。

丁煌，2003，《发展中的中国政策科学——我国公共政策学科发展的回眸与展望》，《管理世界》第 2 期。

定明捷、张梁，2014，《地方政府政策创新扩散生成机理的逻辑分析》，《社会主义研究》第 3 期。

定明捷，2014，《中国政策执行研究的回顾与反思（1987—2013）》，《甘肃行政学院学报》第 1 期。

段文婷、江光荣，2008，《计划行为理论述评》，《心理科学进展》第 2 期。

段妍、刘冲，2022，《中国共产党推进国家治理现代化的试点实践研究》，《东南学术》第 5 期。

段易含，2020，《政策受众的规避行为分析》，《长白学刊》第 1 期。

凡志强，2020，《垃圾分类政策的扩散机制与效果研究——基于 42 个试点城市的定性比较分析》，《地方治理研究》第 4 期。

樊红敏、刘晓凤，2019，《模糊性治理：县域政府社会冲突治理运作逻辑》，《中国行政管理》第 10 期。

范培华、高丽、侯明君，2017，《扎根理论在中国本土管理研究中的运用现状与展望》，《管理学报》第 9 期。

范永茂，2016，《"异地高考"：倡议联盟框架视角下的政策变迁分析》，《中国行政管理》第 5 期。

费小冬，2008，《扎根理论研究方法论：要素、研究程序和评判标准》，《公共行政评论》第 3 期。

丰雷、胡依洁,2021,《我国政策试点的中央政府行为逻辑探析——基于我国农村土地制度改革"三项试点"的案例研究》,《中国行政管理》第8期。

冯锋、周霞,2018,《政策试点与社会政策创新扩散机制——以留守儿童社会政策为例》,《北京行政学院学报》第4期。

干咏昕,2010,《政策学习:理解政策变迁的新视角》,《东岳论丛》第9期。

共产党员网,2012,《温家宝主持召开国务院常务会议　决定建立全科医生制度　审议并原则通过〈戒毒条例(草案)〉》,https://news.12371.cn/2012/06/16/VIDE1339776356995216.shtml。

共产党员网,2016,《习近平在全国卫生与健康大会上强调　把人民健康放在优先发展战略地位　努力全方位全周期保障人民健康》,https://news.12371.cn/2016/08/20/ARTI1471694277840960.shtml? from = group message&isappinstalled = 0&wd = &eqid = 88b0f419000077fd00000003648bd35d。

哈耶克,冯,1989,《个人主义与经济秩序》,贾湛等译,北京经济学院出版社。

韩博天、石磊,2008,《中国经济腾飞中的分级制政策试验》,《开放时代》第5期。

韩博天,2010,《通过试验制定政策:中国独具特色的经验》,《当代中国史研究》第3期。

韩俞、陆舞鹄,2005,《论官员激励中的声誉机制》,《经济体制改革》第6期。

韩月,2019,《教育政策创新扩散的风险及其规制——以新高考改革试点为例》,《教育发展研究》第12期。

韩志明,2017,《在模糊与清晰之间——国家治理的信息逻辑》,《中国行政管理》第3期。

韩志明,2018,《政策执行的模糊性及其治理效应》,《湘潭大学学报》(哲学社会科学版)第4期。

何增科,2003,《农村治理转型与制度创新——河北省武安市"一制三化"经验的调查与思考》,《经济社会体制比较》第6期。

和经纬、苏芮，2023，《医疗卫生政策的试验性治理——中国医保支付方式改革的双轨制试点》，《中山大学学报》（社会科学版）第 2 期。

和经纬，2008，《中国公共政策评估研究的方法论取向：走向实证主义》，《中国行政管理》第 9 期。

贺芒、闫博文，2023，《政策试点推动国家治理现代化：何以可能与何以可为——基于"试点—推广"的方法论视角》，《求实》第 2 期。

黑尧，米切尔，2004，《现代国家的政策过程》，赵成根译，中国青年出版社。

胡伟，1998，《政府过程》，浙江人民出版社。

胡象明，1995，《"文件打架"的原因及对策》，《中国行政管理》第 9 期。

胡志强、李陆祥、常征，2018，《科学决策与专家咨询——基于省级地方政府制度建构的分析》，《自然辩证法研究》第 8 期。

黄璜，2015，《政策科学再思考：学科使命、政策过程与分析方法》，《中国行政管理》第 1 期。

黄健荣、向玉琼，2009，《论政策移植与政策创新》，《浙江大学学报》（人文社会科学版）第 2 期。

黄健荣、钟裕民，2011，《中国政府决策能力评价及其优化研究——以医疗卫生体制改革决策为例》，《社会科学》第 11 期。

黄俊辉、徐自强，2012，《〈校车安全条例（草案）〉的政策议程分析—基于多源流模型的视角》，《公共管理学报》第 3 期。

黄秀兰，2000，《浅谈改革开放进程中的政策试验》，《行政论坛》第 4 期。

贾旭东，2010，《基于扎根理论的中国城市基层政府公共服务外包研究》，兰州大学博士学位论文。

贾旭东、衡量，2016，《基于"扎根精神"的中国本土管理理论构建范式初探》，《管理学报》第 3 期。

贾旭东、谭新辉，2010，《经典扎根理论及其精神对中国管理研究的现实价值》，《管理学报》第 5 期。

贾哲敏，2015，《扎根理论在公共管理研究中的应用：方法与实践》，《中国行政管理》第 3 期。

姜晓萍、范逢春，2005，《地方政府建立行政决策专家咨询制度的探索与
　　创新》，《中国行政管理》第 2 期。

金登，约翰·W.，2004，《议程、备选方案与公共政策》，丁煌等译，中
　　国人民大学出版社。

金振娅，2013，《强基层是新一轮医改突破口》，《光明日报》2 月 21 日，
　　第 6 版。

卡麦兹，凯西，2009，《建构扎根理论：质性研究实践指南》，边国英
　　译，重庆大学出版社。

科斯，罗纳德·H. 等，2014，《财产权利与制度变迁——产权学派与新
　　制度学派译文集》，刘守英等译，格致出版社、上海三联书店、上海
　　人民出版社。

冷涛、魏姝，2017，《信息技术创新：中国政策试验实现转向的重要推
　　手》，《江苏行政学院学报》第 1 期。

李帆、马亮、李绍平，2018，《公共政策评估的循证进路——实验设计与
　　因果推论》，《国家行政学院学报》第 5 期。

李方安、陈向明，2016，《大学教师对"好老师"之理解的实践推理——
　　一项扎根理论研究的过程及其反思》，《教育学报》第 2 期。

李红星，2022，《基于 NVivo 的高中地理课堂教学行为视频分析研究》，
　　华中师范大学硕士学位论文。

李欢欢、顾丽梅，2020，《垃圾分类政策试点扩散的逻辑分析——基于中
　　国 235 个城市的实证研究》，《中国行政管理》第 8 期。

李克强，2018，《政府工作报告——2018 年 3 月 5 日在第十三届全国人民
　　代表大会第一次会议上》，人民出版社。

李岚清，2002，《大力加强农村卫生工作　全面提高农民健康水平》，
　　《中国农村卫生事业管理》第 11 期。

李玲、江宇，2016，《推进健康中国需要一场根本变革》，《经济导刊》
　　第 10 期。

李玲、玛雅，2020，《新中国的医疗模式与新时代健康中国之路》，https://
　　www. 163. com/dy/article/F64A5ANF0514C63D. html。

李强彬、支广东、李延伟，2023，《中央推进政策试点的差异化政策工具
　　选择逻辑——基于 20 个案例的定性比较分析》，《公共行政评论》

第 1 期。

李瑞昌，2012，《中国公共政策实施中的"政策空传"现象研究》，《公共行政评论》第 3 期。

李燕、高慧、尚虎平，2020，《整合性视角下公共政策冲突研究：基于多案例的比较分析》，《中国行政管理》第 2 期。

李允杰、邱昌泰，2008，《政策执行与评估》，北京大学出版社。

李兆友、郑晓敏，2022，《试点政策的模糊性与扩散模式分析——一个新的解释框架与实践样态》，《求实》第 6 期。

李智超，2019，《政策试点推广的多重逻辑——基于我国智慧城市试点的分析》，《公共管理学报》第 3 期。

李壮，2018，《中国政策试点的研究述评与展望——基于 CSSCI 数据库的分析》，《社会主义研究》第 4 期。

林雪霏，2015，《政府间组织学习与政策再生产：政策扩散的微观机制——以"城市网格化管理"政策为例》，《公共管理学报》第 1 期。

林雪霏，2016，《顶层逻辑与属地逻辑的博弈——行政审批制度改革"双轨制"的困境与契机》，《社会主义研究》第 6 期。

刘欢、胡天天，2022，《重大公共卫生事件下基本医保与公共卫生政策协同机制——基于健康福利视角的分析》，《武汉科技大学学报》（社会科学版）第 1 期。

刘焕、吴建南、徐萌萌，2016，《不同理论视角下的目标偏差及影响因素研究述评》，《公共行政评论》第 1 期。

刘健、陈剑、廖文和、马义中、刘思峰，2016，《基于风险偏好差异性假设的动态决策过程研究》，《管理科学学报》第 4 期。

刘军强、胡国鹏、李振，2018，《试点与实验：社会实验法及其对试点机制的启示》，《政治学研究》第 4 期。

刘军强、谢延会，2015，《非常规任务、官员注意力与中国地方议事协调小组治理机制——基于 A 省 A 市的研究（2002~2012）》，《政治学研究》第 4 期。

刘培伟，2010，《基于中央选择性控制的试验——中国改革"实践"机制的一种新解释》，《开放时代》第 4 期。

刘然，2020，《并非只为试验：重新审视试点的功能与价值》，《中国行政管理》第 12 期。

刘荣飞、刘金松，2020，《教育试点政策扩散的困境及其治理——以民办学校分类管理为例》，《浙江树人大学学报》（人文社会科学版）第6 期。

刘世闵、李志伟，2017，《质化研究必备工具：NVivo 10 之图解与应用》，经济日报出版社。

刘伟伟，2015，《政策终结的多源流分析——基于收容遣送制度的经验研究》，《公共管理学报》第 4 期。

刘伟，2015，《政策试点：发生机制与内在逻辑——基于我国公共部门绩效管理政策的案例研究》，《中国行政管理》第 5 期。

刘志勇、冯立中、陈旭，2015，《在动态调整中完善改革》，《健康报》9月 16 日。

吕芳，2019，《公共服务政策制定过程中的主体间互动机制——以公共文化服务政策为例》，《政治学研究》第 3 期。

罗鸣灶，2014，《确保医改成果惠及全体人民》，《三明日报》2 月 23 日，第 A01 版。

玛雅，2015，《民生保障：新中国经验 VS 市场化教训——专访经济学家、北京大学教授李玲》，《经济导刊》第 8 期。

迈尔斯、休伯曼，2008，《质性资料的分析：方法与实践》，张芬芬译，重庆大学出版社。

梅赐琪、汪笑男、廖露、刘志林，2015，《政策试点的特征：基于〈人民日报〉1992—2003 年试点报道的研究》，《公共行政评论》第3 期。

穆军全，2015，《政策试验的机制障碍及对策》，《中国特色社会主义研究》第 3 期。

穆勒，约翰，2008，《功利主义》，徐大建译，上海人民出版社。

倪咸林，2016，《论客观政策供给偏差及其消解——政府决策能力现代化的视角》，《行政论坛》第 4 期。

倪星、梁维东，2016，《中国地方改革的类型学：改革角色与共识基础》，《中山大学学报》（社会科学版）第 6 期。

宁骚，2014，《政策试验的制度因素——中西比较的视角》，《新视野》

第 2 期。

宁骚主编，2003，《公共政策学》，高等教育出版社。

诺斯，道格拉斯·G.，2016，《制度、制度变迁与经济绩效》，杭行译，格致出版社、上海人民出版社。

帕顿，卡尔、大卫·沙维奇，2001，《政策分析和规划的初步方法》，孙兰芝等译，华夏出版社。

彭韵佳、陈弘毅，2021，《一场医改阻击战的"绝地反击"——东南小城三明的医改"突围"》，《新华每日电讯》7 月 11 日，第 1 版。

彭忠益、石玉，2019，《中国政策评估研究二十年（1998—2018）：学术回顾与研究展望》，《北京行政学院学报》第 2 期。

钱再见，2010，《论公共政策冲突的形成机理及其消解机制建构》，《江海学刊》第 4 期。

钱再见、李金霞，2006，《论科学决策中的专家失灵及其责任机制建构》，《理论探讨》第 4 期。

秦脉网，2011，《医改变药改　安徽模式迷路》，http://www.chnmed.com/html/yytz/zcdd/20111228/17292.html。

《人民日报》，2017，《强化试点示范带动　确保医改落实落地》，8 月 26 日，第 2 版。

萨巴蒂尔，保罗·A.，2004，《政策过程理论》，彭宗超等译，生活·读书·新知三联书店。

萨巴蒂尔，保罗·A.、汉克·C.詹金斯－史密斯，2011，《政策变迁与学习：一种倡议联盟途径》，邓征译，北京大学出版社。

三明市人民政府，2020，《三明医改始末：一个地级市的自救如何上升为国家战略》，http://www.sm.gov.cn/zw/ztzl/shyywstzgg/gzdt/202012/t20201218_1604981.htm。

沈承诚，2006，《地方政府伪创新的机理探究及反伪举措——基于新制度经济学视角的考量》，《理论与改革》第 2 期。

施特劳斯等，1997，《质性研究概论》，徐宗国译，（台北）巨流图书公司。

石伟，2013，《医疗改革的"三明样本"——对福建省三明市医疗改革实践的调研》，《经济日报》7 月 26 日，第 16 版。

宋健峰、袁汝华，2006，《政策评估指标体系的构建》，《统计与决策》
　　第 22 期。

孙晨，2007，《各方争执医改方案难面世》，《中国经营报》11 月 26 日。

孙晓娥，2012，《深度访谈研究方法的实证论析》，《西安交通大学学报》
　　（社会科学版）第 3 期。

孙玉栋、庞伟，2020，《财政分权视角下市民化政策执行的类型研究——
　　基于"模糊—冲突"模型》，《中国人民大学学报》第 2 期。

孙志建，2012，《"模糊性治理"的理论系谱及其诠释：一种崭新的公共
　　管理叙事》，《甘肃行政学院学报》第 3 期。

唐斌，2023，《中国共产党领导农村政策试点的历史探索及其演进逻
　　辑》，《东南学术》第 1 期。

田华文、魏淑艳，2015，《政策论坛：未来我国政策变迁的重要动力——
　　基于广州市城市生活垃圾治理政策变迁的案例研究》，《公共管理学
　　报》第 1 期。

王安琪、尹文强、马广斌等，2020，《基于模糊 – 冲突模型的家庭医生政
　　策执行困境分析》，《中国全科医学》第 4 期。

王程韡，2008，《中国食品安全规制政策的社会学习——以"馒头国标"
　　为例》，《公共管理学报》第 4 期。

王春福，2006，《有限理性利益人——公共政策学的人性假设》，《理论
　　探讨》第 3 期。

王春晓，2017，《政策试验与卫生治理：基于福建三明医改的案例研
　　究》，中山大学博士学位论文。

王东进，2019，《两江试点和 44 号文件的历史功绩与现实意义》，https://
　　www. cn-healthcare. com/articlewm/20190104/content – 1044126. html。

王发明、朱美娟，2018，《创新生态系统价值共创行为影响因素分析——
　　基于计划行为理论》，《科学学研究》第 2 期。

王路昊、林海龙，2021，《成为"最佳实践"：试点经验的话语建构》，
　　《社会》第 1 期。

王路昊，2022，《政策试点推广过程中的话语机制》，《中国行政管理》
　　第 3 期。

王璐、高鹏，2010，《扎根理论及其在管理学研究中的应用问题探讨》，

《外国经济与管理》第 12 期。

王浦劬、赖先进，2013，《中国公共政策扩散的模式与机制分析》，《北京大学学报》（哲学社会科学版）第 6 期。

王绍光，2006，《中国公共政策议程设置的模式》，《中国社会科学》第 5 期。

王绍光，2008，《学习机制与适应能力：中国农村合作医疗体制变迁的启示》，《中国社会科学》第 6 期。

王向民，2015，《公众人物如何影响中国政策变迁》，《探索与争鸣》第 12 期。

王鉴欣，2022，《持续深化医改　守护人民健康》，《人民日报》4 月 26 日，第 5 版。

王正惠，2016，《模糊－冲突矩阵：城乡义务教育一体化政策执行模型构建探析》，《教育发展研究》第 6 期。

王志强，2016，《习近平的领导干部思想政治教育思想探析》，《教育探索》第 9 期。

卫生部农村卫生管理司、卫生部新型农村合作医疗研究中心，2007，《2003—2007 年全国新型农村合作医疗（试点）工作会议资料汇编》，9 月。

魏航、王建冬、童楠楠，2016，《基于大数据的公共政策评估研究：回顾与建议》，《电子政务》第 1 期。

文宏、杜菲菲，2018，《注意力、政策动机与政策行为的演进逻辑——基于中央政府环境保护政策进程（2008—2015 年）的考察》，《行政论坛》第 2 期。

文军、蒋逸民主编，2010，《质性研究概论》，北京大学出版社。

吴宾、齐昕，2020，《如何识别政策执行中的政策模糊性与冲突性？——基于政策文献量化方法的探索性研究》，《理论学刊》第 3 期。

吴昊、张怡，2016，《政策环境、政策课题与政策试验方式选择——以中国自由贸易试验区为例》，《中国行政管理》第 10 期。

吴少微、杨忠，2017，《中国情境下的政策执行问题研究》，《管理世界》第 2 期。

吴怡频、陆简，2018，《政策试点的结果差异研究——基于 2000 年至

2012 年中央推动型试点的实证分析》,《公共管理学报》第 1 期。

武晗、王国华,2021,《注意力、模糊性与决策风险:焦点事件何以在回应型议程设置中失灵?——基于 40 个案例的定性比较分析》,《公共管理学报》第 1 期。

西蒙,赫伯特,1989,《现代决策理论的基石:有限理性说》,杨砾等译,北京经济学院出版社。

西蒙,赫伯特,2002,《西蒙选集》,黄涛译,首都经济贸易大学出版社。

习近平,2020,《习近平谈治国理政》第 3 卷,外文出版社。

向俊杰,2015,《环境群体性事件的政策伦理研究》,《学习与探索》第 4 期。

萧功秦,2006,《改革开放以来意识形态创新的历史考察》,《天津社会科学》第 4 期。

肖滨、费久浩,2020,《专家-决策者非协同行动:一个新的解释框架——以 A 市政府决策咨询专家的政策参与为例》,《公共管理学报》第 3 期。

肖凤翔、于晨、邓小华,2017,《中央主导下的地方教育政策试验:行动逻辑、现实困境与优化策略》,《教育发展研究》第 7 期。

肖玉梅、陈兴福、李茂荣,2006,《成人教育边缘化现象及对策探讨——多源流分析模型的启示》,《南昌大学学报》(人文社会科学版)第 2 期。

谢明编著,2015,《公共政策导论》,中国人民大学出版社。

谢小芹、姜敏,2021,《政策工具视角下市域社会治理现代化政策试点的扎根分析——基于全国 60 个试点城市的研究》,《中国行政管理》第 6 期。

谢晓非、王晓田,2002,《成就动机与机会-威胁认知》,《心理学报》第 2 期。

谢晓非、周俊哲、王丽,2004,《风险情景中不同成就动机者的冒险行为特征》,《心理学报》第 6 期。

新浪财经,2018,《亲历改革:宋晓梧回忆录》,http://finance. sina. com. cn/event/reform/2018 - 10 - 23/doc-ihmuuiyw0446680. shtml。

熊秉纯,2001,《质性研究方法刍议:来自社会性别视角的探索》,《社会学研究》第 5 期。

徐贵宏，2009，《政府声誉、政府能力与非政府组织对政府的信任》，《公共管理学报》第 1 期。

徐湘林，2004，《中国政策科学的理论困境及其本土化出路》，《公共管理学报》第 1 期。

徐晓波，2015，《政策试验：顶层设计阶段的考量》，《湖北社会科学》第 2 期。

徐晓虎、陈圻，2012，《智库发展历程及前景展望》，《中国科技论坛》第 7 期。

央视网，2002，《中国政府致力于建立新型农村卫生服务体系》，https://news.cctv.com/lm/522/41/62809.html。

杨宏山，2013，《双轨制政策试验：政策创新的中国经验》，《中国行政管理》第 6 期。

杨宏山，2014，《政策执行的路径—激励分析框架：以住房保障政策为例》，《政治学研究》第 1 期。

杨宏山、张健培，2023，《政策试点何以悬浮？》，《治理研究》第 1 期。

杨宏山、周昕宇，2022，《政策试验的议题属性与知识生产——基于城市土地使用权改革的案例分析》，《管理世界》第 4 期。

杨鹏，2001，《产业政策在中国的境遇——一位基层官员的实践体会》，《战略与管理》第 2 期。

杨仕省，2008，《医改方案推迟发布幕后》，《华夏时报》3 月 8 日。

杨昭宁、禹钰、谭旭运，2011，《情绪对成就动机与风险决策关系的调节效应》，《应用心理学》第 2 期。

杨正喜、曲霞，2020，《政策成本、条条差异与政策扩散——以清远村民自治单元改革试点为例》，《甘肃行政学院学报》第 4 期。

杨志军，2022，《"统—总—分"政策结构下政策试点的机制与功能分析》，《北京行政学院学报》第 5 期。

姚连营，2019，《政策试点成效的影响因素研究——基于浙江省 417 项试点的实证分析》，《甘肃行政学院学报》第 5 期。

姚曦亮，2012，《公共政策执行系统中政策受众的主体性分析》，《中共贵州省委党校学报》第 3 期。

姚晓曦，2014，《回忆"两江"医改试点》，《中国医疗保险》第 6 期。

叶贵仁、李梦莎，2016，《地方政府上下级联动中的政策试验——以顺德简政强镇改革为例》，《新视野》第 3 期。

鄞益奋，2019，《公共政策评估：理性主义和建构主义的耦合》，《中国行政管理》第 11 期。

余菁，2004，《案例研究与案例研究方法》，《经济管理》第 20 期。

余孝东，2021，《试点改革的运作逻辑与政策化路径——以五轮农村集体产权制度改革试点为例》，《云南社会科学》第 4 期。

俞可平，2006，《公民参与的几个理论问题》，《学习时报》12 月 18 日，第 5 版。

袁方成、康红军，2018，《"张弛之间"：地方落户政策因何失效？——基于"模糊－冲突"模型的理解》，《中国行政管理》第 1 期。

岳经纶、惠云、王春晓，2019，《"罗湖模式"何以得到青睐？——基于政策创新扩散的视角》，《南京社会科学》第 3 期。

岳经纶、王春晓，2017，《三明医改经验何以得到全国性推广？：基于政策创新扩散的研究》，《广东社会科学》第 5 期。

曾璇，2016，《李玲：建设健康中国或可设立国家健康委员会》，http://health. people. com. cn/n1/2016/1202/c14739－28921028. html。

詹国彬，2003，《利益群体在公共政策中的作用及其发展导向》，《社会》第 12 期。

张慧颖、王佳、张颖春、齐欣原，2015，《决策专家咨询中的信息不对称问题探析》，《天津大学学报》（社会科学版）第 4 期。

张敬伟、马东俊，2009，《扎根理论研究法与管理学研究》，《现代管理科学》第 2 期。

张克，2015，《政策试点何以扩散：基于房产税与增值税改革的比较研究》，《中共浙江省委党校学报》第 2 期。

张克，2019，《新中国 70 年改革试点复制推广机制：回顾与展望》，《南京社会科学》第 10 期。

张丽娜、沈汝发、杨玉华，2016，《詹积富：医改探路者的"步步惊心"》，《瞭望新闻周刊》7 月 2 日。

张苗，2019，《"两江试点"，医保统账结合的启蒙之旅》，《中国社会保障》第 Z1 期。

张权、谢荻帆，2023，《如何选，选得如何？政策过程中的试点单位选择及其"科学性"原则——以智慧城市试点为例》，《中共中央党校（国家行政学院）学报》第 1 期。

张婷，2009，《试论新闻媒体在政策议程设置中的作用》，《山东行政学院山东省经济管理干部学院学报》第 4 期。

张忠，2013，《专家参与行政决策的功能及其实现》，《理论月刊》第 2 期。

章文光、刘志鹏，2020，《注意力视角下政策冲突中地方政府的行为逻辑——基于精准扶贫的案例分析》，《公共管理学报》第 4 期。

章文光、宋斌斌，2018，《从国家创新型城市试点看中国实验主义治理》，《中国行政管理》第 12 期。

章文光、肖彦博，2020，《创新型城市试点选择的多维影响因素分析——基于 2006—2016 年事件分析》，《上海行政学院学报》第 6 期。

赵德余，2011，《公共政策：共同体、工具与过程》，上海人民出版社。

赵慧，2019，《政策试点的试验机制：情境与策略》，《中国行政管理》第 1 期。

赵莉晓，2014，《创新政策评估理论方法研究——基于公共政策评估逻辑框架的视角》，《科学学研究》第 2 期。

郑文换，2013，《地方试点与国家政策：以新农保为例》，《中国行政管理》第 2 期。

郑永君、张大维，2016，《从地方经验到中央政策：地方政府政策试验的过程研究——基于"合规-有效"框架的分析》，《学术论坛》第 6 期。

郑永君，2018，《政策试点扩散的过程、特征与影响因素——以社区矫正为例》，《内蒙古社会科学》（汉文版）第 1 期。

郑智维，2023，《三明：医改锚定百姓健康新目标》，http://wjw.sm.gov.cn/xxgk/wjyw/ygdt/202307/t20230704_1921160.htm。

中国医学科学院医学信息研究所编，2018，《新型农村合作医疗发展 15 年》，中国协和医科大学出版社。

中国政府网，2006，《卫生工作取得进展》，https://www.gov.cn/node_

11140/2006 – 03/15/content_ 227616. htm。

中国政府网，2008a，《卫生部召开乡镇卫生院收支两条线管理试点研讨
　　会》，https：//www. gov. cn/gzdt/2008 – 11/27/content_ 1161631. htm。

中国政府网，2008b，《温家宝在联合国千年发展目标高级别会上讲话全
　　文》，https：//www. gov. cn/govweb/ldhd/2008 – 09/26/content_ 1106073.
　　htm。

中国政府网，2009a，《温总理帮助白血病患儿》，https：//www. gov. cn/
　　jrzg/2009 – 02/16/content_ 1232849. htm。

中国政府网，2009b，温家宝总理与网友在线交流，https：//www. gov. cn/
　　govweb/zlft/page_ 2. htm。

中国政府网，2015a，《国务院办公厅关于印发深化医药卫生体制改革
　　2014 年工作总结和 2015 年重点工作任务的通知》，https：//www. gov.
　　cn/zhengce/content/2015 – 05/09/content_ 9716. htm。

中国政府网，2015b，《学习贯彻习近平在中央深改领导小组第十三次会
　　议重要讲话：用好改革试点重要一招》，https：//www. gov. cn/xinwen/
　　2015 – 06/06/content_ 2874106. htm。

中国政府网，2017，《网友留言：医保异地结算实现啦！你"向总理说
　　句话"很重要》，https：//www. gov. cn/hudong/2017 – 09/29/content_
　　5228519. htm。

中国政府网，2019，《国务院深化医药卫生体制改革领导小组关于进一步
　　推广福建省和三明市深化医药卫生体制改革经验的通知》，https：//
　　www. gov. cn/xinwen/2019 – 11/18/content_ 5453082. htm。

周春阳、吴冲锋，2009，《基于目标的风险度量方法》，《管理科学学报》
　　第 6 期。

周芬芬，2006，《地方政府在农村中小学布局调整中的执行策略——基于模
　　糊—冲突模型的分析》，《教育与经济》第 3 期。

周黎安，2007，《中国地方官员的晋升锦标赛模式研究》，《经济研究》
　　第 7 期。

周黎安，2017，《转型中的地方政府：官员激励与治理》，格致出版社、
　　上海三联书店、上海人民出版社。

周望，2011，《"政策试验"解析：基本类型、理论框架与研究展望》，

《中国特色社会主义研究》第 2 期。

周望，2012a，《"政策试验"的历史脉络与逻辑审视》，《党政干部学刊》第 6 期。

周望，2012b，《政策扩散理论与中国"政策试验"研究：启示与调适》，《四川行政学院学报》第 4 期。

周望，2012c，《中国"政策试点"研究》，南开大学博士学位论文。

周望，2013a，《如何"先行先试"？——央地互动视角下的政策试点启动机制》，《北京行政学院学报》第 5 期。

周望，2013b，《政策试点是如何进行的？——对于试点一般过程的描述性分析》，《当代中国政治研究报告》第 1 期。

周望，2013c，《中国"政策试点"研究》，天津人民出版社。

周望，2015，《"政策试点"的衍生效应与优化策略》，《行政科学论坛》第 4 期。

周望，2016，《如何"由点到面"？——"试点—推广"的发生机制与过程模式》，《中国行政管理》第 10 期。

周业安、左聪颖、陈叶烽、连洪泉、叶航，2012，《具有社会偏好个体的风险厌恶的实验研究》，《管理世界》第 6 期。

朱光喜，2013，《中国"政策试验"研究：议题、意义与展望——以政策过程为中心视角》，《广东行政学院学报》第 4 期。

朱恒鹏，2013，《付费方式改革如何才能成功》，《医药经济报》1 月18 日。

朱旭峰、张超，2020，《"竞争申请制"：可持续发展政策试点与央地关系重构》，《中国人口·资源与环境》第 1 期。

朱旭峰、赵慧，2016，《政府间关系视角下的社会政策扩散——以城市低保制度为例（1993—1999）》，《中国社会科学》第 8 期。

朱亚鹏、丁淑娟，2016，《政策属性与中国社会政策创新的扩散研究》，《社会学研究》第 5 期。

朱亚鹏、肖棣文，2014，《政策企业家与社会政策创新》，《社会学研究》第 3 期。

朱亚鹏，2012，《政策过程中的政策企业家：发展与评述》，《中山大学学报》（社会科学版）第 2 期。

朱瑜、童静、黄丽君，2013，《领导关系认同建构研究述评》，《外国经济与管理》第 9 期。

二 英文文献

Aaron, B. , 1979, *Speaking Truth to Power*, Transaction Publishers.

Abel, D. , 2021, "The Diffusion of Climate Policies Among German Municipalities," *Journal of Public Policy*, 41 (1).

Adams, B. E. , 2019, "Decentralization and Policy Experimentation in Education: The Consequences of Enhancing Local Autonomy in California," *Publius the Journal of Federalism*, 50 (1).

Ajzen, I. , 2002, "Perceived Behavioral Control, Self-Efficacy, Locus of Control and the Theory of Planned Behavior," *Journal of Applied Social Psychology*, 32 (4).

Ampofo, A. and F. D. Tchatoka, 2019, "Reducing Public‐Private Sector Pay Differentials: The Single Spine Pay Policy as a Natural Experiment in Ghana," *Economic Inquiry*, 57 (1).

Atkinson, J. W. , 1957, "Motivational Determinants of Risk Taking Behavior," *Psychological Review*, 64 (1).

Bacot, A. H. and R. A. Dawes, 1996, "Responses to Federal Devolution: Measuring State Environmental Efforts," *State&Local Government Review*, 28 (2).

Bailey, S. , K. Checkland and D. Hodgson et al. , 2017, "The Policy Work of Piloting: A Case Study in the English NHS," *Social Science & Medicine*, (179).

Balbus, Isaac, 1971, "The Concept of Interest in Pluralist and Marxian Analysis," *Politics and Society*, (1).

Baze, Bien, 2002, "Bureaucratic Entrepreneurship and Institutional Change: A Sense-Making Approach," *Journal of Public Administration Research and Theory*, 12 (4).

Beck, L. and I. Ajzen, 1991, "Predicting Dishonest Actions Using the Theory of Planned Behavior," *Journal in Research in Personality*, 25 (2).

Benet, C. J. and Michael Howlet, 1992, "The Lessons of Learning: Reconciling Theories of Policy Learning and Policy Change," *Policy Sciences*, 25 (3).

Berger, Peter L. and Thomas Luckmann, 1967, *The Social Construction of Reality: A Treatise in the Sociology of Knowledge*, Penguin Books.

Berk, R. A. , R. F. Boruch, D. L. Chambers et al. , 1985, "Social Policy Experimentation: A Position Paper," *Evaluation Review*, 9 (4).

Berry, F. S. and W. D. Berry, 2007, *Innovation and Diffusion Models in Policy Research*, Routledge.

Berry, F. S. and W. D. Berry, 2014, "Innovation and Diffusion Models in Policy Research," *West View Press*, 19 (4).

Berry, F. S. , 1990, "State Lottery Adoptions as Policy Innovations: An Event History Analysis," *The American Political Science Review*, 84 (2).

Berry, W. D. , 1999, "Innovation and Diffusion Models in Policy Research" *Theories of the Policy Process*, 19 (4).

Boeckelman, K. , 1992, "The Influence of States on Federal Policy Adoptions," *Policy Studies Journal*, 20 (3).

Boehmke, F. J. and RichardWitmer, 2004, "Disentangling Diffusion: The Effects of Social Learning and Economic Competition on State Policy Innovation and Expansion," *Political Research Quarterly*, 57 (1).

Boushey, Graeme, 2010, *Policy Diffusion Dynamics in America*, Cambridge University Press.

Braun, Dietmar and Fabrizio Gilardi, 2006, "Taking Dalton's Problem Seriously Towards a Theory of Policy Diffusion Seriously," *Journal of Theoretical Politics*, 18 (3).

Brown, L. A. and K. R. Cox, 1971, "Empirical Regularities in the Diffusion of Innovation," *Annals of the American Association of Geographers*, 61 (3).

Cai, Hongbin and Daniel Treisman, 2006, "Did Government Decentralization Cause China's Economic Miracle," *World Politics*, 58 (4).

Campbell, D. T. , 1969, "Reforms as Experiments," *American Psychologist*, 24 (4).

Carter, Ralph and James M. Scott, 2004, "Taking the Lead: Congressional Foreign Policy Entrepreneurs in US," *Foreign Policy, Politics and Policy*, 1.

Charles, E. , 1959, "The Science of Muddling Through," Public Ad-Ministration Review, (14).

Chou, K. P. , 2003, "Conflict and Ambiguity in the Implementation of Civil Service Reform in China, 1993-2000," *The University of Hong Kong*, 55 (2).

Chun, Y. H. and H. G. Rainey, 2005, "Goal Ambiguity in US Federal Agencies," *Journal of Public Administration Research and Theory*, 15 (1).

Clark, J. , 2000, "Policy a Tributes and State Policy Innovation," *Southeastern Political Review*, 28 (1).

Clark, J. , 1985, "Policy Diffusion and Program Scope: Research Directions," *Publius-the Journal of Federalism*, 15.

Cobb, R. and J. Ross, 1976, "Agenda Building as a Comparative Political Process," *The American Political Science Review*, 70 (1).

Cohen, Bernard C. , 1963, *The Press and Foreign Policy*, Princeton University Press.

Cohen, MichaelD. , James G. March and Johan P. Olson, 1972, "A Garbage Can Model of Organizational Choice," *Administrative Science Quarterly*, 17 (1).

Corbin, J. and A. Strauss, 2008, *Basics of Qualitative Research: Techniques and Procedures for Developing Grounded Theory*, Sage Publications.

Crowley, J. E. , 2003, *The Politics of Child Support in America*, Cambridge University Press.

Danaeefard, H. and F. Mahdizadeh, 2022, "Public Policy Diffusion: A Scoping Review," *Public Organization Review*, 22 (2).

Dobbin, F. , 2007, "The Global Diffusion of Public Policies: Social Construction, Coercion, Competition, or Learning," *Annual Review of Sociology*, 33 (1).

Doig, Jameson W. and Erwin C. Hargrove (eds.), 1990, *Leadership and Inno-*

vation: Entrepreneurs in Government, Johns Hopkins University Press.

Dye, T. R. , 2013, *Understanding Public Policy*, Peking University Press.

Eckert, S. and T. A. Brzel, 2012, "Experimental Governance: an Introduction," *Regulation & Governance*, 6 (3).

Etheredge, Lloyd S. , 1985, *Can Governments Learn? American Foreign Policy and Central American Revolutions*, Pergamon Press.

Ettelt, S. , L. Williams and N. Mays, 2022, "National Policy Piloting as Steering at a Distance: The Perspective of Local Implementer," *Governance-an International Journal of Policy Administration and Institutions*, 35 (2).

Eyestone, R. , 1977, "Confusion, Diffusion and Innovation," *The American Political Science Review*, 71 (2).

Feldman, Martha S. , 1989, *Order Without Design: Information Production and Policy Making*, Stanford University Press.

Fishbein, M. A. and I. Ajzen, 1975, *Belief, Attitude, Intention and Behaviour: An Introduction to Theory and Research*, Addison – Wesley.

Fontana, Roberto, Aldo Geuna and Mireille Matt, 2009, "Factors Affecting University-Industry R&D Projects: The Importance of Searching, Screening and Signalling," *Research Policy*, 35 (2).

Furman, J. L. , 2002, "The Determinants of National Innovative Capacity," *Research Policy*, 44 (5).

Gerritsen, M. , H. J. Kooij and M. Groenleer, 2022, "To See, or Not to See, That Is the Question: Studying Dutch Experimental Energy Transition Governance Through an Evolutionary Lens," *Sustainability*, 14 (3).

Glaser, Barney G. , 1978, *Advances in the Methodology of Grounded Theory: Theoretical Sensitivity*, University of California.

Glaser, Barney G. and Anselm Strauss, 1999, *Discovery of Grounded Theory: Strategies for Qualitative Research*, Routledge.

Glaser, Barney G. , 1992, *Basics of Ground Theory Analysis: Emergence vs Forcing*, Sociology Press.

Hedström, Peter and Richard Swedberg, 1998, *Social Mechanisms: An Ana-*

lytical Approach to Social Theory, Cambridge University Press.

Heggelund, G. , I. Stensdal and M. S. Duan et al. , 2019, "China's Development of ETS as a GHG Mitigating Policy Tool: A Case of Policy Diffusion or Domestic Drivers," *Review of Policy Research*, 36 (2).

Heilmann, S. , 2008a, "From Local Experiments to National Policy: The Origins of China's Distinctive Policy Process," *The China Journal*, 59.

Heilmann, S. , 2008b, "Policy Experimentation in China's Economic Rise," *Studies in Comparative International Development*, 43 (1).

Heilmann, S. , L. Shih and A. Hofem, 2013, "National Planning and Local Technology Zones: Experimental Governance in China's Torch Programme," *The China Quarterly*, 216.

Holmström, Bengt and Paul Milgrom, 1991, "Multitask Principal-Agent Analyses: Incentive Contracts, Asset Ownership, and Job Design," *Journal of Law, Economics and Organization*, 7.

Howlett, Michael, Michael Ramesh and Anthony Perl, 1995, *Studying Policy Cycles and Policy Subsystems*, Oxford University Press.

Hudson, B. , 2005, "User Outcomes and Children's Services Reform: Ambiguity and Conflict in the Policy Implementation Process," *Social Policy & Society*, 5 (2).

Hugh, H. , 1974, *Modern Social Politics in Britain and Sweden: From Relief to Income Maintenance*, Yale University Press.

Huitema, D. , A. Jordan and S. Munaretto, 2018, "Policy Experimentation: Core Concepts, Political Dynamics, Governance and Impacts," *Policy Sciences*, 51 (2).

Husain, L. , 2017, "Policy Experimentation and Innovation as a Response to Complexity in China's Management of Health Reforms," *Globalization and Health*, 13 (1).

Jung, C. S. , 2014, "Extending the Theory of Goal Ambiguity to Programs: Examining the Relationship Between Goal Ambiguity and Performance," *Public Administration Review*, 74 (2).

Kahneman, D. and A. Tversky, 2000, *Choices, Values and Frames*, Cambridge University Press.

Kaufman, J. , Z. M. Xie and Z. Erli, 2006, "Quality of Care in China: Scaling Up a Pilot Project into a National Reform Program," *Studies in Family Planning*, 37 (1).

Khanna, N. , D. Fridley and L. X. Hong, 2014, "China's Pilot Low-Carbon City Initiative: A Comparative Assessment of National Goals and Local Plans," *Sustainable Cities and Society*, 12.

Kingdon, John W. , 1995, *Agendas, Alternatives and Public Policies*, Harper Collins.

Latour, B. , 2005, *Reassembling the Social: An Introduction to Actor-Network-Theory*, Oxford University Press.

Lau, L. J. , Y. Y. Qian and G. Roland, 2000, "Reform Without Losers: An Interpretation of China's Dual Track Approach to Transition," *Journal of Political Economy*, 108 (1).

Lewis, Eugene, 1980, *Public Entrepreneur Ship: Toward a Theory of Bureaucratic Political Power*, Indiana University Press.

Lewis, H. , 2017, "Policy Experimentation and Innovation as a Response to Complexity in China's Management of Health Reforms," *Globalization and Health*, 13 (1).

Li, Xibao, 2006, "Regional Innovation Performance: Evidence from Domestic Patenting in China," *Innovation: Organization &Management*, (8).

Lucas, A. , 1983, "Public Policy Diffusion Research: Integrating Analytic Paradigms," *Science Communication*, 4 (3).

Makse, T. and C. Volden, 2011, "The Role of Policy a Tributes in the Diffusion of Innovations," *Journal of Politics*, 73 (1).

March, JamesJ. , 1994, *A Primer on ecision Making: How Decisions Happen*, Free Press.

Marsh, D. and J. C. Sharman, 2009, "Policy Diffusion and Policy Transfer," *Policy Studies*, 30 (3).

Matland, R. E. , 1995, "Synthesizing the Implementation Literature: The Ambiguity-Conflict Model of Policy Implementation," *Journal of Public*

Administration Research and Theory, 5 (2).

Mattocks, K. , 1992, "Policy Experimentation and Policy Learning in Canadian Cultural Policy," *Policy Sciences*, 54 (4).

May, P. J. , 2007, "Policy Learning and Failure," *Journal of Public Policy*, 12 (4).

McFadgen, B. and D. Huitema, 2018, "Experimentation at the Interface of Science and Policy: A Multi-Case Analysis of How Policy Experiments Influence Political Decision-Makers," *Policy Sciences*, 51 (2).

Meijerink, S. and D. Huitema, 2010, "Realizing Water Transitions: The Role of Policy Entrepreneurs in Water Policy Change," *Ecology and Society*, 15 (2).

Mertha, Andrew, 2009, "Fragmented Authoritarianism 2. 0: Political Pluralization in the Chinese Policy Process," *The China Quarterly*, 200.

Meseguer, C. , 2005, "Policy Learning, Policy Diffusion, and the Making of a New Order," *The Annals of The American Academy of Political and Social Science*, 598 (1).

Millar, R. , W. Y. Jian and R. Mannion, 2016, "Healthcare Reform in China: Making Sense of a Policy Eperiment," *Journal of Health Organization &Management*, 30 (3).

Mintrom, M. , 1996, "Advocacy Coalitions, Policy Entrepreneur, and Policy Change," *Policy Studies Journal*, 24 (3).

Mintrom, M. and J. Luetjens, 2018, "The Investment Approach to Public Service Provision," *Australian Journal of Public Administration*, 77 (1).

Mintrom, M. and P. Norman, 2009, "Policy Entrepreneurship and Policy Change," *The Policy Studies Journal*, 37 (4).

Mintzberg, H. , 2005, *Managers Not MBAs: A Hard Look at the Soft Practice of Managing and Management Development*, Berrett-Koehler.

Montinola, G. , Y. Y. Qian and B. Weingast, 1995, "Federalism, Chinese Style: The Political Basis for Economic Success in China," *World Politics*, (45).

Mosteller, Frederick, 1979, "New Statistical Methods in Public Policy," *Journal of Contemporary Business*, 8.

Nair, S. , 2019, "Designing Policy Pilots Under Climate Uncertainty: A Conceptual Framework for Comparative Analysis," *Journal of Comparative Policy Analysis: Research and Practice*, 22 (4).

Nicholson-Crotty, S. C. , N. D. Woods and A. O. Bowmanet al. , 2014, "Policy Innovativenes and Interstate Compacts," *Policy Studies Journal*, 42 (2).

Nicholson-Crotty, S. C. , 2009, "The Politics of Diffusion: Public Policy in the American States," *Journal of Politics*, 71 (1).

Oatley, Thomas, 2006, *International Political Economy: Interests and Institutions in the Global Economy*, Longman.

Pandey, S. and B. E. Wright, 2006, "Connecting the Dots in Public Management: Political Environment, Organizational Goal Ambiguity and the Public Manager's Role Ambiguity," *Journal of Public Administration Research and Theory*, 16 (4).

Parker, S. K. , H. M. Williams and N. Turner, 2006, "Modeling the Antecedents of Proactive Behavior at Work," *Journal of Applied Psychology*, 91 (3).

Paul, A. , 1993, "Policy Paradigms, Social Learning, and the State: The Case of Economic Policy Making in Britain," *Comparative Politics*, 3.

Qian, Yingyi and R. Barry, 1997, "Federalism as a Commitment to Market Incentives," *Journal of Economic Perspectives*, 11 (4).

Qi, S. , C. Zhou and K. Li, 2021, "Influence of a Pilot Carbon Trading Policy on Enterprises' Low-Carbon Innovation in China," *Climate Policy*, 21 (3).

Rainey, H. G. and C. S. Jung, 2015, "A Conceptual Framework for Analysis of Goal Ambiguity in Public Organizations," *Journal of Public Administration Research and Theory*, 25 (1).

Roberts, N. C. , 1992, "Public Entrepreneurship and Innovation," *Policy Studies Review*, 11 (1).

Rogers, Everett M. , 2003, *Diffusion of Innovations*, Free Press.

Ross, Robert S. , 1973, *Participation in American Politics: The Dynamics of*

Agenda Building, John Hopkins University Press.

Sabatier, Paul A. and Christopher M. Weible (eds.), 2014, *Theories of the Policy Process*, Westview Press.

Sabatier, Paul A. and HankC. Jenkins-Smith, 1993, *Policy Change and Learning: An Advocacy Coalition Approach*, Westview Press.

Sabel, C. F. and J. Zeitlin, 2012, "Experimentalism in the EU: Common Ground and Persistent Differences," *Regulation & Governance*, 6 (3).

Sadoff, S., 2014, "The Role of Experimentation in Education Policy," *Oxford Review of Economic Policy*, 30 (4).

Sara, H. and Y. Samer, 2020, "The Role of Pilot Projects in Urban Climate Change Policy Innovation," *Policy Studies Journal*, 48 (2).

Schneider, M. and P. Teske, 1992, "Toward a Theory of the Political Entrepreneur: Evidence from Local Government," *The American Political Science Review*, 86 (3).

Schneider, M., 1989, *The Competitive City: The Political Economy of Suburbia*, University of Pittsburgh Press.

Shipan, C. R. and Craig Volden, 2008, "The Mechanisms of Policy Diffusion," *American Journal of Political Science*, 52 (1).

Smith, R. E., 2001, "Experimenting with Security Policy," *Darla Information Survive Ability Conference & Exposition*, 1.

Stensdal, I., 2020, "Towards a Typology of Pilots: The Shanghai Emissions-Trading Scheme Pilot," *Journal of Chinese Governance*, 5 (3).

Stoerk, T., D. J. Dudek and J. Yang, 2019, "China's National Carbon Emissions Trading Scheme: Lessons from the Pilot Emission Trading Schemes, Academic Literature, and Known Policy Details," *Climate Policy*, 19 (4).

Strauss, AnselmL., 2010, *Qualitative Analysis for Social Scientists*, Cambridge University Press.

Stuart, M., 2019, "Social Investment: A New Zealand Policy Experiment," *New Zealand Journal of Educational Studies*, 54 (1).

Tsai, W. H. and N. Dean, 2014, "Experimentation Under Hierarchy in Local

Conditions: Cases of Political Reform in Guangdong and Sichuan, China," *The China Quarterly*, 218.

Tyran, J. R. and R. Sausgruber, 2005, "The Diffusion of Policy Innovations—An Experimental Investigation," *University of St. Galen Department of Economics Working Paper Series*, 15 (4).

Wagstaff, A., M. Lindelow and J. Gao et al., 2009, "Extending Health Insurance to the Rural Population: An Impact Evaluation of China's New Cooperative Medical Scheme," *Journal of Health economics*, 28 (1).

Walker, J. L., 1969, "The Diffusion of Innovations Among the American States," *American Political Science Review*, 63 (3).

Weible, Christopher M. and Paul A. Sabatier, 2009, "Coalitions Science and Belief Change: Comparing Adversarial and Collaborative Policy Subsystems," *Policy Studies Journal*, 37 (2).

Weissert, C. S., 1991, "Political Entrepreneurs, Policy Opportunists, and Legislative Effectiveness," *American Politics Research*, 19 (2).

Wildavsky, A., 1979, *In the Art and Craft of Policy Analysis*, Palgrave Macmillan Press.

Yang, Dali, 1997, *Beyond Beijing: Liberalization and the Regions in China*, Routledge.

Zahariadis, N., 1996, "Selling British Rail: An Idea Whose Time Has Come," *Comparative Political Studies*, 29.

Zeng, J. H., 2015, "Did Policy Experimentation in China Always Seek Efficiency? A Case Study of Wen Zhou Financial Reform in 2012," *Journal of Contemporary China*, 24 (92).

Zhang, W. G., J. Lu and B. Song et al., 2021, "Experimentalist Governance in China: The National Innovation System, 2003 – 2018," Journal of Chinese Governance, 7 (1).

Zhu, X. and H. Zhao, 2018, "Experimentalist Governance with Interactive Central-Local Relations: Making New Pension Policies in China," *Policy Studies Journal*, 49 (1).

Zhu, X. and Y. Zhang, 2020, "Comparison of Policy Experiments: Practices in Asia," *Journal of Comparative Policy Analysis: Research and Practice*, 22 (4).

Zhu, X. F., 2013, "Mandate Versus Championship: Vertical Government Intervention and Diffusion of Innovation in Public Services in Authoritarian China," *Public Management Review (Ahead-of-Print)*, 16 (1).

后 记

2015 年 9 月，在各种机缘巧合下我迈入了中国人民大学的校门，成为社会保障专业博士研究生。这对于已经在医药卫生系统工作了 13 年的我来说是人生的转折点，从专注实践到开启理论学习之旅，越发品味到理论学习和研究之乐趣。研究政策试点机制就是这一过程的产物。在医院、公共卫生机构、青岛市卫生健康委、国家卫生健康委的工作经历使我对医药卫生领域较为熟悉，学习一些理论知识时总是不自觉地与过往实践对话。研究政策试点源于分析国家全科医生执业方式和服务模式改革试点工作，后来发展为研究政策试点这一政策现象，全科医生执业方式和服务模式改革试点则成为案例，并以此为毕业论文。毕业后，我对该议题进行深化研究，于是有了后期资助、几篇文章和本书。饮水思源，能够收获这些成果得益于贵人相助。

首先感谢我的博士生导师李珍。想到老师，看到老师，听到老师的声音，总有泪如泉涌的感觉，她的学术情怀、学术造诣，她的善良、慈祥、真诚、无私、和蔼，还有她的优雅，无一不令我敬佩。我考博是跨学科，专业基础不太好，但老师收我进门，纳我为徒，给了我梦寐以求的机会，更给了我莫大的压力。我总担心论文写得不好让老师失望。直到论文答辩完，老师说对我的论文还算满意，我才松了一口气。尽管已经离开校园，不能随时聆听老师讲课，陪老师餐后漫步校园，但经常与老师联系，参加老师组织的学术活动，也就没有太多的失落。

特别感谢陈宁姗老师。她给了我无私无尽的帮助，听说我要考博就一直鼓励我，提供很多支持和便利。入学后指导我论文写作，帮我联系决策者作为受访者。更重要的是教给我做人做事的道理，使我深刻反思自己的缺点。传道、授业、解惑，陈老师对我进行了全方位的指导。

尤其感谢马亮老师。政策试点机制成为博士学位论文选题，马老师起到极为重要的作用。虽然我不在他名下，但他极具耐心和热心，一次又一次地赐教于我。有一次，我拿着论文草稿请马老师指点，他实在抽不出身，就让我到他家，一边照看孩子一边指导我，临近中午非让我留下一起吃他妈妈做的饭，甚为感动。

非常感谢李延伟老师。李老师与我亦师亦友，小到理论内涵、经典文献推荐，大到理论模型构建、公共政策研究范式学习等，他给予了我全方位的指导和支持。今年李老师调到山东大学任教，我非常幸运地和他在同一座城市，可以随时见面请教，甚为欢喜。

衷心感谢仇雨临老师。与她初次见面是我陪着导师餐后在校园散步时偶遇，两位老师相互关心身体，场面温馨。后来我拿着国家社科基金后期资助项目申请书叩门请教，担心她不认得我，她热情地说："我记得你，李老师的学生，很阳光的男孩。"仇老师提出了很多重要的建议，在逐条修改中，我学习到仇老师的研究视角和思路。

感谢刘鹏老师给予我很多指点，尤其在提交国家社科基金后期资助项目评审前的一个月，他提出非常有建设性的意见，让我尝试用一个理论框架把试点各阶段的理论模型串起来。我当时觉得不可能做到，但逼着自己修改，两周时间绞尽脑汁，后来真做到了。再将两份稿子进行对比，发现确实提升很大，由此更加佩服刘老师。

还要感谢对我有很大帮助的几位老师。杨开峰老师曾任中国人民大学公共管理学院院长，凭着他的学术情怀和造诣为学院搭建起很好的学术平台，形成浓厚的学术氛围，我受益匪浅；经杨开峰老师推荐，我得以请教清华大学朱旭峰老师，这激发了我对政策试点的兴趣；我慕名求教杨宏山老师，杨老师作为学术大牛，能够抽出时间，认真听一个素未谋面的学生阐述观点并解答疑惑，我甚为感激；学院邀请周雪光老师作报告，周老师娓娓道来，使我强烈感受到研究之魅力。中国人民大学作为我国人文社会科学高等教育领域的一面旗帜，长盛不衰，这么多精于学术、乐于奉献的老师可能是重要原因吧。

我还要深深感谢我的家人。考上中国人民大学，成为大家庭里第一名博士，家人都以我为荣。为了不影响我读书，在北京读博三年期间，父亲在老家生活，母亲帮我照顾孩子、承担家务，妻子担负起孩子养育和教育的责任，我对他们和家庭却贡献甚少，在此，谨向我的家人表达深深的感谢和歉意。

最后要感谢国家。感谢国家建设了中国人民大学等一批高水平大学，提供了和平、发展、稳定的环境，使我们有努力学习的机会。生活在一个有希望、有机会、有安全感的国家，是莫大的幸福。国家已经为我们付出了很多。美国前总统肯尼迪曾说："不要问国家能给你什么，而要问你能为国家做点什么。"本书对我自己来说是一个小小的里程碑，今后，我将继续开展研究，把自己的学术研究与国家建设和社会发展紧密结合起来，将"国民表率、社会栋梁"作为努力奋斗的目标。

宋云鹏于青岛浮山脚下

2023 年 9 月 20 日

图书在版编目（CIP）数据

政策试点机制研究：基于医药卫生领域的考察／宋
云鹏著． -- 北京：社会科学文献出版社，2023.9
国家社科基金后期资助项目
ISBN 978 - 7 - 5228 - 2579 - 3

Ⅰ.①政… Ⅱ.①宋… Ⅲ.①医疗保障 - 政策 - 研究
- 中国 Ⅳ.①R197.1

中国国家版本馆 CIP 数据核字（2023）第 184949 号

国家社科基金后期资助项目

政策试点机制研究
　　——基于医药卫生领域的考察

著　　者／宋云鹏

出 版 人／冀祥德
责任编辑／刘　荣
文稿编辑／程丽霞
责任印制／王京美

出　　版／社会科学文献出版社（010）59367011
　　　　　　地址：北京市北三环中路甲 29 号院华龙大厦　邮编：100029
　　　　　　网址：www.ssap.com.cn
发　　行／社会科学文献出版社（010）59367028
印　　装／三河市龙林印务有限公司

规　　格／开　本：787mm × 1092mm　1/16
　　　　　　印　张：21　字　数：332 千字
版　　次／2023 年 9 月第 1 版　2023 年 9 月第 1 次印刷
书　　号／ISBN 978 - 7 - 5228 - 2579 - 3
定　　价／128.00 元

读者服务电话：4008918866